Inhalt

Vorwort

Ich gehe auf das Münchner Siegestor zu. Dieser Elser und all das, was er von anderen Männern erlitten hat, das, was ich soeben im Kino gesehen habe[1] geht mir stark nach. „Wenn der Mensch nicht frei ist, stirbt alles ab!“ Wie sehr er doch mit diesem zeitlosen Satz den Nagel auf den Kopf getroffen hat!

Ich bewege mich völlig mechanisch vorwärts und fühle meinen Körper nicht. Als ich mir dessen bewusst werde und mit meiner ganzen Aufmerksamkeit in meinen Körper „gehe“, stelle ich fest, dass er verhärtet ist, sich eigenartig zu einem Ganzen zusammenhält und sich mein physisches Herz schwer anfühlt.

Und wieder einmal ist mein Gehirn mit *dem* Gedanken beschäftigt, der mich schon so oft in verschiedenen anderen Zusammenhängen zum Nachdenken und Kopfschütteln gebracht hat: „Wenn Männer mit ihrem sensibelsten und männlichsten all ihrer Körperteile in Zufriedenheit und Einklang leben würden, wäre die Welt frei von Krieg.“

Dies zu erreichen ist bei Weitem nicht nur Männersache ...

Was haben wir, die dünnhäutigen und deshalb so sehr verletzbaren und ängstlichen Zweibeiner, über unzählige Generationen hinweg für eine Geschichte gelebt (davon natürlich nur die glorreichsten Teile als Geschichte geschrieben!) und zu welchen unglaublichen Taten sind wir heute noch fähig!)

---

1 Film „Elser – Er hätte die Welt verändert“

Unbemannte Flugzeuge werfen Bomben in eine Hochzeitsgesellschaft, weil dort ein „Terrorist“ vermutet wird ...

Selbst im 21. Jahrhundert sind wir Menschen noch fähig, durch organisierte Handlungen BEWUSST viel Sterben zu verursachen...
... nur weil wir nicht frei sind!

Das halte ich im Kopf nicht aus! Da zeugen dieselben Menschen Kinder, die an anderen Orten der Welt andere Menschen und die Kinder anderer töten oder den Befehl dazu geben.

Ein rascher Blick auf die Welt und ihr Geschehen könnte mich allzu oft und allzu schnell in eine negative und „schwarze“ Sichtweise von ihr geraten lassen. Wenn ich mir jedoch die tatsächlich vorhandene Fülle an erfreulichen menschlichen Erfahrungen in meinem Leben vergegenwärtige und – in Erinnerung daran – den Menschen von vornherein mit dem Wissen um ihre angenehmen und wertvollen menschlichen Kapazitäten begegne, dann nehmen diese menschenfreundlichen und menschenwürdigen Erfahrungen um mich sogar noch zu!

Gerate ich dagegen „schwarzseherisch“ in die Falle, die Welt und ihre Menschen auch noch zu richten, dann ist zumindest für eine geraume Zeitspanne jegliches positive Gefühl für das Leben und die menschliche Welt in mir gestorben. Andere Menschen kommen dann – wie eine sich selbst erfüllende Prophezeiung – auch kalt und mit grober Rücksichtslosigkeit auf mich zu.

Natürlich kann ich mich den schrecklichen Umständen im Leben und in der Weltgesellschaft gegenüber nicht blind machen, um ein „Schwarzsehen“ zu vermeiden. Vielmehr lässt mich eine Wachheit gegenüber den menschlichen, sozialen und politischen Vorgängen, die mit Verstehen und Empathie gepaart ist, dieses Leben noch aufgeschlossener und bewusster leben.

Wir haben die Wahl, welche Welt wir für uns, individuell und zusammen, schaffen ... bei allem und jederzeit!

Frei in die Zukunft – das steht zur Wahl und damit beschäftigt sich dieses Buch.

Einer meiner Klienten wehrte sich denkwürdig gegen diesen Titel. Er würde bedeuten, dass in der Gegenwart an sich gearbeitet werden müsse. Dies würde noch mehr Stress im aktuellen Leben mit sich bringen.

Darin liegt aber ein Trugschluss, denn Tatsache ist, dass wir, um Freiheit leben zu können, nur zu uns selbst zurückzukehren haben. Auf diesem Weg können wir vielfältige, unser Leben neu inspirierende Erfahrungen machen. Dabei werden wir an eine unbeachtete, vielleicht sogar bislang unentdeckte Intensität an Lebenskraft herangeführt, die uns ermöglicht, mit unserem Leben viel gelassener, interessanter und zugleich lohnender umgehen zu können.

Wir haben von unseren Eltern, Erziehern, Lehrern usw. all das angenommen, was für uns wichtig war. Wenn wir uns dabei von den Grenzen und Fähigkeiten dieser bedeutenden Personen, die unser Fundament für dieses Leben maßgeblich bildeten, einengen ließen, dann ist es unsere Wahl, ob wir dies weiterhin beibehalten oder ob wir es als die *größte* Chance nutzen, uns bei unserem Prozess, erwachsen zu *jener* Person zu werden, die wir sein wollen, behilflich zu sein. Solange wir darin hängen bleiben, diese einst sehr nahestehenden Personen für ihr Tun und Lassen anzuklagen, und/oder alle anderen Menschen auf der Welt automatisch unbewusst als deren Ersatz zu verstehen, haben wir noch nicht die eigene Verantwortung für unseren Prozess und unser Leben angenommen.

Um frei zu sein, braucht es Liebe und bewusstes Sein. Beide gehen Hand in Hand und sind nur dann existent, wenn sie gefühlt werden. Sie sind nicht durch ein Sich-Hineindenken in Liebe oder in Bewusstes-Sein, geschweige denn durch einen vielfachen Gebrauch dieser oder ähnlicher Begriffe zu leben. Sie sind nur dann real erlebbar, wenn wir uns auf sie in ganzheitlichem Sinne von unserem Gefühlsgrund her einlassen.

2015 sei das besondere Jahr, in dem wir Menschen die Möglichkeit hätten, die Kohlenstoff-Struktur der DNA unserer Zellen in eine kristalline Struktur umzuwandeln, hörte ich Ende 2014 einen Esoteriker spezifisch ausführen. Einer der drei großartigsten, mir auf der Welt bekannten Astrologen[2] widerspricht: Die Struktur der DNA sei immer kristallin gewesen; schließlich würde unser Körper seit eh und je hauptsächlich aus Wasser bestehen.

Ich kann ihm nur Recht geben, zumal dieser Idealzustand dem ursprünglichen „Design“ des Menschen zugrunde liegt. Im gleichzeitigen Blick auf unsere faktisch menschliche Welt ziehe ich den Schluss, dass wir Menschen offenbar das vorhandene Potenzial unserer DNA nie auch nur annähernd genutzt, geschweige denn ausfindig gemacht haben. So war es vielleicht unsere unbewusst „freie” Wahl gewesen, unsere DNA lange Zeit nur auf dem verhältnismäßig niedrigen Niveau von Kohlenstoff zu nutzen und sie dort zu halten.

Die Kristallstruktur der DNA ist verbunden mit Bewusstsein, mit sehr hohem Erinnerungsvermögen und mit Transparenz. Sie hat mit Durchblick, Tiefblick und Weitblick zu tun, mit einer beweglichen Denkweise, das heißt mit einer Denkweise, die mit dem Fluss der Lebensenergie in Einklang ist und letztlich aus dem bewussten Sein des Körpers kommt.

---

[2] Joseph Peidelstein in Toronto, Kanada

Der Prozess dieser Transformation kann nicht in einem Jahr durchlaufen sein, denn die Milliardenanzahl an Zellen unseres menschlichen Körpers [3] verlangt einen großen Wandel unseres Bewusstseins, um die kristalline Struktur der DNA aktivieren zu können. Wenn wir „Erleuchtung" nicht missverstanden auf eine kopflastige Geisteshaltung begrenzen, sondern in der Ganzheitlichkeit von Körper, Seele und Geist entdecken, dann können wir in unserem menschlichen Körper mit kristallartiger Klarheit existieren, was unser Leben unbekannte Dimensionserweiterungen erfahren lässt.

Der altindische Sanskrit-Begriff *Moksha*[4] hat damit umfassend zu tun. Das Praktizieren von *Yoga*[5] und *Tantra*[6] war im alten Indien maßgeblicher Teil des authentischen Prozesses, zu diesem Bewusstseinszustand zu kommen.

In diesem Sinne – frei in die Zukunft!

~~~~~~~~~~~~~~~~~~~~~~~~~~~~

Das Buch hat zwei große Teile.

Der erste Teil befasst sich mit dem Frei-Sein, der Befreiung ***von*** etwas. Dieser Teil nimmt noch mit so manchem, was mit dem Befreiungsprozess aus Kindheit, Jugendzeit und der gesamten Vergangenheit zu tun hat, Bezug auf.

---

[3] Das Smithsonian Institute in den USA kalkuliert, dass der Mensch etwa 37,2 Milliarden Zellen hat

[4] „*Moksha*" = Befreiung

[5] „*Yoga*" = Vereinigung

[6] „*Tantra*" = „verweben", „als Mikro-Kosmos im Makro-Kosmos verwoben zu leben". Damit ist nicht das neuzeitliche Tantra des Westens gemeint, bei dem es um – mit Sicherheit notwendige – sexuelle Befreiung geht, dessen Lehren sich aber nur zu geringsten Teilen an das ursprünglich indische Tantra anlehnen.
~~~~~~~~~~~~~~~~~~~~~~~~~~~~

Im zweiten Teil geht es um das Frei-Sein ***zu*** etwas. Hier geht es – in den einführenden Kapiteln unter Anwendung von Metaphern – um erfahrbare Freiräume des Lebens und damit um das Erweitern von sich selbst bis hin zum grenzenlosen Selbst als Mikro-Kosmos im Makro-Kosmos.

Im aktuellen Leben sind die Prozesse, die in den beiden großen Abschnitten des Buches getrennt voneinander abgehandelt werden, ineinander verwoben. Je mehr die Vergangenheit verarbeitet und friedlich zurückgelassen wird, desto wirkungsvoller wird das Frei-Sein ***zu*** etwas möglich sein.

FREI von ...

Frei von Angst

Unser Planet Erde ist bewohnt von zwei grundverschiedenen Typen an Lebewesen: den ortsgebundenen (Pflanzen) und jenen, die sich fortbewegen (Tiere und Menschen). Von den beweglichen Lebewesen sind wir Menschen physisch mit unserer dünnen Haut jene Säugetiere, die am leichtesten verwundbar sind. Infolgedessen ist natürlicherweise von unserer Biologie her die Situation gegeben, dass wir sehr ängstliche, vermutlich sogar die ängstlichsten Wesen auf der Erde sind.

Überlebensangst

Um zu überleben, hatte unsere dünnhäutige Menschenspezies viel zu entwickeln und verschiedenartigste Systeme zu formen. So sind wir heute auf einer Stufe der menschlichen Entwicklung angekommen, die uns auf den ersten Blick sicherer im Überleben sein lässt als unsere Vorfahren und Urahnen sein konnten. Im Zuge der Entstehung unserer Überlebenssysteme haben wir jedoch die Natur endlos beschnitten[7], ausgeraubt und vielfach zerstört – und sind nun an dem Punkt angekommen, wo wir deshalb wiederum mit unermesslichen Überlebensängsten zu tun haben, die wir uns am besten mit Klarheit ansehen. Unsere Zugehörigkeit zur Natur haben wir fundamental zu überdenken. Dabei dürfen wir nicht bei diesem Denkvorgang stehen bleiben. Wir haben keine andere Wahl, als zu dem zurückzukehren, was wir sind – lebendiger und fühlender Teil der globalen und universellen Einheit –, wenn wir unsere Existenz auf diesem Planeten erhalten wollen.

---

[7] Dies geht soweit, dass zum Beispiel Bäume in Kugelform oder als Vögel etc. zugeschnitten werden.

Erweiterter Lebensraum

Die kläglichen kleinen Versuche von Menschen, neuen Lebensraum im Weltall zu suchen und zu formen, erscheinen nur groß, wenn es uns und unserem Ego imponiert, dass wir uns dort mit unseren schwerfälligen metallenen Maschinen bewegen können. Was wir heute so schwer beladen[8] im Weltall erkunden wollen, erreichten die alten Mayas mit ihrem Grad an Bewusstheit und ihrem Energiefluss – und kann ein Paar in Liebe miteinander tun, wenn sie energetisch völlig abgestimmt auf einer „Wellenlänge" sind, was fern von jeglicher Abhängigkeit zueinander ist. Auch ein Single kann dies tun.[9] Dies verlangt gänzlich andere Vorgehensweisen als jene, die die Raumfahrtindustrie benutzt. Es sind Methoden nötig, denen Meditationstiefe und die komplette Einheit von Körper-Seele-Geist zugrunde liegen. Meditation hat ihren Ursprung im sexuellen Liebeskontakt – dort wo keine Kommunikation in Worten besteht, sondern wo über das Verweben von Energie – ob bewusst oder unbewusst – sprachlos miteinander kommuniziert wird und Energieschwingungen in Gang gesetzt werden, deren Intensität und Wirkungskraft weit über die Möglichkeiten unseres generellen heutigen Verstehens hinausreichen.

Diese Fähigkeit, die heute fast ausnahmslos allen Menschen utopisch erscheint, können wir leben, wenn wir jenseits von Angst sind.

Erdrückende Angst

Von der Spitze eines hohen Turms inmitten einer Stadt sieht die aktuelle menschliche Welt nicht unähnlich der Welt der Ameisen

[8] Das Raumschiff Apollo wiegt vollgetankt mehr als 30 000 kg.

[9] siehe Monika Müller: Tantrisches Bewusstsein, S. 369, Taschenbuchausgabe: Heilung durch Tantra S. 369

aus, deren Aktivitäten vielfach überflüssig und engstirnig aus einer „Tunnelvision“ heraus zu kommen scheinen. Die Gewohnheit, etwas „wie immer“ zu tun, ist immer noch mehr verbreitet, als etwas aus Lebenssinn heraus zu tun. So dauert es lange, bis sich etwas verändert, weil Schritte ins Unbekannte „sicherheitshalber“ – aus Angst also – oft lieber vermieden als gewagt werden.

Jede Angst, die überwunden ist, lässt über kurz oder lang eine andere, tiefer liegende Angst an die Oberfläche geraten – und am Ende der Kette dieser immer tiefer liegenden Ängste steht die Angst vor dem Tod, die in unserem biologischen Körper einen Mechanismus auszulösen scheint, die der offensichtlichen Angst einer Ameise, wenn wir sie mit unserem Finger vorwärtsschieben oder anderweitig bedrohen, in nichts nachsteht.

Ständige Profitsuche und Gier sind an ihrer Basis nichts anderes als sehr große Überlebensangst. Sie mag sich eines Tages so festgesetzt haben, dass sie sich komplett verselbständigt hat und als solche nicht mehr erkennbar wird ... ... und wiederum die Überlebensangst anderer fortlaufend schürt, was in einer Gesellschaft zu einer grausamen Angstspirale werden kann, deren Bestehen gewöhnlich in einem übermäßig aggressiven Verhalten ihrer Mitmenschen untereinander deutlich erkennbar wird. Letztlich sind dann mit einer derart großen Selbstverständlichkeit die gesellschaftlichen und politischen Systeme darauf aufgebaut, so dass jemand, der ganz in der Natur gelebt hat, dieses Ausmaß der realistisch vollzogenen Verformung des Lebens und des Abwendens vom wirklichen Leben nicht für wahr halten kann.

Kein Wunder also, dass in unseren heutigen Gesellschaften alles daran gesetzt wird, den Tod aufzuhalten – was oft nur ein Verlängern eines schon vorhandenen Elends bringt. Unsere Unfähigkeit, den Tod als natürlichen Teil des Lebens zu betrachten, lässt uns gar nicht mehr realisieren, dass wir vom ersten Schritt unseres Lebens an in der Tat nur *einen* Weg geradlinig und ganz direkt gehen: den Weg in Richtung Tod. Den Drang, das Leben künstlich zu verlängern, haben allerdings, genau betrachtet, nur jene Menschen, die das Leben nicht in seiner – ganzheitlichen – Fülle gelebt haben.

Der „kleine Tod“

Im Französischen gibt es den „kleinen Tod“ als Bezeichnung für den Orgasmus. Im wirklichen Orgasmus – nicht zu verwechseln mit Ejakulation oder mit einem raschen „Stress-Orgasmus“ der Frau, in denen ein im Körper stattfindendes Zusammenziehen der Energie bis hin zur unweigerlichen Energie-Explosion geschieht – ist alle Energie im Körper am Fließen. In diesem Zustand können wir Menschen das Leben äußerst intensiv in uns selbst spüren und dabei fühlenderweise einen „Einblick“ in das schwerelose Sein im endlosen Raum, das die Dimensionen von Zeit und Raum nicht kennt, bekommen. Dieser Einblick kann in der Tat auch visuell werden. Das uns im Orgasmus erlebbare Seins-Empfinden von Energie geht in seiner ausentwickelten Stufe weit über den Körper hinaus. In ihm können wir die Kraft des Lebens unmittelbar in uns selbst und weit über uns selbst hinaus spüren. Dadurch entsteht ein tiefes, durch den Körper spürbar werdendes Vertrauen, das jegliche Angst ersetzt, weil das Gefühl der Vereinzelung aufgelöst ist. Wir haben durch unser Gefühl erkannt, dass wir Teil der großen Einheit von Lebensenergie sind.

Verschiedene Formen von Angst

Sogenannt banales Beispiel: Angst vor Schlangen

Das Fehlen eines solchen Erlebens, das uns zeigt, dass offenbar unsere materielle Existenz nur *eine* Dimension unseres Seins ist, lässt Angst sehr real sein. Und Angst hat Macht. Sie hat so unglaubliche Macht, dass es geschehen kann, dass ein Mensch z. B. aus Angst durch einen Biss einer *un*giftigen Schlange – durch einen gleichzeitigen Herzschlag etwa – stirbt.

Vertrauen hat die gleiche Intensität an Macht. Viele Jahre in Zentralamerika zu Hause und in anderen Schlangengebieten unterwegs, habe ich tatsächlich nur zweimal von einem Biss einer gefährlichen Schlange gehört, wobei in beiden Fällen die Menschen überlebten. Endlose Male habe ich in diesen Regionen allerdings vom Töten von Schlangen durch die Menschen gehört – „vorsichtshalber" und für die menschliche Medizin. Schlangen müssen folglich viel mehr Angst vor Menschen und deren aggressivem Zuschlag haben – als wir erwiesenen Grund für die Angst vor Schlangen haben.

Eine persönliche Erfahrung

Ich war nach 5-monatigem Aufenthalt im Grand Canyon Village, wo ich als Urlaubsvertretung allein in der kleinen internationalen Jugendherberge gearbeitet hatte, mit Bus und Zug in den Südosten Mexikos gekommen. Die Halbinsel Yucatán war mein Ziel gewesen. Es war Frühjahr 1985 und die Welt wusste noch sehr wenig von der antiken Kultur der Maya. Auf Yucatán war ich überall von den Nachkommen dieser hochentwickelten Kultur des meso-amerikanischen Altertums umgeben.

Von der beliebten magischen Hauptstadt Mérida brachte mich ein Bus nach Uxmal. Diese archäologische Stätte der Maya mit ihrer Pyramide des Zauberers zog mich an. Um dort möglichst viel Zeit alleine sein zu können, wollte ich am nächsten Tag bereits sehr früh die vielen Stufen zu dieser hoch aus dem umgebenden Regenwald ragenden Pyramide hinaufgehen.

Deshalb suchte ich mir bald nach Einbruch der Dunkelheit nahe der archäologischen Stätte im Dschungel einen Platz, an dem ich mein Zelt aufschlagen wollte. Die schmale Mondsichel gab kein

Licht durch die solide Decke der Regenwaldbäume und meine kleine Taschenlampe hatte ihren Geist aufgegeben.

Ich kannte mein Zelt und konnte es blind aufbauen. Barfuß war ich zuvor noch einmal den kleinen Platz abgegangen, wo ich meine Bleibe für diese Nacht haben wollte. Alles sprach dafür, dass dies der geeignete Ruheort ist.

Während ich die Zelt-Heringe in den humusreichen und weichen Boden stieß, hörte ich manch ungewohnte Stimmen von mir völlig unbekannten Nachtvögeln. Es war unendlich friedlich um mich und ich war Teil von diesem Frieden geworden und auch schon bald eingeschlafen. Schließlich hatte ich einen bewegten Tag hinter mir und war wirklich müde gewesen.

Von zahlreichen fremdartigen Geräuschen wachte ich bald nach Sonnenaufgang auf. Mit dem Rucksack auf den Schultern war ich gegen 6 Uhr als Erste am Eingang der Maya-Stätte. Nachdem mein Gepäck bei einem Maya-Indianer sicher aufbewahrt war, befand ich mich auch schon auf den endlosen Stufen der Pyramide.

Dieser Tag hatte neben seinem außergewöhnlichen Beginn sehr viele weitere beeindruckende Erlebnisse gebracht. Als am Nachmittag das Sonnenlicht die Färbung annahm, die andeutete, dass sich demnächst langsam die Dämmerung über den magischen Ort legen und der Ort geschlossen werden wird, verließ ich ihn.

Um meinen Durst zu stillen, ging ich in das damals einzige Gebäude in der Nähe, ein kleines Hotel. Im Restaurant gesellte sich bald eine vierköpfige Familie aus dem Westen der USA an meinen Tisch. Wir tauschten allerlei interessante Schilderungen unserer Erlebnisse und Beobachtungen in der archäologischen Stätte aus.

Zufällig erwähnte ich, dass ich frühmorgens den wunderbar weiten Blick von der Zauberer-Pyramide sehr genossen hätte. Der Nebel des Dschungels hätte sich langsam von den Kronen der Regenbäume nach oben in Nichts aufgelöst und nach und nach den Blick auf das satte dunkle Grün des endlos sich unter mir ausgebreiteten Regenwaldes von Yucatán freigegeben.

Als ich die Frage, ob ich auch in diesem Hotel geschlafen hätte, lachend mit „nein“ beantwortet und mein Übernachten im Zelt im Dschungel erwähnt hatte, wurde ich plötzlich mit einem schneidend scharfen Ton überfahren: „Das ist unverantwortlich, du bist allein, es hätte dir ja Schlimmes passieren können."

Ich hatte Verständnisschwierigkeiten – und wusste im Moment nicht im Geringsten, wie mir zumute war. „Wieso", meinte ich, „ich war doch komplett sicher! Hier ist niemand in der Gegend, der gefährlich sein könnte, es ist alles sehr friedlich. Ich habe sehr gut geschlafen und fühlte mich wirklich wohl!"

„Verstehst du denn nicht, es hätte dich doch eine Schlange beißen können – und dann bist du ganz alleine – und niemand kann dich retten! Das ist einfach völlig unverantwortlich", hallte es durch das kleine Restaurant.

Die Verabschiedung war kühl und die zwei Kinder liefen rasch in die Richtung, wo das gemietete Auto der Familie stand.

Ich bin mir bis heute sicher – nachdem ich auch ein Jahr alleine im Dschungel gelebt habe, wo Schlangen in meinem angelegten Garten und im Palmenblätterdach meiner Hütte zu Gast oder zu Hause gewesen waren –, dass Schlangen ähnlich dem Prinzip der asiatischen Kampfkunstart Aikido ausweichen und sich zurückziehen. Nur dann, wenn sie attackiert werden und keine Ausweichmöglichkeit oder andere Chance für den Selbstschutz mehr finden, machen sie gezwungenermaßen einen Angriff.

Angst vor dem Allein-Sein

Neben der alles übertreffenden miserablen Angst um die Existenz gibt es eine andere Art von Angst, von der viele Menschen in Schach gehalten werden: die Angst vor dem Allein-Sein.

Wenn von dieser Angst die Rede ist, dann ist gewöhnlich keineswegs das All-Ein-Sein gemeint. Denn im All-Ein-Sein ist nicht nur alles im Leben Erfahrene und Gefühlte und „all das, was ich bin, eins mit mir". Der Begriff „All" steht auch für das gesamte Weltall. Somit ist im Begriff „All-Ein-Sein" die Bedeutung eines Eingebunden-Seins in das große Ganze inbegriffen und er sagt aus, dass alles eins ist und das Eine alles ist. Wie jede Zelle zum Körper gehört, so ist jeder Mensch energetisch betrachtet eine „Zelle“ des Alls.

Die sogenannte Angst vor dem Allein-Sein spricht also genau genommen von einem Gefühl, das dem All-Ein-Sein völlig entgegengesetzt ist: dem Gefühl der Einsamkeit. Durch das Entbehren einer Empfindung der Anbindung an das All wird eine schmerzhafte Isolation gefühlt. Eine derartige Vereinzelung lässt einen klein fühlen und macht große Angst, während das Sein als ein Teil vom All Kraft gibt und Vertrauen stärkt.

Angst vor einem Verlassen-Werden

Die weitverbreitete Angst vor dem Verlassen-Werden ist meist nichts anderes als die Angst vor Einsamkeit. Beim Verlassen-Werden geht der andere oder gehen die anderen weg von mir. Sie werfen mich auf mich selbst zurück. Gerade dadurch kann ein Verlassen-Geworden-Sein zu einer großen, vielleicht sogar zur größten Chance des Lebens werden.

Angst vor eigenen tiefen Wünschen

Hinter der Angst vor den eigenen tiefen Wünschen kann sich zum einen Überlebensangst verbergen, nämlich dass mit der Vorstellung, den Wünschen frei nachzugeben, die Befürchtung Hand in Hand geht, möglicherweise völlig abzugleiten und dann unfähig zu sein, im realen Leben bestehen zu können. Andererseits ist Angst vor Einsamkeit im Spiel, wenn unbestimmt erwartet wird, dass ein durch das Ausleben aller eigenen tiefen Wünsche bedingtes Anders-Sein von Freunden und von der Familie nicht akzeptiert sein würde.

Angst vor Veränderung

Die Angst vor Veränderung, in etwa durch Arbeitsverlust oder Trennung, ist eine andere Variante, die Leben und Selbstverwirklichung hindert. Dabei bringt gerade der Verlust der Arbeitsstelle oft den großen Vorteil mit sich, wieder mehr zu sich selbst zu kommen und sich bewusst zu werden, was man/frau denn wirklich in seinem/ ihrem Leben tun will und durch welche konkreten Tätigkeiten die Person von ihrer Energie, ihrem Wissen und ihrem Können an andere geben will. Ich könnte aus meiner Praxis als Heilerin endlos viele Beispiele nennen, in denen Menschen ihre Arbeitsstelle verloren hatten und letztendlich entdeckten, dass sie gerade dadurch ihr „wirkliches“ Leben fanden. Ähnlich geht es vielen Menschen nach einer unerwarteten und ungewollten Trennung, der sie zuerst einmal gar nicht zustimmen wollten.

Leben ist ständige Bewegung und fortwährender Wandel. Stillstand und Stagnation machen krank.

In der Angst, Gewohnheiten loszulassen und sich auf Ungewohntes und Unbekanntes einzulassen, treffen wir im Endeffekt auch nur wieder auf die Angst vor dem Tod. Diese eigenartige Angst erklärt auch, warum zum Beispiel Menschen in restriktiven Lebensumständen oder in politisch vollkommen unterdrückerischen Systemen ausharren, anstelle zu gehen. Die Angst, im Unbekannten nicht bestehen zu können, ist also größer als die Angst vor dem, was sich in der „nicht aushaltbaren“ realen Lebenssituation ereignet.

Angst und Kontrollwunsch

Je größer die Angst, desto mehr kommt der Wunsch auf, alles Geschehende so gut wie möglich unter Kontrolle zu haben, um Sicherheit zu empfinden. Kontrolle bringt ihrerseits die Situation mit sich, Leben und Lebendigkeit in sich selbst und von anderen zu erdrücken, wodurch erneut Angst entsteht. Durch diese Angstspirale kann Kontrollwunsch zu einer allerseits tödlichen Kontrollsucht anschwellen. Dieser Prozess, ob individuell, sozial oder politisch, erfolgt gewöhnlich vollständig unbewusst.

Sie fangen deshalb am besten in Ihrem Alltag an, bei auftauchenden Kontrollwünschen in Ihnen selbst die dahinterliegenden Ängste aufzudecken und sich zu befragen, welche Resultate die Kontrolle Ihnen tatsächlich bringen würde. Bei Kontrollwünschen anderer versuchen Sie am besten im Dialog hinzuweisen, was die Folgen von Kontrollausübung sind.

Hierunter ist selbstverständlich nicht die notwendige Kontrolle in der Produktion von Maschinen, der Ernährung etc. einzuordnen!

Eigenarten von Angst

Angst als sich selbst erfüllende Prophezeiung

Angst hat eine besondere Eigenart: Sie wirkt wie eine sich selbst erfüllende Prophezeiung. Was Sie befürchten, das tritt ein – und dann können Sie völlig davon überzeugt sein und aller Welt erzählen, dass Sie mit Ihrer Angst Recht gehabt haben!

Ebenso wirkt Vertrauen! Wenn Sie bereits dort angekommen sind, dass sich Ihr Vertrauen manchmal in Ihrem Leben wie eine sich selbst erfüllende Prophezeiung ausgewirkt hat, dann behüten und „kultivieren" Sie diese Stärke! Im gegenwärtigen Zeitalter des *Dwapara Yuga*[10], das dem Zeitalter der Dunkelheit, dem *Kali Yuga*[11], immer noch relativ nahesteht, ist diese Kraft des Vertrauens besonders hilfreich!

---

[10] Die von mir nach langer Suche vermutete wörtliche Bedeutung von „*Dwapara Yuga*" = „zweites Zeitalter".

[11] „*Kali Yuga*" war das „Zeitalter der Dunkelheit", in dem die Welt der Menschen ihre alleinige Ausrichtung auf der materiellen Erd-Energie hatte und gegen dessen Ende vor etwas mehr als 2500 Jahren Buddha lebte. Wenn Sie, möglicherweise in Enttäuschung über all die furchtbaren Ereignisse in der heutigen menschlichen Welt glauben, unsere gegenwärtige Zeit wäre das *Kali Yuga*, dann haben Sie vermutlich nicht in Betracht gezogen, dass wir gegenwärtig, ganz im Gegensatz zu all den Jahrhunderten zuvor, durch das Internet an mehr oder weniger alle Information über die gesamte Welt herankommen.

Die Ansteckungsgefahr der Angst

Angst ist ansteckend, Vertrauen ebenfalls! Wenn Ihnen Menschen Angsterregendes von ihrem Leben und der Welt erzählen, beobachten Sie in Ihrem Inneren, wie schnell sofort Angst in Ihnen auftauchen kann, wenn Sie nicht schon vielfach positive Erfahrungen mit tiefem Vertrauen ins Leben gemacht haben und sich finanziell noch dazu auf einem holprigen Weg befinden.

Bei freiberuflicher oder selbständiger Tätigkeit kommen Sie vielleicht beim Zuhören angstvoller Schilderungen anderer unerwartet an die „Sorge“ oder gar überwältigende Angst heran, dass Sie sich nicht mehr erhalten könnten. Diese Angst zieht Ihre Aura[12] zusammen, was den in der Regel völlig unbewussten Vorgang zur Folge hat, dass von Ihnen nur mehr wenige Schwingungen ausgehen, was dazu führt, dass sich von Ihnen kaum Klienten oder Kunden angezogen fühlen. Demgemäß energetisch mehr abgekapselt in sich selbst, nimmt Ihre Angst weiterhin zu und lässt Sie letztlich komplett vereinzelt sein – was „teufelskreisartig“ noch weniger und dann irgendwann einmal gar keine Schwingungen mehr aussenden lässt. So lange Sie nicht wieder ans Schwingen herankommen, ist es dem Kundenkreis erschwert, auf Sie zuzukommen – vielleicht sogar über eine lange Zeitspanne hinweg (mögliche Hilfestellung durch tiefe Atmung siehe S. 71).

Bei der Verwirklichung eines Planes, vorübergehend oder dauerhaft beruflich etwas anderes als bisher zu tun, kann es plötzlich sogar vorkommen, dass zu Ihnen keine oder fast keine Klienten oder Kunden mehr kommen, damit Sie Zeit für diese außergewöhnliche Arbeit oder Ihre Arbeitsumstellung haben. Ihr Plan für Ihre Veränderung hat dementsprechend energetische Schwingungen ausgesandt. Wenn alles in universellem Einklang ist, dann passiert jetzt ohnehin alles wie von selbst. Wenn aber für diese Prozesse noch kein Verstehen entwickelt werden konnte und plötzlich Angst darüber aufkommt, wie es mit der aktuellen Existenzerhaltung weitergehen

[12] „*Aura*“ = Energiefeld um den menschlichen Körper

soll, dann ist zusätzlich zu der alten auch diese neue Tätigkeit energetisch blockiert, was die Angst noch viel mehr steigert.

Vertrauen anstelle von Angst

Eine persönliche Erfahrung
Seit 1979 überlebe ich mit Vertrauen, und habe während mehr als 20 Jahren bis zu meiner Einwanderung nach Kanada[13] *im Jahr 2000 ohne jegliche Versicherung gelebt. Ich bekam durch meine Aktivitäten in jedem Land immer jenes, was ich zum Erhalt meiner Existenz brauchte. Wenn so manches Mal in dem einen oder anderen Land, meist dann, wenn ich kurz vorher angekommen war, das materielle Überleben fragwürdig wurde, so kam in mir erneut Klarheit durch die folgende Realisierung auf: „Wenn das, was ich tue, richtig ist, dann werde ich von meinen Tätigkeiten in der Welt auch überleben können." Durch diesen Gedanken wurde meine Willenskraft – warum, wie und wo ich meine Energie in den von mir gewählten Tätigkeitsbereichen einsetze – wieder ohne jeglichen Zweifel eindeutig klar, und dann geschah alles wieder wie von selbst.*

Diese Lebensform, die sich für mich während meines langjährigen Aufenthalts in Mexiko wie von selbst entwickelt hat, entspricht der ursprünglichen Bedeutung des Begriffes *Arth* der altindischen Sanskrit Sprache. Seine zwei gleichwertigen Bedeutungen sind „Geld" sowie „Sinn einer Handlung". Die Gleichsetzung dieser beiden Begriffe ist aussagereich. Mit Grundwissen über das Menschenbild des Hinduismus/Brahmanismus zur Zeit des *alten* Indiens und seinen vedischen Schriften, in denen insbe-

[13] In Kanada wird, gesetzlich geregelt, von Angestellten und Freiberuflichen mit der Steuerabgabe zugleich die Zahlung der Krankenversicherung und Rentenversicherung abgeglichen.

sondere die Sanskrit-Sprache[14] benutzt wurde, können wir davon ausgehen, dass das Verständnis des Doppelbegriffs *Arth* folgende ist: Je mehr die geleisteten Tätigkeiten in Einklang mit dem ureigenen Selbst stehen, desto mehr bringen sie auch jene Geldmenge, die zum Überleben benötigt wird.

Eigenartigerweise nimmt auch das Vertrauen in sich selbst zu, je mehr gewagt wird, auf das ureigene Selbst zu hören und es in der Welt zu realisieren!

Die einhergehende Zufriedenheit, sich durch die eigenen Fähigkeiten, mit denen der Allgemeinheit gedient wird, gut zu erhalten, ist nicht nur ein maßgeblicher Schritt, in gesunder Selbstliebe zu leben. Diese befriedigende Art zu leben kommt auch der Vision einer zukünftigen Welt von wesentlich bewussteren Menschen gleich, die entsprechend indischer Weisheiten gegen Ende des 21. Jahrhunderts beginnt und die *Treta Yuga*[15] genannt wird. Von den vier verschiedenen Zeitaltern ist dieses kommende *Treta Yuga* die zweitbeste Phase, die die Menschheit leben kann und die knapp 4000 Jahre andauern wird, bis sich der Übergang in das Zeitalter der Wahrheit, dem sogenannten *Satya Yuga,* vollzieht, das sich dann über eine Zeitspanne von mehr als 10 000 Jahren hinweg erstreckt.[16] Dieser fundamentale Wandel vom derzeitigen *Dwapara Yuga* zum *Treta Yuga* wird uns letztlich bei einem tieferen Verstehen und bewussten Leben als Teil der gesamten universellen Energie ankommen lassen.

---

[14] Sanskrit wurde ca. 2000 bis 600 vor Christus (Vedisches Sanskrit) angewandt. Das sog. Klassische Sanskrit dient heute noch als liturgische Sprache.

[15] *„Treta Yuga"* = wörtlich „Drittes Zeitalter"

[16] Eine Übersicht über den Zyklus der vier Zeitalter gibt dieser Blog mit Video (auf Englisch):
http://www.ishafoundation.org/blog/yoga-meditation/science-of-yoga/kali-yuga-end-lies-ahead/ 2015

Aus der Heilerpraxis

Ist während einer meiner Behandlungen von einem Klienten auffällig von Angst die Rede, wird immer wieder durch folgende Frage eine hilfreiche Klarheit erzielt: „Was kann denn im schlimmsten Fall passieren?“ Aus den anfänglich irrationalen und verwirrten Schilderungen kristallisiert sich dann sehr schnell eine kurze, unverschleierte Antwort heraus, die die Basis für ein Gespräch über ein wirkungsvolles Handeln dahingehend liefert, dass das Befürchtete nicht eintreten kann. Sehr oft kommt jedoch bei meinen Klienten nur ein Lachen als Antwort auf diese Frage, weil ein völlig irreales und irrsinniges Angstmuster aus alten Zeiten erkannt worden war. Dieses Lachen löst die Angst meist komplett auf. Ist das Lachen jedoch noch nicht ganz frei, wird gewöhnlich durch das Ansprechen dessen der noch vorhandene springende Punkt gefunden.

Aufgabe übernommener Ängste

Überprüfen Sie, ob Sie nicht eine ganze Reihe „adoptierter“ Ängste in sich tragen! Ich war gerade 25 Jahre alt geworden als mir plötzlich erschreckend auffiel, dass ich zwar Ängste lebe, diese aber in Wirklichkeit gar nicht meine eigenen Ängste waren und ich meine eigenen Ängste tatsächlich – wenn überhaupt – nur wenig kannte! Alle Ängste, die ich als „meine Ängste“ glaubte zu erleben, waren Ängste gewesen, die mich andere Menschen, meine Eltern, meine älteren Geschwister, einige Lehrer und andere Autoritätspersonen im Kindesalter gelehrt hatten, haben zu müssen: „Hier musst du vorsichtig sein.“ „Das tust du besser nicht, das ist gefährlich.“ „Laufe nicht, du fällst sonst hin!“ ... ... und schon fällt das kleine Mädchen oder der kleine Junge hin, weil die von der Mutter überaus schnell angenommene Angst zu einer sich selbst erfüllenden Prophezeiung geworden war.

Checken Sie Ihre Ängste durch. Fangen Sie vielleicht bei der „banalen“ Angst vor Schlangen an: Haben Sie jemals eine gesehen? Haben Sie jemals eine gefährliche Schlange gesehen? Vielleicht kommen Sie, wenn Sie Ihre einst adoptierten Ängste in den Wind geschickt haben, in die glückliche Situation, gar keine Ängste zu haben. Dann steht Ihnen die Welt besonders weit und einladend offen ...

Angst vor der Angst

Vielleicht hat aber gerade *eine* Angst die größte Berechtigung in unserem Leben: die Angst vor der Angst!

Angst macht uns so erschütternd blind und unfähig zu leben und das wahrzunehmen, was um uns ist, so dass wir wirklich Angst vor ihr haben müssen!

Wege, auf denen Angst verlassen werden kann

Also, Leben riskieren. Neues riskieren. Riskieren, die Komfortzone zu verlassen. Sie haben doch nichts zu verlieren! Sie sterben eines Tages ja ohnehin! An diesem Punkt gibt es erwiesenermaßen kein wirkungsvolles Vermeiden. Wenn Sie sich dem Leben nicht hingeben, dann haben Sie – unerfüllt – zum Zeitpunkt des Sterbens einen sehr harten Weg. Je mehr Sie sich jedoch dem Leben hingeben, desto mehr setzt sich ein zufriedenes Lächeln über neue und unerwartete Erlebnisse und ein erfreuliches Leben in Ihr Gesicht.

Riskieren Sie, dem Weg Ihres Herzens zu folgen. Sie können sich dabei immer wieder einmal auf den Energiefluss konzentrieren, der von Ihrem Herz-Chakra an der Basis des Brustbeins nach unten in Ihre Füße und von Ihren Fußsohlen in die Erde fließt. Möglicherweise können Sie ihn auch spüren. Sie kommen dadurch in eine besondere Verbindung mit der Erde, die Ihnen Sicherheit und Zuversicht gibt.

Riskieren Sie mit anderen Menschen eine Kommunikation, die aus Ihrem Herzen kommt und lassen Sie sich im Austausch mit anderen auf diese Art der neuen Formen von Kommunikation ein. Dann sind Sie auf dem besten Weg, die Angst vor dem Anders-Sein zu velieren. Eigenartigerweise kommen Sie dadurch auch sich selbst viel näher und finden mehr auf den Weg Ihres ureigenen Selbst. Wenn Sie bei sich die Tendenz bemerken, dass Sie diesbezüglich zu sehr ergebnis- oder zielorientiert sind, vergessen Sie nicht, dass wir auf jedem Weg, auf dem wir gehen, immer nur den Anfang der nächsten Wegstrecke kennen. Sie können das Ziel also gar nicht kennen! Wenn Sie Ihr Ziel festlegen, ohne es kennen zu können, engen Sie Ihre Möglichkeiten bedauerlicherweise sehr stark ein und hemmen viele Ihrer noch nicht entdeckten Kapazitäten!

Übungen und Meditationen für das Loslassen von Angst

Der Angst auf den Grund gehen

Stellen Sie sich, wenn Sie starke Angst fühlen, die schon bekannte Frage, was denn im schlimmsten Fall passieren wird. Schauen Sie sich die Vorkommnisse dieses schlimmsten Falles realistisch an – und ziehen Sie in Erwägung, wie Sie diesen befürchteten Vorkommnissen mit Ihren Fähigkeiten begegnen können.

Sich aus Alltagsängsten emporheben

Vermutlich kennen Sie den Blick aus einem Flugzeug. Dort über den Wolken scheint die Sonne unentwegt, wenn sie nicht gerade für einige Stunden auf der anderen Seite der Erdkugel ist!

Wenn Sie an einem trüben Tag gefühlsmäßig trübe von einer unbestimmbaren Angst umhergetrieben werden, dann stellen Sie sich vor, dass Sie sich über den Wolken bewegen, dort, wo die Sonne immer scheint.

Vielleicht tritt dabei plötzlich in Ihnen eine Sorge auf, dass Sie auf diese Weise innerlich zu sehr abheben und den Boden unter den Füßen verlieren könnten. Selbstverständlich wollen Sie nicht mit noch mehr Angst umgehen müssen, in der realen Welt bestehen zu können! Stellen Sie sich in diesem Fall dabei konkret in natürlicher Umgebung auf die Erde (wenn Sie in einer Stadt sind, in einem Park) und stellen Sie sich vor, beim Einatmen Energie von Mutter Erde durch Ihre Füße in Ihren Körper aufzunehmen. Das erdet Sie, während Sie mit der Sonne über den Wolken in Kontakt sind.

Angst von der Sonne transformieren lassen

Während Sie einen wunderbaren Sonnenuntergang betrachten, atmen Sie im Stehen all Ihre alten Ängste, die Ihr Leben und Ihre Lebensfreude hindern, zur langsam untergehenden Sonne hin aus. Trennen Sie sich innerlich von den Ängsten, von denen Sie lange, vielleicht viel zu lange begleitet worden sind, und lassen Sie diese von der Sonne am Horizont ins dunkle Reich der Nacht mitnehmen und so von sich entfernen. Beginnen Sie am nächsten Morgen neues Leben frei von diesen alten Ängsten, indem Sie sich beim Einatmen mit der aufgehenden Sonne als dem Symbol der Schöpfung und der Erneuerung verbinden.

Angst dem reinigenden Fluss mitgeben

Stellen Sie sich auf eine Brücke, die über einen Fluss führt, und geben Sie dem endlosen Fließen des Wassers unter Ihnen Ihre Angst mit. Bei warmer Temperatur können Sie den Flusslauf für Ihr Anliegen noch viel wirksamer nutzen: Legen Sie sich am Ufer in den Fluss – oder ganz in einen Bach – und lassen Sie sich vom fließenden Wasser von Ihrer Angst freispülen.

Wellen der Erneuerung transformieren die Angst

Womöglich haben Sie einmal die Gelegenheit, am Ozean durch das endlose Kommen und Gehen der Wellen der Dimension der Zeit zu entkommen. Wenn Sie von diesem unaufhörlichen Spiel der Wellen in den Bann gezogen ganz natürlich tief zu atmen beginnen, können Sie in Ausatmungen (durch den Mund) Ihre Ängste den von Ihnen wegströmenden Wellen mitgeben.

Wenn Sie sich hinterher in Einatmungen (durch den Mund) mit neuer Energie von den am Strand ankommenden Wellen aufladen wollen, suchen Sie sich dazu besser vorher einen etwas anderen Platz an der Küste.

Loslassen von Angst in der Natur

Stellen, setzen oder legen Sie sich auf eine Wiese oder in einen Wald, wo Sie möglichst keine Häuser und wenn, dann nur wenige Menschen, sehen. Lauschen Sie den Tönen der Natur. Nach einer Weile beginnt Ihr Körper von selbst ein tieferes Atmen. Geben Sie sich diesem völlig hin. Atmen Sie von der natürlichen Lebensenergie, die Sie umgibt, ein, und atmen Sie Ihre Ängste mit offenem Mund aus.

Angstabgeben an die Erde

Legen Sie sich bäuchlings auf eine Wiese. Beginnen Sie nach einiger Zeit bewusst tief zu atmen. Stellen Sie sich vor, dass Sie in Einatmungen Energie der Erde in Ihr Hara, jenem Punkt in Ihrem Körper, der etwa 3 cm unter Ihrem Nabel liegt und eine Affinität zur Erde hat, aufnehmen. In langen Ausatmungen durch den offenen Mund können Sie Angst und gefühlte Schwere von Ihrem ganzen Körper an die Erde abgeben. Denken Sie daran, dass Ihnen die Schwerkraft der Erde dabei behilflich sein kann.

Vertrauen durch tiefes Atmen

Geben Sie sich hierzu mindestens 10 Minuten Zeit. Atmen Sie mit offenem Mund vollkommen aus, bis Ihre Lungen wirklich ganz geleert sind. (Meistens können wir noch viel länger ausatmen als gedacht und getan!). Ziehen Sie dann viel Luft in sich ein, bis Sie Ihren Bauch angefüllt erleben. Halten Sie nun den Atem lange an. Danach atmen Sie wieder ganz tief aus. Mit voller Aufmerksamkeit lässt dieses Atmen an Vertrauen gewinnen.

Verbinden mit der kreativen Kraft des eigenen Körpers

Wenn wir mit unserer Aufmerksamkeit in unser „schöpferisches" Organ gehen, gewinnen wir an Vertrauen. Atmen Sie deshalb tief in Ihren Bauch ein. In diesen tiefen Einatmungen vergrößern Sie Ihre Lungen so sehr, dass das dadurch nach unten gedrückte Zwerchfell im Bauch Energie ansammeln lässt. Halten Sie dann den Atem etwas an. In langen Ausatmungen durch den Mund legen Sie nun Ihre Aufmerksamkeit darauf, die in Ihrem Bauch angehäufte Energie zu Ihrem Sexualorgan fließen zu lassen. Reichern Sie so alle Regionen dieses Organs Ihres Körpers, das am allermeisten mit Kreation und Liebesausdruck zu tun hat, mit Energie an. Als völlig natürliche Reaktion kann – muss aber keineswegs! – bei Männern eine Erektion auftreten, was nichts anderes als Ausdruck ihrer Lebensintensität ist. Bei Frauen kann sehr großes Wohlgefühl in den Genitalien entstehen, was bis zu Erregung führen kann.

Eine ganz besondere Angst: Die Angst vor Schmerz

Eine Angst ist in uns Menschen, derer wir uns äußerst wenig, wenn überhaupt bewusst sind. Diese Angst hat sich in meiner mehr als 30-jährigen Praxis als Heilerin in verschiedensten Ländern und Kulturkreisen immer wieder gezeigt: die frappierend starke Angst vor Schmerz. Diese Angst ist im Vergleich zum tatsächlich gefühlten Schmerz oft unverhältnismäßig viel größer als der Schmerz selbst. Durch diese Angst wird verursacht, dass der Schmerz viel massiver empfunden wird als er tatsächlich ist, weil sie den Energiefluss blockiert, was zusätzlichen Schmerz liefert.

Die Suche nach einer Vermeidung von physischem Schmerz kann Menschen sogar in die Situation einer lebenslangen körperlichen Lähmung bringen. Angst vor psychischem Schmerz hingegen lässt Menschen bis zu ihrem Tod in einer Beziehung leben, die sie am Leben und an der eigenen Entwicklung hindert.

Eines der krassesten Beispiele von Angst vor Schmerz, die als Heiler in einem inneren Zurückziehen oder Anhalten des berührten Körpers zu spüren ist, erlebte ich bei der Heilbehandlung von einem Maya-Indianer aus Zinnacantán im südmexikanischen Staat Chiapas:

Aus der Heilerpraxis
Ein Anthropologe des Smithonian Instituts der Vereinigten Staaten, der die Hälfte des Jahres in San Cristobal de las Casas in Südmexiko lebte, jener Stadt, in der ich mich für einige Jahre niedergelassen hatte, brachte mich nach einem vorangegangenen Gespräch zu seinem früheren Gärtner, einem Maya-Indianer, der seit einem vollen Jahr querschnittsgelähmt war. Zusammen mit einem Facharzt und einem Chiropraktiker hatte ich wenige Tage davor die Röntgenaufnahmen seiner sehr beschädigten Wirbelsäule besehen. Für die ganze medizinische Welt San Cristobals, die mit diesem Kranken auch nur irgendwie zu tun gehabt hatte, war eindeutig klar gewesen, dass dieser 32-jährige Mann nie mehr wieder sich aufrichten und gehen kann. Ich hatte nichts dazu zu sagen. Ich hatte nur das unbestimmte Gefühl, dass die Sachlage irgendwie anders liegt.

Der Anthropologe hatte mich ins Dorf gebracht, wo der Indianer lebte. Dort gut bekannt und bekleidet entsprechend der örtlich indianischen Sitten ging er den schmalen Weg voraus, um mir den Weg zu sichern, damit ich – wie die Indianerfrauen des Dorfes – als Frau mich darauf konzentrieren konnte, durch meine Füße in bewusstem Kontakt mit Mutter Erde zu gehen.

Wir wurden vom Kranken in seinem kleinen, einfachen Bett erwartet. Ohne lange Einführung machte ich mich daran, seine Wirbelsäule zu betasten. Ich spürte den völlig zertrümmerten Wirbel, der ähnlich wie „Knochenpuder" zwei andere Wirbel der Brustwirbelsäule umgab, was mir von den Röntgenbildern eingehend in Erinnerung geblieben war. Mit intensiven Einatmungen nahm ich das Schwingen der Energieform, das der Kranke in starken, von mir angeleiteten Ausatmungen von seiner Wirbelsäule losließ, in meinen negativen Energiepol – meine linke Hand – auf. Nach geraumer Zeit waren dadurch die beiden Wirbel von diesem eigenartigen „Knochenmehl" freigelegt. Ich „fühl-sah"[17] *mit meinen Händen, wo das Problem lag, das der freien Leitung der Nervenimpulse in der Wirbelsäule im Wege stand: Die zwei Wirbel, zwischen denen ursprünglich der zerstörte und nun auf energetische Weise entfernte Wirbel seinen Platz gehabt hatte, waren nicht im Geringsten linear aufeinander abgestimmt. Vollkommen klar darüber, was zu tun war, machte ich mich daran, diese beiden Wirbel mit kraftvollen, jedoch gleichzeitig für den Energiefluss sensibel vorsichtigen Bewegungen linear aufeinander auszurichten, um keineswegs die lädierten Nerven im Wirbelsäulenkanal noch mehr zu schädigen.*

Bald kam die zwingende Notwendigkeit, die Beine zu bewegen, um die Funktion der Nerven im Wirbelsäulenkanal so gut wie möglich zu reaktivieren. Zum Glück war dieser Mann alles andere als zimperlich! Er hätte es sonst nicht geschafft! Er war ein armer Maya-Indianer, der die Rauheit und Härte des Lebens nur allzu gut kannte, ein Umstand, der ihm jetzt zum alleinigen Vorteil werden sollte.

Ich nahm den Fuß eines Beines und begann, das Knie zu beugen. Er stöhnte furchtbar vor Schmerz. Trotzdem war ich endlos froh! Dies lieferte den Beweis, dass seine Nerven noch gut funktionierten. Sein Stöhnen und die damit in Verbindung aufgetretene Anspannung in seinem Körper waren so enorm gewesen, dass ich wusste, dass es nur eine einzige natürliche Reaktion geben kann: eine grenzenlose Angst vor einer weiteren Bewegung dieser Art. Doch nur in einer großen Anzahl dieser Bewegungen lag die Chance einer Verbesserung oder Heilung!

---

[17] Ich benutze diese Begriffsverbindung, wenn das Fühlen so stark ist, dass durch die Intensität des Spürens „gesehen" werden kann. Dies ist der „Röntgenblick" von manchen Heilern.

Ich musste rasch eine wirksame Hilfe gegen diese Angst vor diesem „beglückenden" Wahnsinnsschmerz einbauen, damit er diese Bewegungen zugunsten der bestmöglichsten Nervenaktivierung aushalten konnte. So leitete ich ihn nach einer kleinen Pause mit beruhigend warmer Stimme an, zuerst in aller Ruhe tief einzuatmen. Einen Sekundenbruchteil bevor ich sein Knie abzuwinkeln begann, ließ ich ihn anfangen, langsam und ganz lange mit offenem Mund auszuatmen. Seine Ausatmung endete mit dem Ende der Beugung seines Knies. Bei jeder Folgebewegung nahm der Schmerz in seiner Intensität minimal ab, was am – in der Ausatmung mitgelieferten – Ton zu hören war und sich ermutigend für beide auswirkte, den Kranken und mich! Wir machten dies für lange Zeit, bis die Bewegungen kein inneres Hindernis durch blockierte Nerven mehr spüren ließen. Ermutigt nahmen wir uns dann das andere Bein vor. In einer dritten Phase wurden beide Beine auf einmal bewegt, was dann bereits mit verhältnismäßig wenig einhergehendem Schmerz möglich war.

Wie lange es gedauert hatte, bis die Beine von der Nervenstarre frei waren, entging meiner Wahrnehmung. Zwischendurch hatten wir für die notwendige Kommunikation Übersetzungen vom Anthropologen gebraucht, der versiert in der regionalen Maya-Sprache „Tzeltal" war, da weder der Indianer noch ich zum damaligen Zeitpunkt der spanischen Sprache ausreichend genug kundig gewesen sind.

All diese Zeit der Behandlung war ich in meinem Inneren mit Gefühlsabläufen von gleichzeitig zwei Menschen – dem Indianer und mir – und mit Gedanken darüber beschäftigt gewesen und nun regte ich ihn an, aufzustehen. Seine unmittelbare Reaktion ließ ihn den Vorschlag mit einem völlig automatischen: "Ich kann nicht!" zurückweisen. Meine Antwort, "Wenn du diesen Satz in deinem Gehirn nicht aufgibst, wirst du nie mehr wieder gehen", ließ ihn anfangen, sich im Bett umzudrehen, sich zu setzen und sein Aufstehen vorzubereiten. Ich reichte ihm beide Hände, an denen er sich hochzog. Während wir beide standen, wobei ich ihn vorsichtshalber umarmt hielt, ließ ich von meinem Zentrum Energie in seine Körpermitte[18] *schwingen. Ich fühlte, wie seine Knie an Kraft gewannen. Er stand sehr lange Zeit, bis er sich daran machte, seine Knie anzuwinkeln, um sich langsam wieder auf sein niedriges Bett zu setzen. Ein komplettes Jahr war er nicht auf seinen Beinen gestanden. So war er in kurzer Zeit in seinem Körper durch eine „Revolution" seines Blutkreislaufs und vieler seiner Nervenbahnen und Muskeln gegangen.*

Zwei Wochen später kam der Anthropologe zu mir. Sein Gärtner würde seit dem Tag nach der Behandlung täglich mit Krücken gehen und mich bitten, ihn noch mehr zu behandeln, da seine Beine in der Bewegung noch nicht ganz frei wären. Ich behandelte ihn wenige Male mehr, und schon bald ging er so schnell wie ich. Ich musste ihm strengstens verbieten, mit nur einer Krücke zu gehen, damit seine Wirbelsäule nun nicht seitlich verschoben eine neue Zerstörung bekommen würde. Dies bewegte ihn dazu, ohne Krücken zu gehen.

Ein paar Wochen später lehrte ich ihn, aus eigener Geisteskraft einen neuen Wirbel zu formen. Dabei hatte ich überraschend eine wunderbare Unterstützung. Kurz nachdem ich dieses Vorhaben begonnen hatte, besuchte mich eine gute Freundin aus den USA mit ihrem neuen Freund. Dieser Freund hatte seine Initiation als Heiler [19] *in einer Selbstheilung von einer kaputten Wirbelsäule am unteren Rücken erfahren, während der er auch einen neuen Wirbel geformt hatte. Im Gespräch darüber stellten wir fest, dass wir beide den genau gleichen Ansatz hatten, dies zu tun. Dies war eine große Hilfe, denn schließlich war es ja nicht mein Körper gewesen, in dem ich dies tat, sondern der Körper eines Anderen, von dem ich alles nur von außen wahrnehmen und erfühlen konnte.*

In diesem Heilprozess hätte oft die Angst vor diesem Schmerz, in diesem Fall einem Schmerz an der absoluten Grenze des Aushaltbaren, die Heilung komplett verhindern können – eine völlig berechtigte Angst und berechtigte Verhinderung ... ... zu welchem Preis aber!?

---

[18] Nabelgegend

[19] Er praktizierte zu dieser Zeit in San Francisco.

Im antiken Indien war schon unter den Weisen bekannt, dass wir Menschen mit unseren Sinnen schnell der Suche nach einer sofortigen Befriedigung erliegen. Schmerz unbedingt zu vermeiden, ist Teilbereich dieses Musters. Alles muss so rasch wie möglich wieder gut sein. Angst wie Schmerz müssen sehr schnell aus der Welt geschaffen sein, ohne überhaupt verstanden zu haben, wo der Urgrund der Angst oder des Schmerzes liegt. Somit werden Ängste meistens in das Vorbewusstsein oder Unterbewusstsein gedrängt und Schmerzempfindung durch die Einnahme von Medikamenten abgetötet. Das System des raschen Symptomabbaus, der raschen Selbst-Gratifikation und des raschen Genusses hält uns in einem sehr unbewussten oder wenig bewussten Zustand. Wir kommen mit diesem Muster gar nicht an die großen Chancen heran, die Schmerz uns geben kann.

Frei von Schmerz

Schmerz kann in orgasmisches Körpergefühl umgewandelt werden. Sie haben richtig gelesen! Diese Aussage ist keine Hypothese, deren reale Existenz erst noch bewiesen werden muss. In Erfahrungsschilderungen von einigen Menschen, die ich behandelt habe oder die zu meinen Kursen kommen, ist davon die Rede. Auch kenne ich seit Jahrzehnten in meinem persönlichen Leben die wertvolle Erfahrung innerer Achtsamkeit, die Schmerz in orgasmisches Gefühl umwandeln lässt. Natürlich gehen damit Freude am Leben, Vertrauen in das Leben und fortwährende Neugier auf das Leben einher.

In der Umkehrung dessen kommt beizeiten während Heilbehandlungen mancher Klienten ein Moment, in dem ich sie berate, wie sie während eines Orgasmus beiläufig Schmerz auflösen können.

Um besser verständlich zu machen, worum es auf dem Weg zu diesem Können geht, habe ich etwas weiter auszuholen.

Ignorierte Körperempfindungen

Schmerz ist zweifelsohne ein starker Ausdruck des Körpers! Unser Körper hat eingelernt, vielfach vom Kopf diktatorisch getrieben zu werden, um an diesen oder jenen Ort zu gehen oder dieses oder jenes zu tun etc. Wenn wir unser Leben in diesem Zusammenhang zu reflektieren beginnen, dann stellen wir sehr schnell fest, dass gewöhnlich unser gesamtes Alltagsleben vom Diktat unseres Kopfes bestimmt ist, dem sich unser Körper zu fügen hat. Dieses fortwährend „beherrschende Getrieben-Werden" durch unseren Kopf kann von unserem Körper nur deshalb ausgehalten werden, weil wir sehr erfolgreich eintrainiert haben, die Gefühle unseres Körpers zu ignorieren. Je besser und länger unsere wirklichen Körperempfindungen unserer Ignoranz ausgeliefert waren, umso lauter und kräftiger muss der Körper dann eines Tages „schreien", um uns auf seine Gefühle aufmerksam zu machen. Und dieses „Schreien" ist nichts anderes als ein Schmerzgefühl.

Diese eigenartige Haltung der Ignoranz gegenüber unseren Körpergefühlen beginnt sich langsam, sehr langsam zu verändern. Allerdings geschieht dies noch lange nicht in allen Ländern, sondern nur in wenigen Regionen der Welt. In manchen Ländern gibt es sogar für die Mehrheit der Menschen keinerlei Möglichkeit, empfindsam mit ihrem Körper zu leben, weil die reale Situation von Überleben und undurchschaubarer Politik, oft sogar noch von einer Religion unterstützt, entsetzlich hart und menschenunwürdig ist. An diesem Punkt können wir uns in unseren Breitengraden zweifellos glücklich schätzen, im Allgemeinen andere Ausgangssituationen zu haben.

Aufspaltung von Kopf-Intelligenz und Gefühls-Intelligenz

Ein Sich-in-ein-Gefühl-Hinein-Denken oder Hinein-Reden, bedeutet noch lange nicht, dieses Gefühl in Wirklichkeit zu empfinden! Wir brauchen große Aufmerksamkeit, um wahrnehmen zu können, was tatsächlich unser momentanes Gefühl ist. Wir müssen erst lernen, in uns hineinzuhorchen, um die Fähigkeit dieser bedeutenden inneren Achtsamkeit wirklich entwickeln zu können.

Fühlen würde dreimal so viel Konzentration und Energie benötigen als Denken, hörte ich vor kurzem einen Geistheiler sagen. Ich stimme ihm voll und ganz zu, dass Denken wesentlich weniger Konzentration bedarf als bewusstes Empfinden. Insbesondere braucht es äußerst viel Aufmerksamkeit, wenn ein Mensch erst im

Erwachsenenalter anfängt, das Fühlen wieder zu erlernen. „Wieder", weil er nämlich als Kleinkind natürlicherweise mit der Fähigkeit des Fühlens gelebt hat. Der schulische Vorgang des Lernens, die Kopf-Intelligenz bewusst anzuwenden, hat ihn von seiner Gefühls-Intelligenz abgespalten. Je früher dieser Prozess in Gang gesetzt worden war, desto wirkungsvoller hat sich diese Aufspaltung und somit das Erlernen der Ignoranz der Gefühle vollzogen.

In der Realität sind die meisten Menschen nicht in der Lage, angenehme Gefühle im Körper empfinden zu können. Sie fühlen den Körper nur, wenn er schmerzt oder in anderen extremen Situationen. Der Körper ist für sie ok oder gesund, wenn sie ihn schlichtweg NICHT fühlen. Hier können wir Menschen einem gefahrvollen Irrtum erliegen, denn die Abwesenheit von Schmerz kann auch das Zeichen von einem komplett blockierten Energiefluss im Körper sein, der die Gesundheit am meisten gefährdet. Ist der Energiefluss im Körper an einer Stelle so stark blockiert, dass kein Schmerz mehr wahrnehmbar ist, so kann die darin liegende Möglichkeit zum sich versteckt entwickelnden Tumor nicht wahrgenommen werden – es sei denn mit medizinischen Geräten. Wer geht jedoch zum Arzt, wenn kein Schmerz gespürt wird? Wenn letztlich in solch einer Situation wegen Schmerz ein Arzt aufgesucht wird, ist der Tumor bereits so groß, dass er auf eine andere Körperstelle drückt, was diesen Schmerz verursacht.

Wichtige Funktion von Schmerz

Schmerz hat folglich in unserem heutigen Zeitalter eine bemerkenswert wichtige Funktion zu erfüllen: uns das Fühlen wieder nahezubringen, das wir irgendwann in unserer Kindheit auf unserem Anpassungsweg verloren haben. Der Grad des Schmerzes korreliert letzten Endes vermutlich mit dem Grad der Ignoranz, die wir unseren Körpergefühlen zuvor angedeihen ließen. So beginnen wir also auf sogenannt negativ erlebte Weise – dem Empfinden von Schmerz – das Fühlen wieder zu erlernen. Unseren Körpergefühlen bewusst wieder auf die Spur zu kommen, ist nicht nur wichtig, um das Leben positiv zu erfühlen. Es ist zugleich auch bedeutender Teil des derzeitigen Prozesses der menschlichen Weiterentwicklung hin zu einer ganzheitlichen Einheit von Körper, Seele und Geist.

Unsere Gefühle sind es gerade, die uns die Möglichkeit geben, bewusst im Leben zu *sein.* Als Denkmaschinen, den Intellekt mit Geist/ Spirit verwechselnd, geht das Leben an uns vorbei – ohne zu leben! Nur ein Denken, das bewusst aus dem Gefühlsgrund und somit aus dem Sein kommt, ist lebendiges Denken. Von unserem Gefühlsgrund kommend hat unser Denken unweigerlich mit dem authentischen Selbst zu tun.

Folglich versuchen Sie besser nicht, den Schmerz durch die rasche Einnahme von schmerzstillenden Mitteln abzutöten! Wir können unsere Entwicklung hin zu einer Ganzheitlichkeit, die ohne unsere Empfindungsfähigkeit unmöglich ist, nicht stoppen. Wir können sie nur weitaus schmerzhafter hinauszögern.

Geschwächter Tastsinn und Schmerz

Unsere Körpersinne werden in der gesamten Welt – bis hin zur sexuellen Verführung – auf eine Überbetonung des Gesichtssinns reduziert, während alle anderen Sinne mehr und mehr vernachlässigt werden. Die damit einhergehende Schwächung unseres Tastsinns, mit dem das Fühlen unmittelbar zu tun hat, lässt uns zwar zuerst jeglichen Schmerz weniger intensiv fühlen. Sie entfernt uns jedoch auch weitgehend von unserer Wahrnehmung von Leben und all seinen verschiedenen Facetten. Bei einem geschwächten Tastsinn kommt Schmerz dann erst zu einem späteren Zeitpunkt in verstärkter Form, oft eben schon ausgeprägt als Krankheit, zum Vorschein.

Der „körperinnere Tastsinn“ – der Energiefluss im Körper

Der uns allen bekannte Tastsinn macht sich für unser Erleben an unserer Haut bemerkbar. Wie ein „körperinnerer Tastsinn“ wirkt der Energiefluss in unserem Körper, der durch achtsames und langsames Ausatmen durch den Mund spürbar werden kann. Ob wahrgenommen oder nicht, diese Energiebewegung in unserem Körperinneren – und ihre Blockierungen – haben eine ausschlaggebende Bedeutung, wenn es um die Empfindung von Schmerz – und letztlich auch um die Ausentwicklung von Krankheit – geht.

Die Wahrnehmung dieses „körperinneren Tastsinns“ benötigt große Aufmerksamkeit. Sie bedarf der Neugier für ein weitgehend noch unbekanntes Erleben. Wenn Sie dieses Erfahrungsfeld betreten wollen, dann hüten Sie sich am besten vor übermäßigem oder ungesundem Essen[20], um den Entdeckungsweg nicht unnötig zu erschweren. Am besten kultivieren Sie den körperlichen Ausdruck Ihres Liebesgefühls – ob alleine oder mit einem Partner. Mit deutlicheren Worten: Orgasmen erleichtern es, diesem Lebensbereich gründlicher auf die Spur zu kommen und ihn womöglich eines Tages in einer Fülle zu erleben, von deren Ausmaß wir heute noch kaum Vorstellungen haben (können).

---

[20] Vermeiden Sie auf alle Fälle den Konsum von viel Weißmehl, Zucker, Öl, Fett und Fleisch. Vitamin- und mineralreiches Essen ist förderlich.

Emotionen und Energiefluss

Unweigerlich hängt dieser „körperinnere Tastsinn“ vollständig mit unseren psychischen Gefühlen zusammen. Von der Verschiedenartigkeit und der Intensität unserer Emotionen hängt es ab, wie stark uns Energiefluss bewegt wird oder bis zu welchem Ausmaß er eine Blockierung erfährt. Mit Hilfe der englischen Sprache ergibt diese Verbindung eine Art Formel: E-motion = Energie-motion.[21]

Das psychische Gefühl eines Menschen ist die Grundlage jeglicher Energiebewegung in seinem Körper. Der Vorgang dieses Zusammenhangs spielt sich in uns völlig unabhängig davon ab, ob wir darüber Bewusstheit haben oder nicht.

Selbst heute noch sind sich die meisten Menschen nicht einmal ihrer psychischen Gefühle bewusst. Es sind Ausnahmefälle, in denen sich Menschen ihrer Emotionen bewusst sind, und oft nimmt deren klareres Herausfinden noch jahrelang nach ihrem Auftreten viele Therapiestunden in Anspruch. Sich im gegebenen Moment der aktuell wirklich vorhandenen Gefühle unverhüllt und eindeutig bewusst zu werden, ist für viele Menschen nach wie vor eine Angelegenheit fern aller Lebensrealität. Dementsprechende Selbstbeobachtung, um die eigenen psychischen Gefühle wahrzunehmen, braucht etwas Zeit und Ruhe und so manches Allein-Sein. Um zu lernen, den Energiefluss im Körper zu spüren, braucht es ein Stadium des Gehirns, in dem es von jeglichem inneren Dialog frei ist, ein tiefes Atmen und eine aufmerksame Blickrichtung nach innen – ohne zu beurteilen und richten.

[21] In diesem Zusammenhang ergibt auch die Zuordnung vom Element Wasser für das Gefühl viel Sinn.

Freier Energiefluss durch Liebesgefühl

Beim vollen Empfinden von Liebe – eine Emotion, die leider noch oft mit Abhängigkeit zu einem nahen Menschen oder mit dem Wunsch, diese Person zu besitzen, verwechselt wird – ist der Energiefluss im Körper frei. Im Gegensatz dazu blockiert starkes Angstgefühl die Energiebewegung im Körper. Somit sind diese beiden Gefühle – Liebe und Angst – „energetisch betrachtet" die völlig entgegen gesetzten Empfindungen, die wir Menschen erleben können.

Solange wir beibehalten, Dinge zu tun, die mit unserem Herzen nicht übereinstimmen, verursachen wir in uns selbst eine Konfusion, die es beträchtlich erschwert, unsere echten und ursprünglichen Gefühle wahrnehmen zu können. Die damit einhergehende, gewöhnlich ungewisse und meist sehr unbewusste Angst blockiert den Energiefluss im Körper. Sind jedoch unsere Handlungen in voller Übereinstimmung mit unserem Herzen, so können wir klar fühlen und kommen dort an, wo wir auf unbestimmte Art und Weise einfach nur das Gefühl der Liebe empfinden. Dies bewirkt, dass unsere Energie im Körper am freien Fließen ist.

Ur-Energie und Ur-Grund all unserer Gefühle

Unsere Gefühle und unsere Energiebewegungen im Körper kommen aus der Mitte unseres Körpers, der Nabelgegend. Der Nabel wird als das „kosmische Zentrum" des Körpers bezeichnet. Es ist *der* Ort unseres Körpers, wo sich die direkten Abkömmlinge unserer allerersten Körperzelle befinden. In dieser ersten Körperzelle hat sich einst unsere ureigene Substanz zusammen mit unserem grundsätzlichen Willen, dieses Leben zu leben, materiell verdichtet und verfestigt. Diese „Essenz" hängt mit unserer Situation, dass wir energetisch eine „Zelle" des gesamten Universums sind, zusammen. In dieser Ur-Energie liegt der Ur-Grund unserer Gefühle. Es ist der Ur-Grund, aus dem alle Energiebewegung, die in unserem Körper geschieht, hervorkommt.

Schmerz durch Auflösung von Energieblockaden im Körper

Wie kommt es nun dazu, dass hier, wo es um Schmerz geht, erst einmal lange die Rede von der Verbindung von Emotion und Energiebewegung im Körper ist?

Wir empfinden Schmerz in unserem Körper, wenn der Energiefluss auf eine Energieblockade stößt. Dieser schmerzhafte Aufprall des Energieflusses an der Blockade hat einen positiven Effekt: Er nimmt Teile der in der Blockade festgesetzten, dicht verhärteten Energie mit sich. Begreiflicherweise kann steter Energiefluss für einen gewissen Zeitraum anhaltenden Schmerz mit sich bringen. Der Schmerz endet in dem Moment, in dem die Blockade durch den anhaltenden Aufprall des Energieflusses aufgelöst ist. Während der letzten Phase, eine Energieblockade abzubauen, sprechen die Menschen des Landes, das ich als „meine Energie-Universität" bezeichne, Mexikaner, gerne von einem „wohlschmeckenden Schmerz"[22], da in diesem Schmerzstadium eindeutig gefühlt werden kann, wie sich nach und nach der letzte Teil der einst in der Blockade dicht zusammengefügten Energie freimacht, angenehm in den Energiefluss übergeht und mitfließt.

Bei diesem Vorgang der Schmerzbefreiung kann sich der Schmerz an der betreffenden Körperstelle zuerst noch einmal für eine Weile verstärken. Es ist sogar möglich, dass plötzlich an einem anderen Ort im Körper Schmerz auftaucht.

Das Phänomen verstärkten Schmerzes während dieses Prozesses tritt dann auf, wenn der Energiefluss infolge von großem

---

[22] „¡Que dolor sabroso!"

Zustrom an Energie, die sich von Blockaden losgelöst hat und nun mitgeführt wird, plötzlich viel kraftvoller geworden ist und deshalb mit wesentlich größerer Wucht eine andere Energieblockade erschüttert. Je kräftiger der Energiefluss, desto stärker ist der schmerzhafte Aufprall und intensiver und rascher ist die Auflösung der Blockade, was Schmerzfreiheit bedeutet. Nur *eine* Sache kann diese einfach erscheinende Formel unzutreffend machen: Angst vor Schmerz, die im meist unbewussten Versuch, den Schmerz zu verhindern, verursacht, dass ein körperinneres Anhalten den Energiestrom in seiner Bewegung blockiert. Wenn die Angst vor dem Schmerz nicht überwunden werden kann, muss der Prozess für den Augenblick abgebrochen werden. Möglicherweise ist zu einem anderen Zeitpunkt der richtige Moment.

Mit intensiven, langen Ausatmungen durch den Mund bekommt der Energiefluss in seiner Intensität zusätzliche Unterstützung, was die Energieblockaden schneller auflösen lässt. Das bedeutet, dass auch diese, den Heilprozess hilfreichen, tiefen Atmungen oft zuerst noch einmal den Schmerz verstärken oder seine Stelle im Körper verändern können.

Der Energiefluss stößt in seinem Verlauf bei weitem nicht nur an eine, sondern an mehrere Energieblockaden. Gewöhnlich treffe ich bei einer gesunden Person, die das erste Mal zu einer Bio-Kosmo-Energie-Behandlung kommt, auf ca. 80 vorwiegend kleine und ein paar große Blockaden.

„Wandernder" Schmerz in Energiekanälen zu Energieausgängen

Wenn die Kraft des Anstoßens an der Energieblockade diese im Energiekanal in Richtung der Energie-Ausgänge im Körper vorwärts geschoben hat, taucht der Schmerz in der Regel an dieser neuen Körperstelle, an der sich nun die Blockade befindet, auf.

Von China kennen wir den Begriff der *„Meridiane“*, was nichts anderes als „Energiekanal“ bedeutet. Von dort wissen wir über die Anzahl von etwa 1000 Energiekanälen im menschlichen Körper. Die Chinesen haben im Altertum bereits versucht, diese Meridiane bildlich darzustellen. Es kann sehr ernsthaft angenommen werden, dass sie dazu vom vermutlich älteren System Indiens ausgegangen sind[23], in dem Energiekanäle als *„Nadis“* bezeichnet wurden. Entsprechend alter Lehren von Indien gibt es im Körper des Mannes 72 000 Nadis und im Körper der Frau 84 000 Nadis.[24] Aller Wahrscheinlichkeit nach wurde diese Anzahl niemals gezählt. Die Bedeutung dieser Zahlen liegt wohl darin, dass es unzählig viele Energiekanäle im menschlichen Körper gibt.[25] Natürlicherweise hat die Frau mit dem Körperteil, der sie befähigt, einen neuen Menschen in diese Welt zu tragen, mehrere Energiekanäle in ihrem Körper als der Mann.

In diesen Energiekanälen, die das gesamte Körpergewebe, selbst die Knochen, durchziehen, fließt oder blockiert sich also die Energie. Selbstverständlich geschieht auch das „Wandern“ und Auflösen von Energieblockaden – und somit das Schmerzempfinden – in diesen Nadis. Wie bereits beschrieben, führt der Energiefluss durch einen gestarteten Auflösungsprozess von Blockaden vorübergehend mehr Energie mit sich. Auf diese Weise verstärkt, stößt er nun mit größerer Wucht an eine mögliche weitere Energieblockade im selben Energiekanal an einer anderen Körperstelle, wo dann Schmerz gefühlt wird. Diese nun durch neuen Schmerz entdeckte Energieblockade liegt jedoch bereits näher an den Enden oder Energiekanälen, wo Energie – im gesunden Fall beständig – den Körper verlässt. Die generellen Austrittsstellen von Energie im Körper sind an den Enden der vier Extremitäten – den Fußsohlen

---

[23] Der frühere tibetische Arzt von Dalai Lama, Dr. Dhonden, führte in seinem Vortrag in New York im Jahre 1991 an, dass Akupunktur in seinem Ursprung im alten Indien praktiziert worden war. Als der „Gebrauch der goldenen Nadel“ wäre diese Praxis über Tibet nach China gekommen.

[24] siehe B. Bhattacharya: The World of Tantra, S. 42 und Inhalt des Kundalini Yoga-Lehrer Trainings im Yoga-Zentrum Centre Equilibrium, Montreal

[25] Nach meiner mehr als 30-jährigen Praxis der Bio-Kosmo-Energie-Behandlung entdecke ich nach wie vor mir unbekannte Energiekanäle im menschlichen Körper.

und Zehenspitzen, den Handinnenflächen und vor allem den Fingerspitzen –, dem Kronen-Chakra am Scheitelpunkt des Kopfes und dem Kopfhaar.

Zwei Erscheinungsformen von Energie

Energie im menschlichen Körper ist – wie überall im Universum – neutral. Folglich gibt es keine „positive“ oder „negative“ Energie. Lediglich der Zweck für ihre Benutzung kann in die Kategorien von „gut“ oder „schlecht“ eingeordnet werden. Diese Klassifizierungen hängen allerdings von bestehenden Wertvorstellungen und Idealen ab und können dadurch in verschiedenen Gesellschaften der menschlichen Welt unterschiedlich sein.

Energie im menschlichen Körper beruht auf denselben Prinzipien wie im Universum. Dort, wie überall, zeigt Energie zwei Erscheinungsformen:

Ausdehnung/Weitung ←→ Zusammenziehen/Verdichtung

Energetisches Gleichgewicht im gesunden Körper

Der menschliche Körper weist in seiner gesunden Form ein Gleichgewicht zwischen diesen beiden Erscheinungsarten von Energie auf. Sobald diese Energie-Balance gestört ist, ist auch das gesunde Gleichgewicht nicht mehr vorhanden. Im Allgemeinen nehmen wir Menschen in unserer Lebensrealität verhältnismäßig viel Ungleichgewicht zwischen diesen beiden Erscheinungsformen von Energie in unserem Körper in Kauf, ohne jemals auf die Idee zu kommen, von fehlender Gesundheit oder gar von einer Krankheit zu sprechen. Das Ungleichgewicht von Energie-Ausdehnung und Energie-Verdichtung muss in unserem Körper ein großes Ausmaß erreicht haben, damit wir es als „krank“ erkennen.

Meinen langjährigen Beobachtungen zufolge ist dieses von Menschen stark akzeptierte Ungleichgewicht viel mehr von einer Energie-Verdichtung als von einer Energie-Ausdehnung im Körper gekennzeichnet.

Dieser Überhang an verdichteter Energie ist der kausale Grund für die Formung von Energieblockaden im Körper, was meines Erachtens die größte Ursache für die Entstehung von körperlichen Krankheiten ist.

Folglich geht es beim gesunden Energiefluss im menschlichen Körper um dieses Gleichgewicht von Ausdehnung und Zusammenziehen von Energie. Die Ausdehnung von Energie in uns lässt uns Leichtigkeit bis hin zu einem Schweben empfinden. Durch die Ausdehnung von Energie sind wir mit dem Universum verbunden. Doch wenn wir Energie nur in Form von Ausdehnung leben würden, könnten wir nicht in einem Erd-Körper sein. Die Verdichtung von Energie bis zu einem bestimmten Grad ist dazu in gleicher Intensität notwendig, damit wir Körperwesen dieser Erde sein können, die dann den Gesetzen der Schwerkraft unterliegen. Das chinesische Symbol von Yin/Yang hat diese Bedeutung. Somit sind Erde und Universum die maßgeblichen Energiequellen für uns Menschen.

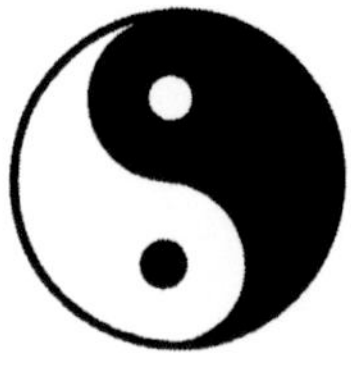

Chinesisches Symbol von Yin/Yang

Körperlicher Schmerz hängt folglich von einer so starken Verdichtung an Energie im Körper ab, die sich in Blockaden[26] angesammelt hat, an die der restlich vorhandene Energiefluss stößt. Schmerz ist infolgedessen ein deutliches Zeichen, dass der Körper einen Überhang an zu viel Erd-Energie hat, von dem er sich durch eine Stimulierung des Energieflusses zusammen mit einem Loslassen von Energie befreien kann.

Wie können Sie sich selbst von Schmerz befreien?

Akzeptanz als notwendige Basis

Zuallererst braucht Schmerz – wie jedes andere Gefühl – Akzeptanz. Nur wenn dem Schmerz erlaubt ist, zu existieren, hat er auch die Möglichkeit, Sie zu verlassen. Vertuschen Sie ihn aus diesem Grunde nicht vor sich selbst. Lassen Sie ihn so laut „schreien", wie er nur kann. Sie wissen ja, irgendein psychisches Gefühl hat irgendwann in Ihrem Leben einen Teil Ihrer frei fließenden Energie, Ihrer freien Lebensenergie, Ihrer Liebesenergie blockiert. Dafür gab es mit Sicherheit einen guten Grund!

Zugleich wissen Sie bereits, dass – wenn der Schmerz nicht gerade durch einen Unfall zustande kam – zumindest ein beträchtlicher Teil Ihrer Energie am Fließen ist und Sie den Schmerz durch den Aufprall dieses „inneren Lebensstromes" an einer Energieblockade zu spüren bekommen. Ihr Körper befindet sich also an dieser Schmerzstelle im wünschenswerten Prozess, das Ungleichgewicht

[26] Jede Krankheit bis hin zu Krebs ist geformt durch Energieblockaden. Wenn sich eine Energieblockade völlig verdichtet hat und von ihr keine Energie mehr aufgenommen werden kann, bricht sie durch neu hinzukommende Energie in einer Implosion/ Explosion in extrem rasches Zellwachstum aus. Die überstürzt schnelle Zellformung gibt einer gesunden Bildung der Zellkerne (= reine Eiweiß-Struktur) keine Zeit. (Fast) jeder menschliche Körper hat immer wieder einmal solche nicht funktionierenden Zellen, die im Normalfall nach einer Weile absterben. Gehen diese Zellen jedoch in einen reproduktiven Prozess über, so sind die neu geformten Zellen die uns bekannten Krebszellen.

zwischen zu starkem Zusammenziehen (= Energieblockade) und zu wenig Ausdehnen von Energie (= zu wenig starker Energiefluss) aufheben zu wollen. Heißen Sie deshalb diesen Schmerz – auch wenn er wehtut – willkommen, denn er ist eine Chance, sich um Ihre heutige und um Ihre zukünftige Gesundheit zu kümmern.

Loslassen von Schmerz durch bewusstes Ausatmen

Schmerz kann im Ausatmen losgelassen werden. Je mehr Sie diese „Methode" anwenden, desto mehr kommen Sie vermutlich ins Staunen darüber, wie rasch der Abbau von schmerzhaften Energieblockaden geschehen kann, wenn Sie für relativ kurze Zeit konzentriert Ihre ganze Aufmerksamkeit in diesen Prozess legen.

Atmen Sie für das Loslassen von Schmerz tief ein. Füllen Sie Ihr Körperzentrum, Ihren Bauch, mit dieser eingeatmeten Lebensenergie stark an. Halten Sie den Atem mit „vollem" Bauch für eine Weile an. Beginnen Sie dann, ganz sachte durch den Mund auszuatmen. In langen und wiederholten Ausatmungen lassen Sie die angestaute Energie von Ihrem Bauchraum zu jenen Körperstellen fließen, wo Sie den Schmerz verspüren.

Für einen Moment kann dort der Schmerz nun sogar intensiver werden. Bleiben Sie jedoch ohne Angst, sondern entwickeln Sie neugieriges Interesse darüber, was sich bei diesem Vorgang abspielen wird. Wiederholen Sie dieses Ausatmen, wenn nötig, sogar oft. Dann werden Sie feststellen, dass der Schmerz sich langsam verringert. Er kann sogar ganz verschwinden, wenn keine akute Entzündung oder neue Unfallverletzung vorhanden ist. Möglicherweise wird Ihnen in diesem Geschehen zugleich bewusst, mit welcher psychischen Gefühlssituation die ursprüngliche Blockierung Ihres Energieflusses zusammenhängt.

Im Verlauf dieser zunehmenden Befreiung der Energieblockade kann plötzlich an einer oder wenigen *anderen* Stellen neuer Schmerz in Ihrem Körper auftreten, während der Schmerz an der ursprünglichen Stelle auffallend nachlässt oder gar Schmerzfreiheit eintritt.

Es ist keine Beunruhigung über die neune Schmerzpunkte angebracht. Erinnern Sie sich daran, dass der gesundmachende Energiefluss in Ihrem Körper jetzt gerade wieder an eine oder mehrere *andere* Energieblockaden stößt und dieser Aufprall den neuen Schmerz erzeugt. Wiederum einen Teil der dort festgesetzten Energie mit sich nehmend, arbeitet sich Ihr Energiefluss bis an die jeweils zutreffenden „Energieausgänge" an Ihren Füßen, Ihren Händen oder dem Scheitelpunkt Ihres Kopfes und Ihre Kopfhaare vor. Dort tritt die überschüssige Energie aus Ihrem Körper.

Ausschütteln schmerzhafter Körperteile

Geht der nachlassende Schmerz in ein Gefühl enormer Schwere und/oder großer Müdigkeit in der Extremität über, in der ursprünglich der Schmerz saß, dann setzen Sie mit der Atmung des Loslassens noch etwas fort. Geben Sie sich im häufig auftretenden Fall großer Müdigkeit auch genügend Schlaf. Gehen Sie dann in das im Folgenden beschriebene Ausschütteln über, was Sie am besten auch in den darauffolgenden Tagen immer wieder einmal machen.

Sie können, um den Effekt des Loslassens von Blockaden zu steigern, während des Ausatmens die Extremität Ihres Körpers ausschütteln, in der sich die schmerzhafte/n Energieblockade/n befindet/n. Seien Sie sich dabei bitte immer bewusst, dass Energie in unserem Körper nicht unabhängig von der Schwerkraft ist und schütteln Sie deshalb Arme und Beine jeweils nach unten hängend aus. Andernfalls kann sich Energie in den Ellbogen oder Knien ansammeln, woraus sich in einem späteren Stadium eine Energieblockade bilden kann. Ein Beugen des Oberkörpers mit nach unten hängendem Kopf erlaubt auch ein wirksames Ausschütteln von Schultern, Nacken und Kopf.

Das Ausschütteln von Extremitäten unter der Dusche, verbunden mit starken Ausatmungen durch den Mund, bringt im Regelfall noch bessere Resultate.

Bauen Sie im Falle des Ausschüttelns eines Beines sicherheitshalber immer die Vorsichtsmaßnahme ein, mit der ganzen *anderen* Körperhälfte seitlich an der Wand angelehnt zu sein, während Sie das Bein schütteln. Somit „muss der Körper nicht fürchten", das Gleichgewicht zu verlieren, was ihm von vornherein auch nicht wirklich erlauben würde, das Bein *völlig frei und ohne jegliche Kontrolle* auszuschütteln.

Felsen als helfende Katalysatoren bei der Schmerzbefreiung

Wie Sie gelesen haben, hängen Energieblockaden mit übermäßiger und verdichteter Erdenergie im Körper zusammen. Felsen wirken im Prozess der Entladung von überschüssiger Energie im Körper wie Katalysatoren. Es kann Sie überraschen, wie schnell Sie von Schwere und sogar Schmerz in den Beinen, Hüften und im unteren Rücken frei sein – zumindest erleichtert sein – können, wenn Sie sich dazu Felsbrocken zu Hilfe nehmen!

Stellen Sie ich dazu – am besten barfuß – auf einen Felsbrocken, der „Sie anspricht" und beginnen Sie dann, sich tiefen Atemzügen mit der inneren Haltung hinzugeben, Ihre angesammelte Energie (= Energie-Schwere) mit Hilfe der Schwerkraft an die Erde abzugeben. Sie wissen ja bereits, dass Energie immer dorthin fließt, wohin sich die innere Wachsamkeit wendet.

Nach der tiefen Einatmung, durch die Sie Energie in Ihrem Bauch angesammelt haben, halten Sie Ihren Atem für eine Weile an. Dann atmen Sie lange aus, während Ihre Aufmerksamkeit darauf gelenkt ist, die Energie vom Bauchraum nach unten fließen zu lassen. Auf seinem Weg passiert Ihr Energiefluss die schmerzhaften Körperstellen, was den Schmerz für eine Weile verstärken kann, und über Ihre Fußsohlen geht er zuletzt in die Erde über. Geben Sie in diesem Prozess gegebenenfalls auch die Schwere des psychischen Hintergrunds, die Ihren Energieblockaden in Ihren Beinen, Hüften, im unteren Rücken oder im Unterleib zugrunde liegt, an die Erde ab.

Wiederholen Sie diese Atemzüge mit Energieabgabe an die Erde so oft, wie es Ihnen nötig erscheint und Sie dafür offen sind.

Befreiung von Schmerzen im unteren Rücken und Nackenbereich

Schmerzen im unteren Bereich des Rückens können Sie in der Kombination der drei bisher genannten Anregungen maßgeblich erleichtern oder gar auflösen:
- durch das Loslassen der angesammelten Energie beim Ausatmen,
- durch ein Ausschütteln der Beine und
- durch die Abgabe von Energie an einen Felsen unter den Füßen (= Austrittsstelle der Energie).

Wenn Sie jedoch in einer Wohnung leben, in welcher der Fußbodenbelag direkt auf Zement oder Beton[27] aufliegt, dann können Sie dauerhafte Schmerzfreiheit im unteren Rückenbereich nur er-

[27] Im Falle, dass zwischen Holzboden und Zement oder Beton ein Luftraum von mindestens 2 cm vorhanden ist, kann die Energie aus den Fußsohlen austreten. Ein Boden dieser Art kommt in Hinsicht auf das Austreten von Energie aus dem Körper nahezu dem Erdboden gleich.

zielen, wenn Sie sich regelmäßig von dort aufgebauten Energieblockaden befreien. Die Ursache dieser fortwährend sich neu aufbauenden, häufig auftretenden Energieblockaden liegt darin: Unnatürlich festgepresstes Bodenmaterial erlaubt das Ausfließen von Energie aus den Enden der 250 bis 300 Energiekanälen an unseren Fußsohlen nicht, an denen natürlicherweise Energie austritt und in die Erde übergeht. Kein Wunder also, dass Rückenschmerzen seit Mitte des letzten Jahrhunderts für die vorwiegend städtische Bevölkerung oft schon wie selbstverständlich zum Leben dazugehören.

Körperbewegungen wie Salsa-Tanzen, viel Gehen, Laufen und Joggen – allerdings am besten nur auf Naturboden – können dem Energiefluss Unterstützung in seiner Bewegung im unteren Rücken und unteren Körperbereich geben.

Bei Blockierungen in den Schultern und im Nackenbereich ist es ratsam, auf anregende Musik mit den Schultern, dem Nacken und dem Kopf in befreienden Bewegungen zu „tanzen“. Keine Sorge, wenn es dabei in den Gelenken und selbst im Hals knackt und kracht, denn dies ist ein deutliches Zeichen davon, dass sich Energieblockaden öffnen.

Neue Einstellung zu Schmerz

Also: Keine Angst vor Schmerz! Er lässt Sie heilen, wenn Sie in ihn „hineingehen“ und ihn dann loslassen. Ein dauerhaftes Hindern durch Schmerzkiller, starke Verdrängung oder Ignoranz führt hingegen leicht zu einer später auftauchenden Krankheit.

Sobald Sie auf diese Weise – bewusstes Ausatmen, Ausschütteln, Bewegen, Ableiten in die Erde – Schmerz loslassen und dieses Loslassen zu einer beständigen inneren Haltung machen, können Sie nur noch sehr schwer einen Krebs formen, denn die in Ihrem Körper vorhandenen Energieblockaden gehen den entgegengesetzten Weg einer Energie-Verdichtung: Sie durchlaufen einen Prozess der Auflösung, der selbstverständlich am wirkungsvollsten ist, wenn Sie sich dabei auch bewusst von psychischen Verletzungen in der Vergangenheit befreien.

Psychischer Schmerz als tiefliegende Ursache körperlichen Schmerzes

Wenn Sie keinen Unfall hatten, dann war psychisch-emotionaler Schmerz der Urgrund der körperlichen Energieblockade gewesen. Da wir in unserem Ursprung eine „Materialisation von Liebe" unabhängig davon sind, ob unsere Eltern bei unserer Zeugung sich darüber bewusst waren oder nicht, ist unsere ursprüngliche Energie eine frei fließende Liebesenergie. Im – für unser Überleben – notwendigen Prozess, uns an die Möglichkeiten und Grenzen unserer Eltern (oder deren Ersatzpersonen) und an die gesellschaftlichen Umstände anzupassen, bekam diese Liebesenergie in uns so manches Mal einen emotionalen Schock. Dies veränderte das Stadium des freien „unbedarften" Energieflusses im Körper und blockierte ihn. Die Stärke der Energieblockade formte sich entsprechend der empfundenen Intensität des gefühlsmäßigen „Schlags".

Ein solcher Schock-Vorgang kann sich bereits im Moment der Zeugung, in den Monaten im Mutterleib oder bei der Geburt ereignen. Er kann in anderen Fällen aus einem kurzzeitigen oder gar traumatischen Erlebnis oder aus einer anhaltenden Gefühlssituation während einer längeren Zeitspanne im Leben kommen. Neben Angst führen Ärger, Wut, Aggression, Frustration, Trauer, Schuld und alle anderen von uns gewöhnlich als „negativ" bezeichneten Gefühle zu blockierenden Abwandlungen des freien Energieflusses, wenn sie nicht verarbeitet und losgelassen, sondern in sich aufbewahrt und sogar ignoriert werden.

Wurde das eigene Liebesgefühl – das positivste Lebensgefühl – über einen langen Zeitraum hinweg enttäuscht, niedergehalten, weggedrängt oder gar von anderen belächelt, dann kann eine große Energieblockade im Herzen entstehen, die sich nicht selten zu einem späteren Zeitpunkt in einem Herzinfarkt Luft macht. Entsprechend statistischer Werte neigen Frauen weniger zu einem Herzinfarkt als Männer. Sie spüren oft lange Zeit, bevor es dazu kommen könnte, Herzrhythmusstörungen oder eine Art Schwere in ihrem Herzen, was sie aufmerksam macht und ihnen die Chance gibt, sich und ihren Herzenszustand näher anzuschauen und wenn als nötig empfunden, Veränderungen in ihrem Leben vorzunehmen.

Um all diese späteren krankhaften Beschwerden mit Ihrem Herzen von vorneherein auszuschalten, fragen Sie sich am besten in Ihrem Alltag immer wieder einmal, wie es um Ihr Liebesempfinden und den Gefühlszustand in Ihrem Herzen steht. Je weniger Ignoranz Sie allen dabei aufkommenden Gefühlsnuancen, die sich vielfach zuerst einmal völlig anders als ein Liebesgefühl präsentieren, gegenüber haben, desto geringer ist das Risiko in Ihrem Leben einen Herzinfarkt oder eine andere schwere Herzkrankheit zu bekommen.

Vermeintlicher Mangel an Energie

Häufig klagen Menschen ausführlich darüber, dass sie keine Energie haben. In etwa 80 % dieser Fälle stelle ich kurioserweise fest, dass diese Personen völlig entgegengesetzt zu ihrer Wahrnehmung unwahrscheinlich viel Energie in ihrem Körper haben! Sie tragen lediglich diesen angesammelten Überschuss an Energie dicht zusammengedrängt in vielfach angestauten Energieblockaden. In diesem statischen Zustand steht die Energie im Körper den Menschen nicht zur Verfügung und wird auch nicht fühlbar. Energie im Körper wird für uns nur spürbar und nutzbar, wenn sie im Fluss ist.

Sie haben demzufolge guten Grund, wohlwollend in Liebe zu sich selbst und in Wertschätzung des Lebens darauf zu achten, dass all die Lebensenergie in Ihrem Körper in Fluss kommt und Ihnen das Fließen dieser Energie erhalten bleibt. In einem gesunden Körper fühlt sich die Energie leicht und fließend an und ist in harmonischer Schwingung. Ein Mensch, der diese Art der Energieschwingung in seinem Körper kennt, für den ist ein anderer Körperzustand nicht mehr wirklich aushaltbar. Ein geringes Gefühl dieser Art macht ihn wachsam und er tut alles, damit sein Körper wieder in diesen harmonischen Zustand kommt.

Wie können Sie vorsorgen, dass sich keine großen Energieblockaden in Ihrem Körper bilden?

Nehmen Sie sich immer wieder Zeit, Ihr Liebesgefühl – gar nicht auf eine Person fixiert, sondern als generell freies Lebensgefühl – wahrzunehmen und alles dafür zu tun, es beizubehalten. Dieses Gefühl – nicht sich in es hinein gedacht, sondern wirklich empfunden – lässt Ihren Energiefluss in Bewegung sein.

Sofern Ihnen dieses Liebesgefühl auf keine Weise (mehr) zugänglich ist, finden Sie am besten den ursächlichen Grund dieser Situation heraus (zum Beispiel, indem Sie die Achtsamkeits-Übungen, insbesondere jene für das Herz S. 73 anwenden). Setzen Sie dann alles daran, dies zu verändern, weil Sie – vom Verständnis um die Lebensenergie im menschlichen Körper – in einer schleichend krankmachenden Situation leben.

Wenn Sie aus irgendeiner Situation im Alltag Gefühlsschmerz oder sog. „negative" Gefühle mit sich herumtragen, belassen Sie es ganz und gar nicht dabei, dieses Gefühl verbergen oder ignorieren zu wollen. Gehen Sie stattdessen in das Stadium, es voll und ganz zu fühlen.

Am besten nehmen Sie sich bald die Zeit, diese Empfindungen selbst zu beleuchten. Wer oder was in Ihrem Umfeld hat durch welches Verhalten oder welche Situation dieses Gefühl in Ihnen hervorgebracht? Was ist das besonders Unangenehme an diesem Gefühl? Gehen Sie diesem Gefühl auf den Grund.

Versuchen Sie, womöglich für die folgende Idee offen zu sein: Wenn es eine Person ist, die Sie durch fragwürdiges Verhalten in Ihrem Alltagsleben verletzt hat, gehen Sie auf diesen Menschen zu – nicht anklagend, weil Sie sich so „die Türe verschließen". Erzählen Sie ihm stattdessen, durch welche seiner Verhaltensweisen Sie sich verletzt gefühlt haben; es kann nämlich durchaus sein, dass er sich seines Tuns gar nicht bewusst ist. Bitten Sie dann diesen Menschen mit freundlichem Respekt, dass er Ihnen schildert, was der Hintergrund seiner Handlung war, die Sie so betroffen gemacht hat. Dies kann Ihre Einschätzung der Situation und somit Ihr Gefühl darüber völlig verändern, oft am allermeisten genau dann, wenn es die Wiederholung eines alten, in der Kindheit geformten Gefühls ist.

Wenn jedoch diese menschliche Offenheit – aus welchen Gründen auch immer – nicht möglich ist, „arbeiten" Sie das Gefühl nach außen, damit es nirgendwo den Energiefluss in Ihrem Körper auf Dauer blockiert. Vielleicht betreiben Sie eine Sportart, in der Sie dieses Ventil finden, rennen in natürlicher Umgebung oder tanzen Sie sich frei usw. Suchen Sie in Achtsamkeit das geeignete Mittel, mit dem Sie sich von diesem Gefühl befreien können.

Selbstverständlich können Sie auch die beiden Mittel – Gespräch und „Heraus-Arbeiten" des Gefühls – zugunsten eines intensiven Loslassens benutzen.

Nehmen Sie sich Zeit für ein tiefes Atmen. Genießen Sie dies, indem Sie sich völlig auf dieses Atmen einlassen. Lassen Sie für Ihre Aufmerksamkeit nichts anderes als Ihren Körper und den Energiefluss in ihm, den Sie vielleicht durch Ihre Atmung vage spüren können, existieren.

Füllen Sie Ihr Zentrum während der Einatmung intensiv an, halten Sie den Atem an und leeren sich dann ganz langsam in einer tiefen Ausatmung. Vergessen Sie alle Worte in Ihrem Kopf. Verweilen Sie hier, wo Sie gerade sind: mittels Ihrer Atmung in Ihrem Körper.

In weiteren Einatmungen nehmen Sie all die Lebensenergie, die in diesem Moment endlos für Sie zur Verfügung steht, in sich auf. Füllen Sie sich jedes Mal erneut damit und bewahren Sie diese neu eingeatmete Lebensenergie eine Zeitlang in Ihrem Bauchraum. Lassen Sie dann diese Lebenskraft von Ihrem Zentrum in einer sehr langen und bedachtsamen Ausatmung durch all Ihre Körpersubstanz hindurch an Ihre Haut fließen, ihre Haut durchdringen und über Ihre Haut hinausgehen.

Wiederholen Sie diese Atmung und lassen Sie die Energie in jeder nachfolgenden, etwas längeren Ausatmung immer weiter über Ihre Haut hinausfließen.

Geben Sie sich dieser Atmung mit einer Offenheit für alles, was dabei geschehen kann, hin.

Wenn Sie diese Art der Atmung und des Loslassens von Energie über Ihre Haut hinaus gut machen können, dann haben Sie das Loslassen gelernt.

In Situationen großer Angst bewirkt diese Atmungsart, dass die Angst abnimmt und ganz verschwindet, je besser Sie sich auf dieses Atmen einlassen und in der Ausatmung über Ihre Haut hinausgehen können. Sie erinnern sich, dass Angst in krassem Gegenteil zu Liebesgefühl die Energie komplett blockiert. Deshalb ist bei Angst diese Atmungsart besonders angebracht, weil sie die Energie wieder nach außen schwingen lässt.

Wie können Sie die innere Achtsamkeit gegenüber Ihren Körpergefühlen besser ausentwickeln?

Wie angeführt kann die Einschätzung, dass Schmerzfreiheit ein Zeichen von Gesundheit sei, ein reiner Fehlschluss sein! So verwundert es auch nicht, dass Menschen oft gleichzeitig im – für Versicherungen gewinnbringenden – Glauben sind, eines Tages plötzlich von einer Krankheit überrascht werden zu können.

Diese Haltung, dass fehlendes Körpergefühl Ausdruck von Gesundheit sei, lässt somit keineswegs frei in die Zukunft gehen. Um dem entgegenzuwirken stehen Ihnen hier im Folgenden die Anleitungen einer Serie an Achtsamkeits-Übungen zur Verfügung, die Ihnen zum einen ermöglichen, verdeckte Schmerzzonen in Ihrem Körper zu entdecken und sich von diesen verborgen gewesenen Schmerzen zu befreien, bevor sich daraus eine körperliche Schwäche oder gar Krankheit formt. Zum anderen können Sie in diesen Erfahrungsbereichen – die in jedem Fall ein aufmerksames Sich-darauf-Einlassen beanspruchen – zu reichhaltig angenehmen Körpergefühlen und zugleich zu intensiven Entdeckungen von sich selbst und dem eigenen Seins-Grund gelangen. Da diese Achtsamkeits-Übungen immer zu einer Erfahrung werden, nenne ich sie bevorzugt einfach auch nur „Erfahrungen“ oder „Erfahrungsbereiche“.

Fühlen des Herzschlags

Geben Sie sich an einem ruhigen Ort erst einmal in aller Gelassenheit einer tiefen Atmung hin.

Lenken Sie nach einer Weile Ihre Wahrnehmung darauf, ob Sie in Ihrem Herzen, Brustkorb oder in irgendeinem anderen Körperteil Ihren Herzschlag spüren können. Oft wird der Herzschlag zuerst wie ein federleichtes Pulsieren, das durch den ganzen Körper oder auch nur durch Körperteile geht, fühlbar. Je mehr Sie mit Ihrer bewussten Aufmerksamkeit dieses Pulsieren verfolgen, desto mehr kommen Sie in ein Stadium, in dem Sie den Herzschlag kräftig spüren können. Geben Sie sich Ihrem ureigenen Herzrhythmus hin. Möglicherweise beginnt ein Teil Ihres Körpers dabei sogar, ganz sachte mit diesem Rhythmus aus Ihrem Inneren mitzuschwingen.

Mit diesem Erlebnisbereich mehr vertraut, können Sie feststellen, dass Ihr Herz bei unterschiedlichen psychischen Gefühlen unterschiedlich schlagen kann, also einen unterschiedlichen Herzrhythmus bekommt. Deshalb kann nur dann von Herzrhythmusstörungen die Rede sein, wenn ein übertrieben häufiger Wechsel in unterschiedliche Rhythmusarten der Fall ist.

Achtsamkeit im Herzen

Gehen Sie an einen stillen Ort und geben Sie sich genug Zeit, um diese Erfahrung mit Ihrem Herzen machen zu können.

Wandern Sie mit all Ihrer Achtsamkeit und mit Hilfe tiefer Atemzüge in Ihr Herz und nehmen Sie wahr, wie sich Ihr Herz anfühlt. (Sie können dabei auch eine Hand auf Ihr Herz legen). Dies kann Schwere, Leichtigkeit, Belastung, Enge, Weite, Dunkelheit, Explosivität etc. etc. sein. Es ist gut, wenn Sie mit lauter Stimme kurz aussprechen, was Sie fühlen. Während Sie Ihr Herz auf diese Weise fühlen, legen Sie Ihr Augenmerk darauf, was Sie zusammen mit diesem Gefühl vor Ihrem inneren Auge *sehen* können: eine oder mehrere Farben, Formen, ein Bild etc. Am besten sprechen Sie dies wieder mit lauter Stimme aus. Gehen Sie nun, während Sie immer noch Ihr Herz spüren, mit all Ihrer Aufmerksamkeit daran, wahrzunehmen, was Sie damit in Zusammenhang *hören* können: ein Geräusch, einen Ton, eine Melodie, ein Lied etc. und benennen Sie Ihre Wahrnehmung laut hörbar in wenigen Worten. Fokussieren Sie sich nun darauf, einen *Geruch* und mit seiner Hilfe einen *Geschmack* wahrzunehmen, während Sie nach wie vor Ihr Herz spüren, und sprechen Sie dies laut aus.

Für diese Erfahrung ist es wichtig, mit großer Aufmerksamkeit bei sich selbst zu sein, um die aktuelle Situation des eigenen Herzens mit den Körpersinnen entdecken zu können. Ihr Kopf wird dabei allzu leicht versuchen, allerlei Ideen darüber zu formen, was Ihre Körpersinne wahrnehmen würden oder wahrnehmen sollten und diese Ihrem Herzen aufstülpen wollen. Folgen Sie in diesem Erfahrungsbereich Ihrem Kopf, dann bleibt Ihnen die wirklich zutreffende Wahrheit Ihres Herzens verborgen!

Es kann vorkommen, dass Sie Ihr Herz durch den Eindruck eines anderen Körpersinnes ganz anders als zu Beginn spüren; es sich zum Beispiel durch ein Bild vor Ihrem inneren Auge plötzlich viel weniger schwer als zuvor anfühlt etc. Es kann auch sein, dass etwa das Auftauchen eines Bild, eines Liedes, eines Geruchs oder Geschmacks Ihnen die Situation oder das Ereignis in Erinnerung ruft, was der Grund ist, warum sich Ihr Herz so anfühlt, wie Sie es zu spüren bekommen haben.

Es kann aber auch erst einmal sehr gut vorkommen, dass mancher oder vielleicht sogar jeder Ihrer vier Körpersinne – Sehen, Hören, Riechen und Schmecken – Ihnen beim gleichzeitigen Fühlen Ihres Herzens keinerlei Wahrnehmung entdecken lassen. Keine Sorge, wenn Sie beim ersten Mal sehr wenig wahrnehmen! Erinnern Sie sich, dass wir Ignoranz gegenüber unserem Körper und unserem Gefühlsleben eingelernt haben und Sie hier die begrabene Fähigkeit einer tiefgehenden Wahrnehmung in sich selbst erst wieder ausfindig machen müssen. Machen Sie dies weder zu harter Arbeit noch zu einem ideenreichen Kopfprodukt!

Lassen Sie sich die tiefgründige Wahrheit Ihres Herzens über einen längeren Zeitraum oder vielleicht sogar während Ihres gesamten Lebens immer wieder einmal ehrlich entdecken.

Zu einem anderen Zeitpunkt in diese Erfahrung gegangen, kann Ihnen Ihr Herz wieder Neues erschließen oder andere – selbst ganz alte – verborgene Gefühlsgeheimnisse und emotionalen Schmerz enträtseln lassen. Dieser Erfahrungsbereich liefert – auf begreifliche Art und Weise – oft gründliche Erkenntnisse über sich selbst und kann deshalb sehr heilsam wirken.

Achtsamkeit im kreativsten aller Organe

Wählen Sie einen Ort, an dem Sie sich ganz wohlfühlen können, um sich auf eine ungewohnt tiefe Erfahrung mit Ihrem sensibelsten Körperteil einzulassen.

Füllen Sie in einer tiefen Einatmung Ihr Körperzentrum mit viel Energie und bewahren Sie diese dort für eine Weile, während Sie Ihren Atem anhalten. Lassen Sie in einer langen Ausatmung die Energie von Ihrem Bauchraum zusammen mit Ihrer Aufmerksamkeit in alle Teile Ihrer Genitalien wandern. Geben Sie sich jetzt „alle Zeit der Welt", Ihr gesamtes Sexualorgan[28] einfach „nur" zu fühlen. Dabei kann natürlicherweise das Gefühl einer Erregung aufkommen; Sie können auch die Einzelheiten dieser intensiven Empfindung wahrnehmen. Sprechen Sie dann mit wenigen Worten laut aus, was Sie fühlen. Danach gehen Sie – wieder mit bewusster Atmung verbunden – gleichzeitig mit diesem achtsamen Fühlen Ihres Sexualorgans dazu über, Ihre Wahrnehmung auf *jenes* schweifen zu lassen, was Sie *sehen* können: Farben, Formen, Bilder, gar nichts etc. Folgen Sie keiner Idee Ihres Kopfes, der Ihnen sagt, was Sie

[28] weiblich: Klitoris, Yoni (= Vagina), Gebärmutter, Eierstöcke und Eileiter; männlich: Lingam (= Penis), Hoden, Prostata und Samenleiter

sehen sollten oder sehen würden! Versuchen Sie vielmehr, *jenes* fassbar zu bekommen, was Sie tatsächlich sehen. Danach sprechen Sie das Gesehene wieder kurz mit lauter Stimme aus. Nach wie vor aufmerksam mit Ihrer Gefühlswahrnehmung in Ihren Genitalien, öffnen Sie sich für das, was Sie damit in Zusammenhang *hören* können und sprechen dies laut hörbar in knappen Worten aus. Lassen Sie sich dann im vollen Fühlen Ihres Sexualorgans einen *Geruch* und zusammen mit ihm einen *Geschmack* herausfinden. Zu guter Letzt sprechen Sie dies ebenso mit lauter Stimme aus.

Dieser Erfahrungsbereich nimmt häufig einen sehr stark heilenden Charakter an, da dabei unverzüglich Energieblockaden im Sexualorgan psychisch und körperlich schmerzhaft ans Licht kommen können. In diesem Fall ist es ratsam, diese Achtsamkeits-Übung öfters zu wiederholen und die oben ausgeführten passenden Empfehlungen für die Schmerzbefreiung damit zu verbinden.

Achtsamkeit im ganzheitlichen Liebesgrund

Begeben Sie sich an einen Ort, an dem es für Sie angenehm ist, sich in Ungestörtheit ganz auf sich selbst einzulassen. Die geeignetste Körperposition hierzu ist die Rückenlage mit etwas geöffneten Beinen.

Legen Sie eine Hand auf Ihr Herz/Herz-Chakra[29], die andere Hand auf Ihr Sexualorgan. Diese äußeren Berührungen sind förderlich, um die innere Verbindung dieser beiden wichtigen Körperteile für Ihren Liebesausdruck besser fühlen zu können. Achten Sie darauf, wie die Position der Hände sich am besten anfühlt und tauschen Sie ihre Plätze gegebenenfalls aus.

Holen Sie in der Einatmung viel Energie in Ihre Körpermitte und halten Sie den Atem an. In einer langen Ausatmung lassen Sie die Energie vom Bauchraum zusammen mit Ihrer Aufmerksamkeit ent-

---

[29] an der Basis des Brustbeins

weder in Ihr Herz oder in Ihr Sexualorgan schwingen. Bleiben Sie mit normalen Atemzügen und Ihrer Achtsamkeit für eine Weile dabei, dieses Organ voll zu fühlen. Nach einiger Zeit atmen Sie wiederum ganz bewusst Energie in Ihr Zentrum. Wandern Sie nun, während Sie ausatmen, mit Ihrer Aufmerksamkeit zur zweiten berührten Körperstelle und fühlen diese mit voller und zugleich behutsamer Intensität.

Atmen Sie nun erneut tief ein und füllen Sie dabei Ihr Körperzentrum wieder mit Energie. Nach einem kurzen Anhalten atmen Sie lange aus und lassen dabei die Energie vom Bauchraum in eines Ihrer berührten Organe fließen. Während einer der nächsten langen Ausatmungen wandern Sie von dort mit Achtsamkeit zur anderen berührten Körperstelle und verbinden somit Ihr Herz mit dem Sexualorgan oder umgekehrt. Lassen Sie sich diese Verbindung spüren bis Sie sich letztlich in ihr ganz zu Hause fühlen. Um dort anzukommen, mag mehrfaches Wiederholen dieser Erfahrung nötig sein.

Auch kann diese Achtsamkeits-Übung – wie die beiden vorangehenden – zu einem stark psychischen Heilen werden. In der Regel lässt dieser Erfahrungsbereich die eigene Ganzheitlichkeit um ein Vielfaches verstärkt fühlen.

Erweiterung des Gehirns

Zweifelsohne sind wir Menschen oft in unserem Kopf „gefangen", um Worte zu formen, Gedanken zu denken, über eine Situation im eigenen Leben nachzudenken und, vor allem, um Vieles dergleichen ständig zu wiederholen.

Unser menschliches Gehirn tut allerdings unendlich viel mehr als das Genannte. Wir sind gewohnt, es als selbstverständlich zu betrachten, dass unser Gehirn uns unseren Körper auf die richtige Art und Weise bewegen und uns während unserer Handlungen im Leben gut funktionieren lässt. Wir scheren uns dabei nicht im

Geringsten darum, wie es unserem Gehirn geht, und wenn eine kleine Gehirnfunktion einen minimalen Fehler aufweist, dann haben wir auch noch die Tendenz, „sauer“ auf unser Gehirn zu sein, das doch – bitte schön! – ordentlich arbeiten soll!

Da die Länge der gesamten Nervenbahnen unseres Erwachsenen-Gehirns einer Strecke von etwa 5,8 Millionen Kilometer gleichkommt, was 145-mal den Umfang der Erde ausmacht, sollten wir bei diesen kolossalen Dimensionen unseres Gehirns wenigstens eine geringe Bereitwilligkeit zeigen, uns ihm gegenüber nicht nur wie ein Fordernder zu verhalten!

Fangen wir also, wenn es um unser Gehirn geht, einmal beim „Banalsten“, was jedes kleinste Kind tut, an: beim Fühlen!
(Bitte tun Sie das Folgende nur im Freien oder in alten Gebäuden, wo Sie sicher sein können, dass keine Stahlbetondecken über Ihrem Kopf sind. Unsere Bau-Materialien sind keineswegs aus einem energetischen Feingespür heraus geschaffen und könnten sich bei dieser Erfahrung hindernd oder im Extremfall gar schädlich auswirken. Da wir noch reichlich wenig über die Wirkung von Energie in unserem menschlichen Körper und dessen Energiefeld wissen, ist Vorsicht ratsam.)

Lassen Sie sich Ihr biologisches Gehirn fühlen.
Wie? ... Sie tun sich schwer dabei?
Gehen wir deshalb den jetzt schon etwas vertrauteren Weg: Atmen Sie sehr tief ein und füllen Sie Ihren Bauchraum mit Energie durch das von Ihren Lungen nach unten bewegte Zwerchfell. Halten Sie mit diesem angefüllten Bauch für eine Weile Ihren Atem an. Lassen Sie nun in einer sehr langen Ausatmung durch den Mund die Energie vom Bauchraum – durch den inneren Kanal Ihrer Wirbelsäule – in Ihr Gehirn wandern. Wenn Sie auf diese Weise mit Ihrer Aufmerksamkeit dort angelangt sind, geben Sie sich erst einmal Zeit und Ruhe, Ihr Gehirn zu fühlen. Werden Sie neugierig, wie sich Ihr Gehirn anfühlt und bleiben Sie dabei völlig ohne jegliche Worte,

denn durch Worte können Sie jetzt außergewöhnlich schnell von der Wahrnehmung Ihres Gehirns abgelenkt sein.

Gehen Sie nun dazu über, dieselbe Art der Atmung mit einer noch viel tieferen Einatmung zu machen: Einatmend füllen Sie Ihre Körpermitte und bewahren diese neu eingeatmete Lebensenergie eine Zeitlang in Ihrem Bauch. Lassen Sie dann diese Energie von Ihrem Zentrum im ersten Teil der sachten, aber deutlich fühlbaren, ganz langen Ausatmung – wieder durch die Wirbelsäule – nach oben in Ihr Gehirn schwingen. Nach wie vor ausatmend, fühlen Sie für einen Moment Ihr Gehirn und legen Sie anschließend Ihre besondere Aufmerksamkeit darauf, in der noch verbleibenden Zeit der langen Ausatmung die Energie über das Gehirn hinausfließen zu lassen.

Geben Sie sich den Freiraum, diese Ausatmungen mehrmals zu wiederholen, und öffnen Sie sich für die Wahrnehmung interessanter Erfahrungen, die dabei möglich sind. (Zum Beispiel können Sie sich auf diese Weise der Energie ständig wiederkehrender, Kreise ziehender automatischer Gedanken in Ihrem Gehirn, die Sie nicht mehr denken wollen, entledigen).

Bei Migräne oder anders gelagertem Kopfschmerz kann diese loslassende Atmungsart sehr hilfreich sein, insbesondere wenn zusätzlich dazu übergegangen wird, die generell notwendigen 2 Liter Flüssigkeit (Wasser, Fruchtsäfte, Früchtetees bzw. Kräutertees) täglich zu trinken. Darüber hinaus bedürfen Getränke mit Koffein- oder Alkoholgehalt generell ihrer doppelten Menge an zusätzlicher Flüssigkeitseinnahme, um dem Körper das Wasser, das ihm diese Getränke entziehen, wieder zu verabreichen.

Wenn sich Ihr Gehirn schwer oder gar sehr schwer anfühlt, legen Sie Ihren Fokus ganz besonders auf das ausatmende Loslassen. Am besten ist es, wenn Sie dann ein Stadium von zunehmend gefühlter Leichtigkeit in Ihrem Gehirn erreichen. Dies ist ratsam, da Schwere eine der beiden maßgeblichen Voraussetzungen für die

Formung von Energieblockaden liefert[30], die später in Krankheit ausarten können

Fühlen der sich bewegenden Kundalini-Schlange

A) Einführend: Bereiten Sie sich dazu im einfachen Lotus-Sitz, im Deutschen auch „Schneider-Sitz“ genannt, oder aufrecht auf einem Stuhl sitzend vor.

Atmen Sie nun mit geschlossenen Augen tief ein und füllen Sie somit Ihr Körperzentrum mit Energie an. Nach einem kurzen Anhalten der Luft, lassen Sie während der Ausatmung die Energie von Ihrem Zentrum an die Basis Ihrer Wirbelsäule fließen und begeben sich so mit Ihrer Aufmerksamkeit in dieses sog. Erd-Chakra oder Wurzel-Chakra. Zusammen mit einem langsam tiefen Atmen verweilen Sie für eine Weile achtsam an dieser Körperstelle, um sie zu spüren.

Zusammen mit einer der nächsten ausgedehnten Einatmungen wandern Sie dann aufmerksam in der Wirbelsäule hoch zum Scheitelpunkt Ihres Kopfes, Ihrem Kronen-Chakra. Von dort lassen Sie in der Ausatmung die Energie – in Ihrer Vorstellung oder konkret für Sie spürbar – austreten.
Wiederholen Sie diese Atmungsart für einige Zeit.

Möglicherweise können Sie schon jetzt einen Anflug der schwingend aufsteigenden Energie in Ihrer Wirbelsäule (= Fließen des Kundalini) empfinden.

Damit können Sie immer wieder Ihren Gesundheitsstand Ihrer Wirbelsäule überprüfen. Wenn Sie dabei zuerst eine Schmerzempfindung haben, lassen Sie sich dadurch nicht abbringen, weiter auf diese Weise zu atmen, damit das Kundalini aufsteigen kann. Wie Sie schon wissen, ist Schmerz fühlbar, wenn der Energiefluss an eine

[30] Die andere große Voraussetzung ist starkes Müdigkeitsgefühl in Körperstellen oder im ganzen Körper, das anhält.

Blockade stößt. Er hilft aber gerade dadurch, eine Energieblockade aufzulösen. Aus diesem Grund setzen Sie am allerbesten bei – während dieser Erfahrung – aufgetretenem Schmerz mit dieser Achtsamkeits-Übung fort.

B) Fortgeschritten und verfeinert: Da Sie nun imstande sind, Empfindungen Ihres Körpers verstärkt wahrnehmen zu können, sind Sie höchstwahrscheinlich auch in der Lage, sich auf die Körperregion des Ausgangspunkts von Kundalini[31] gefühlsmäßig konzentrieren zu können.

Sie können die folgende Körpererfahrung im geraden Sitzen oder im ausgestreckten Liegen machen. Gehen Sie nun mit geschlossenen Augen in ein Stadium innerer Ruhe, um ein erhöhtes Maß an Konzentration zu erreichen. Legen Sie nun mit Hilfe ruhiger Atmung Ihre Aufmerksamkeit auf diesen zentralen Punkt in der Mitte des Perineums/Damms, der „Nodul" genannt wird.

Atmen Sie völlig normal und beginnen Sie, langsam vom Nodul in konzentrischen Kreisen von innen nach außen alle Muskeln des 1. und 2. Chakras zusammenzuziehen – ohne den Schließmuskel Ihres Afters miteinzubeziehen. Tun Sie dies bis Sie in der Wirbelsäule eine Energiebewegung nach oben schwingen fühlen. (Im Extremfall kann sich dabei der ganze Rumpf in Schwingungsbewegungen begeben). Es kann Ihnen sehr gut passieren, dass Sie, bevor Sie diesen Effekt in der Wirbelsäule spüren, eine Veränderung in Ihrem Kopf oder Gehirn wahrnehmen. Das Gesäß sollte im ganzen Prozess nicht mit einbezogen sein, jedoch der Beckenboden zieht sich körperinnerlich auch zusammen.

Im 2. Teil dieser tantrischen Achtsamkeits-Übung entspannen Sie langsam und stufenweise all diese Muskeln, einen nach dem anderen. Sie beginnen dazu am äußeren Randgebiet mit dem Loslassen des

[31] Dieser Ausgangspunkt wird in Indien als *„kanda"* bezeichnet. Er liegt in der Region des sakralen Plexus (= Chakra 1 und Chakra 2 = Erd-Chakra und Sexual-Chakra zusammen).

größten konzentrischen Kreises und beenden mit dem kleinsten Kreis am Nodul, bis die gesamte Region wieder ganz entspannt ist.

Ausgewogenheit von Yin und Yang im Körper

Dieser Erfahrungsbereich ist Ihnen zugänglich, wenn Ihnen der Kundalini-Kanal in Ihrer Wirbelsäule auf die eine oder andere Weise oder durch die vorangehenden beiden Achtsamkeits-Übungen schon etwas vertraut ist.

Setzen Sie sich in gerader Haltung hin, so dass Ihre Wirbelsäule vertikal ist und spüren Sie sie mit voller Aufmerksamkeit. Benutzen Sie dazu eine der beiden Atmungsformen: Bei der Einatmung reisen Sie entweder mit Ihrem Energiefluss in der Wirbelsäule achtsam von unten nach oben oder von oben nach unten, bei der Ausatmung geht die Reise durch Ihre Wirbelsäule in der entgegengesetzten Richtung zurück.

Atmen Sie tief ein, so dass sich Ihr Körperzentrum mit Energie füllt. Halten Sie „mit vollem Bauch" den Atem an. In einer lang ausgedehnten Ausatmung (durch den Mund) lassen Sie zuerst diese Energie in Ihre Wirbelsäule strömen. Dehnen Sie die Energie vom Inneren Ihrer Wirbelsäule in der Fortsetzung der langen Ausatmung zusammen mit Ihrer Aufmerksamkeit gleichmäßig in Ihre beiden Körperhälften aus. Lassen Sie sich beide Seiten[32] gleich intensiv fühlen.

Energie fließt nun in Arme und Beine, und wenn Sie dort Energieblockaden haben, können Sie zuerst einmal Schmerz, Schwere oder Müdigkeit fühlen. Wenn Sie weiterhin auf diese Weise ausatmen – Sie können dazu auch die Arme und Hände nach unten ausschütteln –, verringern sich diese unangenehmen Gefühle oder sie verschwinden sogar völlig.

---

[32] Bei Rechtshändern ist die linke Seite die Yin-Seite oder weibliche Seite, die rechte Seite die Yang-Seite oder männliche Seite. Bei Linkshändern ist es genau umgekehrt. Die Yang-Seite ist jene Seite, die stärker in der Außenwelt handelt.

Sie können dadurch auch zu einem Gefühl der Schwerelosigkeit und der Ausdehnung über Ihren Körperhinaus kommen.

Wie können Sie Schmerz in orgasmisches Gefühl umwandeln?

Dies ist die Frage, die aus dem einführenden Satz in dieses Kapitel selbstverständlich zu seinem Abschluss erscheint. Bei allem inneren Hin und Her, das ich durchlief, um Sie, liebe Leserin und lieber Leser, hier nicht zu enttäuschen, kam ich auf der Suche, wie ich Ihnen dies bereits jetzt klar nahebringen kann, zu dem Rückschluss, dass es ein ungeschickter, vermutlich sogar verwirrender Vorgriff wäre, schon jetzt darüber zu schreiben. Es braucht einen grundlegenden Nährboden oder Unterbau dazu, den ich hoffe, Ihnen in diesem Buch liefern zu können, so dass Sie am Ende des Lesens dieses Buches von selbst an dem Punkt angekommen sind, Bescheid zu wissen, wie Schmerz in orgasmisches Gefühl umgewandelt werden kann.

Frei von Schuld

Eine persönliche Erfahrung
"Die größte Strafe sind die eigenen Schuldgefühle", hörte ich mich im Gespräch zu ein paar jungen Leuten sagen. Bevor ich diesen Satz zu Ende sprechen konnte, wagte ich kaum, meinen eigenen Augen zu trauen: Hinter meinen Gesprächspartnern ging gerade eine mir sehr bekannte und mit mir gleichaltrige Frau vorbei, deren enormer Rundrücken der physische Ausdruck eben dieser Schuldgefühls-Last ist, die sie auf ihren Schultern trägt. Von der beachtlichen Größe ihres einst in ihrem Jugendalter charmanten Körpers ist traurigerweise nichts mehr zu erkennen. Ihre völlig unerwartete Anwesenheit lieferte in diesem Moment eine augenblickliche Bestätigung meiner Aussage.

Schuldgefühl unterstützt von Religionen

In der christlichen wie auch in vielen anderen Religionen wurden und werden immer noch Botschaften verbreitet, die bei gläubigen Menschen – wie bei dieser Frau – vorhandenes Schuldgefühl nachhaltig unterstützen und somit diese Menschen auf Dauer unfrei halten können. Im Rahmen der christlichen Lehren gibt es beispielsweise auch die Schilderung, dass Jesus die Schuld der Menschen auf seine Schultern geladen habe, um sie davon zu entlasten. Allerdings kann sich keiner ehrlich von seiner eigenen Schuld dadurch entlastet fühlen, dass sich ein anderer – wenn auch noch so spezieller – Mensch diese Last aufbürdet. Wie viele dieser Menschen fühlen sich womöglich auch noch in ihrem Unterbewusstsein endlos dafür schuldig, dass Jesus für sie dieses Unheil erleiden „musste"?

Bei so einer fragwürdigen Doppellast von Schuld besteht dann nur selten eine innere Erlaubnis, sich von Schuld zu befreien! Denn selbst der Gedanke an eine Schuldbefreiung kann dann sogar noch zu einem zusätzlichen Schuldgefühl führen. Einem Teufelskreis wie diesem zu entkommen, erfordert ein beachtliches Maß an Stärke!

Doch selbstverständlich ist ein Schuldgefühl nicht nur unter gläubigen Menschen zu finden! Ansonsten wäre es nicht möglich, in unserer Welt unaufhörlich Beobachtungen über Versuche, anderen Schuld zuzuschieben, zu machen.

Eigenverantwortung von Schuld

Ebenso wie niemand einen anderen Menschen glücklich machen kann, kann auch keiner die Schuld für einen – wenn auch sehr nahestehenden und familiären – Mitmenschen tragen. Schuld ist nur eine Haaresbreite von Verantwortlichkeitsgefühl entfernt, was bewirkt, dass diese beiden oft in Redeweisen eigenartig und verwirrend miteinander vermischt und untereinander ausgetauscht werden. Trotz ihrer vielen Parallelen haben sie jedoch eine völlig andersgeartete Grundlage.

Jeder einzelne von uns ist verantwortlich für all seine eigenen Gefühle, Gedanken und Aussagen sowie für jegliches eigene Verhalten und Handeln. Erst durch diese Verantwortlichkeit kann jeder zu sich selbst und seinem Tun stehen. Dann gibt es keine Schuld. Unbewusstes Verhalten, das sich nicht über die Konsequenzen des Tuns bewusst ist, führt in uns oft zu Schuldgefühl, was für uns nur dann eindeutig fühlbar wird, wenn irgendetwas bei einer Handlung oder bei einem Handlungsergebnis offensichtlich „schiefgelaufen“ ist.

Universelle Balance zwischen Geben und Empfangen

Wir bekommen allerdings auf unbestimmt vage Weise zu spüren, wenn wir aus Ignoranz heraus handelnd Unrecht getan oder eine Tat „verbummelt" haben. Selbstverständlich können wir diesem Gespür wiederum ebenso mit Ignoranz begegnen, doch wenn wir nicht total abgestumpft sind, dann kommt in uns ein gesundes Gefühl von Schuld dafür auf, das uns innerlich unruhig macht.

Jeglicher Versuch, die schulderzeugende Angelegenheit vor uns selbst zu vertuschen und/oder zur Eigenentlastung einer anderen Person zuzuschieben, befreit uns nicht. In solch einem Fall können wir dann nur alles Erdenkliche unternehmen, um dieses Gefühl der inneren Ruhelosigkeit ins Unterbewusste zu verdrängen.

Als wirkungsvolles Mittel zur Verdrängung von Schuldgefühl dient zum Beispiel die weitverbreitet angewandte Rechtfertigung vor sich selbst, dass andere Menschen ebenso handeln, weil zum Beispiel „das System" dies erlauben würde. Doch frei macht uns dies gleichfalls nicht.

Für ein Handeln in der menschlichen Welt, fern einem bewussten Empfinden des universell grundgelegten energetischen Gleichgewichts von Geben und Empfangen, wird irgendwann einmal eine letztlich ausgleichende Situation auftauchen, da alles im Universum auf Energiebewegung und beständiger Neuformung von Gleichgewicht beruht. So wie ein Ungleichgewicht von Zusammenziehen und Ausdehnen im Körper eines Menschen über längere Dauer hinweg körperlich krank macht, so führt ein Ungleichgewicht von Energie mit anderen „Zellen des Universums", als was ich bereits oben den Menschen bezeichnet habe, zu Krankheit im menschlichen Miteinander. Die davon betroffenen Mitmenschen werden auf dem Weg der eigenen Heilung zwangsläufig eine Heilung des äußeren Zustands suchen und finden müssen.

Das Fundament unserer Kindheit

Selbstverständlich bringen wir alle das Fundament unserer Kindheit, qjenes, was wir in der ersterfahrenen sozialen Gruppe, gewöhnlich der Familie, eingelernt haben, mit. Wir können dieses individuelle Fundament nicht ungeschehen machen, wir können nur das Schmerzhafte darin loslassen. Hätten wir nicht *dieses* Fundament, so hätten wir ein *anderes*, mit *dessen* Grenzen wir zu tun hätten. Unsere Situation wäre nicht besser, sie wäre lediglich anders. Am besten wandeln wir die hindernden Begrenzungen unserer Lebensbasis aus unserer Kindheit und das dadurch erlebte Leid – wenn nötig mit gekonnter professioneller Unterstützung von außen – in Fähigkeiten um.

Das Fundament der "Selbstlosen"

Eine bemerkenswerte Anzahl an Menschen hat infolge ihres mitgebrachten psychischen Fundaments das Bedürfnis, anderen zu helfen und ihnen das Leben zu vereinfachen, wodurch sich diese Menschen selbst das Leben oft erschweren. Manche Menschen finden sogar den Sinn für ihr Leben nur darin, für andere da zu sein, wobei sie sich selbst zuletzt anstellen.[33]

Teil dieser Art Fundament ist, dass gelernt wurde, nur im „Gut-Sein" gegenüber anderen die Existenzberechtigung als Mensch zu haben. Dieser unbewusst gelebte Kernglaube entwickelte sich in der Herkunftsfamilie (oder deren Ersatz), wenn das Kind darauf bedacht sein musste, von den Eltern als „gut" erlebt zu werden, um von ihnen die grundsätzlich notwendige emotionale Zuwendung zu bekommen. Das extremste Vorkommen dieserart Fundament besteht, wenn dem Kind die Schuld für sein Geboren-worden-Sein aufgebürdet wurde[34], weil es von den Eltern nicht wirklich gewollt war. In extremen Fällen

---

[33] Es gibt dazu bereits seit den 70er Jahren das bemerkenswerte Buch von Wolfgang Schmidbauer: Hilflose Helfer - Über die seelische Problematik der helfenden Berufe, Rowohlt Verlag, 1977, 1992.

[34] Die christliche Lehre der „Erbschuld" mag dazu in den Sinn kommen.

kann dann das daraus entwickelte Grundverhalten des Gut-sein-Müssens eine stark zwanghafte Form annehmen.

Aus der Heilerpraxis

Wenn zu mir Klienten mit dem Fundament dieses psychischen Musters kommen, nenne ich sie offen „an einem Punkt unsozial". Selbstverständlich habe ich ihnen damit erst einmal – „unfreundlich" so scheint es – einen großen Schock verpasst, weil sie sich selbst als „gut" und „sozial" einschätzen und von dieser Einschätzung ihr Selbstwertgefühl abhängt. Ich habe aber dadurch auf wertvolle Weise ihre uneingeschränkte Aufmerksamkeit für das bekommen, was ich ihnen dann als den Grund meiner „schrägen" und „unverschämten" Aussage gebe: Sie würden sich einem *Menschen gegenüber völlig unsozial verhalten. Dieser Mensch seien sie selbst. Dies zu hören, lässt sie aufatmen. Sie würden aber mit diesem Tun der menschlichen Welt keinen Gefallen tun, schockiere ich sie gleich noch einmal. Nämlich irgendwann in ihrem Leben würde der Punkt kommen, an dem sie die klare Antwort auf dieses anhaltende energetische Ungleichgewicht bekommen würden. Möglicherweise würden sie durch ihr ständiges Tun für andere mit ihren Kräften mit herannahendem Alter so sehr am Ende angekommen sein, dass sie selbst Hilfe brauchen würden. Dann könne es gut sein, dass sich andere nicht im Geringsten um sie scheren, nicht zuletzt gerade dadurch, weil diese ja gewohnt sind, dass sie stark wären und alles selbst in die Hand nehmen würden. Sie wären viel besser beraten, wenn sie in liebender Selbstakzeptanz – was nicht mit Egoismus verwechselt werden könne – lebenslang in klarer Verantwortung für sich selbst sorgen würden. Darauf bedacht zu sein, andere und deren Existenz gleichwertig zum eigenen Da-Sein zu akzeptieren und das soziale Leben als einen angemessenen Energie-Austausch zwischen „Ich" und „Du" zu achten, würde niemanden in ein soziales Ungleichgewicht von „stärker und schwächer" und „besser und weniger gut" zwingen.*

Falls Sie sich in der Schilderung dieses Fundaments irgendwie wiederfinden: Sie sind gut, so wie Sie sind! Sie dürfen sich am Leben freuen und dürfen jedes „Muss“, das Sie immer wieder treibt, Dinge für andere zu tun, die Sie vielleicht sogar gar nicht tun wollen, in ein freies „Darf“ umwandeln.

Das Fundament der “königlichen Kinder”

In krassem Gegensatz dazu gibt es eine nicht geringe Anzahl von Menschen, deren Fundament in der Kindheit ein Leben war, in dem sie wie ein Prinz oder eine Prinzessin auf eine komplette Ich-bezogenheit hin trainiert wurden. Als Zentrum der Welt ihrer Eltern hat sich alles um sie und um die Befriedigung ihrer Bedürfnisse und all ihrer Wünsche gedreht, die oft übertrieben weit über die wirklichen Grundbedürfnisse von Leben hinausging. Ohne dass es von den Eltern beabsichtigt war, ist ihnen dadurch das natürlich-universelle Grundgefühl für die im individuellen wie sozialen Leben entscheidende Energie-Balance abhanden gekommen.

In der anerzogenen Aufgabe der natürlich angeborenen Sensibilität für das universelle Gleichgewicht von Geben und Empfangen – was unwillkürlich mit der gesunden Balance zwischen der Verdichtung von Energie bei sich selbst und dem Loslassen von Energie von sich selbst zusammenhängt – kennen sie kein Gefühl von Schuld mehr, ungeachtet dessen, was sie tun und wie sehr andere Menschen davon betroffen sind.

Von einer vermeintlichen Schuldfreiheit durch die Aufgabe der angeborenen Sensibilität für die universell-energetische Balance ist hier gewiss nicht die Rede. Ein Fundament dieser Art hat nichts mit Freiheit zu tun, da tief verborgen eine psychodramatische Abhängigkeit aus Zeiten der Kindheit weitergelebt wird. So, wie als Kind erlebt worden war, bevorzugter „Star“ der Eltern zu sein, so versteht dieser Mensch als Erwachsener oft irrtümlich die ganze Welt der Menschen als Ersatz für diese Eltern. Die dabei häufig eintrainierte Unfähigkeit, Schuld bei unrechtem Handeln und/oder unrechtmäßiger „Energie-Anhäufung bei sich selbst“ empfinden zu können, schließt keinerlei Freiheit von Schuld mit ein.

In unserer menschlichen Alltagswelt sind vielfältige Chancen gegeben, wieder an dieses universell-energetische Gleichgewicht heranzukommen und innerhalb dieser gesunden Balance in der menschlichen Gemeinschaft zu handeln. Fortan Verschlossenheit gegenüber der ursprünglich angeborenen, jedoch abhanden gekommenen Empfindsamkeit, natürlicherweise bei unrechtem Handeln Schuld zu fühlen, beizubehalten, erfordert immenses Verdrängen! Diese Situation kann gegen Ende des Lebens eines solchen Menschen, wenn er diese grundsätzliche natürliche Fähigkeit des Fühlens in seinem Erwachsenenleben nicht wieder entwickelt hat, zu starken Schwierigkeiten führen, wenn es darum geht, ganz alleine – denn kein anderer kann wirklich dabei sein – seine materielle Erd-Existenz aufzugeben.

Wenn Sie hier Ihr persönliches Fundament zu einem Teil geschildert finden, dann haben Sie wahrscheinlich schon manches Mal bemerkt, dass beizeiten Menschen ganz unerwartet von Ihnen Abstand nehmen oder sogar plötzlich gar nichts mehr mit Ihnen zu tun haben wollen. Solche Situationen können Sie vielleicht überhaupt nicht verstehen. Vermutlich haben Sie sich dadurch sogar in Ihrem Inneren sehr verletzt gefühlt. Fassen Sie Mut und fragen Sie bei einem solchen Vorkommnis die betreffende/n Person/en nach dem Grund. Dabei hüten Sie sich am besten davor, anklagend auf diese Person/en zuzugehen, weil dies sicherstellen würde, dass Ihnen keinerlei Offenheit entgegengebracht wird. Wenn Sie sich dieser/n Person/en geöffnet haben, hören Sie sich dann besonders jenes an, was sie Ihnen zu sagen hat/ haben.

Versuchen Sie mit diesem Fundament nicht, einen Automatismus, Ihr Verhalten rasch zu rechtfertigen, auszuentwickeln und beizubehalten. Das Schlimmste, was Sie sich selbst antun können, wäre, sich selbst gar in die Tasche zu lügen. Gehen Sie zur unumgänglichen Basis zurück: dem universal-energetischen Gleichgewicht, dessen Eigenschaft es ist, *alles* Leben in einem beständig balancierenden Zustand von einem Energie-Ausdehnen und einem Energie-Zusammenziehen, von einem Geben und Empfangen zu halten. Ein Ausschluss davon macht krank und ist krank, auch wenn die Betreffenden dies oft nicht wahrnehmen, weil ihnen die Sensibilität dafür in der Kindheit verloren gegangen ist. Mehr materielle Energie verdichtet bei sich anzusammeln, während andere einen Mangel dieser Energie erleiden, macht nicht nur den eigenen Körper, sondern auch das Sozialwesen krank. Bei eingeflochtenen Lügen verschärft sich diese Situation mehr und mehr, was dann leicht zu einem Teufelskreis wird. Lügen müssen dann verschleiert und Worte in ihrer Bedeutung verdreht werden.

Welche materiellen Reichtümer oder weltliche Machtpositionen von einem Menschen mit einem Fundament dieser Art auch erreicht werden: Die ihm gestellte Frage – wie es die herkömmliche Form mancher Indianerstämme Nordamerikas ist, sich bei Heranwachsenden wegen fragwürdigem Verhalten zu erkundigen –, ob er sich mit dem, was er tut oder was er getan hat, glücklich fühlt, kann dann vielleicht von ihm sogar überhaupt nicht einmal verstanden werden.

Ineinander verwickeltes Schuld-Drama

Ich will mich hier nicht damit aufhalten, auszumalen, wie eine Gesellschaft mit diesen zwei entgegengesetzt aufgewachsenen Menschengruppen, eigenartig ineinander verflochten als Altruisten und Super-Egoisten (= „Egotisten"), ein irrsinniges Weltenspiel miteinander betreiben kann. In unserer heutigen Weltgesellschaft erleben wir derart beträchtlich Denkwürdiges, was von weitgehender Umweltzerstörung bis hin zu einem „legalisierten Töten in angestachelten Kriegsspielen" geht. In einigen Teilen der Welt sprechen Menschen diesbezüglich bereits von einem „generellen Energie-Krieg" oder einem „3. Weltkrieg".

Es zeigt uns deutlich, wie sehr es nötig ist, dass menschliches Handlungsbewusstsein zu voller Eigenverantwortung heranreift. Als individueller Mensch im eigenen Leben bei bewusster Selbstverantwortung angekommen, ist unmenschliches und zerstörerisches Verhalten im Leben unmöglich geworden und die Frage nach Schuld oder Mangel an Schuldbewusstsein hinfällig.

Schuld aus früheren Leben

Inwiefern aus sog. Prä-Existenzen oder früheren Lebenszeiten die Energie großer Schuld in das derzeitige Leben mitgebracht sein kann, darauf will ich hier – um den Rahmen dieses Buches nicht zu sprengen – nur mit einer kurzen Aussage eingehen: Gewöhnlich unserem Erinnerungsvermögen völlig unzugänglich, wählt unser Spirit oder unsere Geistseele, in jene Umgebung (Familie und Gesellschaft etc.) hineingeboren zu werden, in der wir die besten Herausforderungen für eine Auflösung alten *Karmas,* das heißt von Problemen früherer Lebenszeiten, haben. Die Situation, wie wir aufwachsen und was die Grenzen und Fähigkeiten unserer Eltern oder deren Ersatzpersonen sind, steht deshalb oft unmittelbar damit in Zusammenhang. Somit gibt uns das in unserer Kindheit geformte Fundament die erweiterte Chance einer Auflösung des *Samsaras*[35], dem Kreislauf der Lebenszeiten hin zu *Dharma*, einem Leben in Mitgefühl, Zufriedenheit und Glücksgefühl auf der Basis universellen Gleichgewichts.

~~~~~~~~~~~~~~~~~~~~~~~~~~~~~~

Wie immer die Situation Ihres Fundaments in seiner Gesamtheit auch gelagert ist: Sie haben vollkommenes Recht zu existieren und

[35] „*Samsara*“ = Kreislauf der verschiedenen Lebenszyklen, die selbstverständlich nicht linear verstanden werden können. Da unser „Energiefeld“ – jene Energie, die unseren menschlichen Körper bewegt – im Moment des Todes nicht beginnt, sich wie eine in sich abgeschlossene „Energie-Kapsel“ durch das Universum zu bewegen, sondern vielmehr sich mit universeller Energie vermengend in die große Energie-Einheit des Alls übergeht, kommt auch in einer neuen Re-Inkarnation wieder eine neue „Energie-Kapsel“ zustande. Die Idee einer „individuellen Seele“ hat hingegen mehr mit Abgrenzung und Ego in der materiellen Welt der Menschen zu tun.
~~~~~~~~~~~~~~~~~~~~~~~~~~~~~~

in Fülle zu leben. Ihr Da-Sein gibt Ihnen dieses selbstverständliche Recht! Wenn es nicht richtig und wichtig wäre, dass Sie da sind, dann wären Sie nicht da!

Sie brauchen nicht perfekt zu sein, um als „gut“ oder „richtig“ wahrgenommen zu werden. Die Maya-Frauen von Zentralamerika drücken dies in der Anfertigung ihrer wunderbar handgearbeiteten Webstücke dadurch aus, dass sie mit aller Bewusstheit einen Fehler hineinarbeiten, um darauf hinzuweisen, dass menschliches Leben nie perfekt ist und perfekt sein kann. Wenn Sie vollkommen sind, dann sind Sie fertig. Dann können Sie sich vom Leben in der menschlichen Welt verabschieden und gehen!

Vielleicht haben Sie mittlerweile in Ihrem Leben festgestellt, dass sich Ihr Da-Sein in jedem Fall viel erfreulicher gestaltet, wenn es in Ihren sozialen Interaktionen keine Verlierer und keine Schuldverteilungs-Kreisläufe gibt, sondern das „Verweben universaler Energie“ im menschlichen Miteinander für alle gleichermaßen gewinnbringend ist. Der Weg dazu fängt zuallererst bei uns selber und unserem verantwortlichen Sein und Tun an.

Wie können wir uns von alter Schuld befreien und Schuldfreiheit beibehalten?

Bewusst die eigenen Körpersignale fühlen

Wir haben am einführenden Beispiel gesehen, dass Schuldgefühle im Körper ihre augenfälligen Spuren hinterlassen.

Je mehr wir uns mit Aufmerksamkeit *in* unserem Körper befinden, desto einfacher ist es, verantwortlich zu handeln, weil wir dadurch in der Lage sind, mit unserem Körper unvergleichlich viel mehr wahrzunehmen (siehe auch das Kapitel *Frei im Körper*, S. 169). In entsprechenden Situationen können wir irgendwo in unserem

Körper oder in der Aura um unseren Körper deutlich bemerken, wenn ein anderer fühlt, dass wir ihm gerade Unrecht getan haben. Wir können auch spüren, ob im anderen der Grund für sein Empfinden, Unrecht erhalten zu haben, aus purem Egoismus[36] und Ego-Zentrismus kommt oder umgekehrt aus einem durch unser Tun verursachtes Verletzen des universellen Gleichgewichts. Diese Körper-Weisheit[37] verbindet uns mit der universellen Energie und ihrer Balance. Ein „wacher" menschlicher Körper spürt die Ausgewogenheit von Energie oder den Mangel dessen sogar sehr stark.

Dieses achtsame Sein in unserem Körper lässt uns dann auf selbstverständliche Art und Weise völlig verantwortlich mit ihm umgehen.[38] Ein dementsprechend bewusster Mensch gibt Essen und Trinken mit Achtsamkeit und Respekt in seinen Körper. Er drückt sein Liebesgefühl durch und mit diesem Körper mit solchen Partnern aus, mit denen innerlich eine weitgehende Übereinstimmung – eine sogenannt gleiche Wellenlänge oder Synergie – erlebt wird, da dies bewusst oder unbewusst zu einem „Verweben" von universeller Energie führt. Ein Kind wird dann bewusst gezeugt. Es wäre für den Rest des eigenen Lebens nicht aushaltbar, die Verantwortung für die Existenz eines ungewollten Kindes zu tragen. Basiert auf dieser generellen Haltung kann nichts mehr getan werden, wozu man/frau nicht voll und ganz stehen kann, sich also Schuld aufgeladen hat.

Natürlich kann in neuen Situationen und in für bislang völlig unbekannten Lebensschritten nicht das gesamte Wissen vorhanden sein, das im Voraus erkennen ließe, inwieweit bei allen Teilschritten verantwortlich gehandelt werden kann. Dies steht aber einer

---

[36] „Purer Egoismus" wird vielerorts „Egotismus" genannt, um den natürlichen Egoismus, der notwendig ist, um die eigene Existenz grundsätzlich zu erhalten, von überzogenem Egoismus, der aus alleiniger Selbstbezogenheit heraus handeln lässt, zu unterscheiden.

[37] Die Weisheit des Körpers stellte im alten Indien als sogenanntes *„Jnana"* einen als wesentlich erlebten Anteil des menschlichen Lebens dar.

[38] Der Körper wurde in Indien ursprünglich als „Tempel des Spirits" geachtet.

Öffnung für Neues und Unbekanntes nicht im Wege! Es bedarf lediglich im Prozess der sich ablaufenden neuen Realität beständiger Aufmerksamkeit über den Verlauf der darin vorkommenden notwendigen Handlungen. Die Körperweisheit spricht auch dann an jenen Punkten deutlich ihre Sprache, wo sich eine ganz feine Linie zwischen dem, was verantwortet werden kann und was nicht mehr verantwortbar ist, befindet.

Den inneren Richter mit dem inneren Zeugen ersetzen

Es mag Ihnen vielleicht allzu bekannt sein, dass in Ihrem Inneren immer oder immer wieder einmal jemand vorhanden ist, der Sie – vielleicht sogar ganz egal, was Sie tun – nicht „gut sein" lässt. Ständig kritisiert er an Ihnen herum und richtenderweise spricht er Sie wegen diesem oder jenem auf harte Weise schuldig.

Gestalten Sie diese innere Situation um, indem Sie diesen Richter durch einen Zeugen ersetzen. Lassen Sie sich von diesem Zeugen ständig begleiten. Mit seiner Fähigkeit, klar zu beobachten, was Sie tun und was geschieht, wird sich Ihr Leben verändern.

Sollte Ihr alter Richter seinen „Job" nicht beenden und Sie nicht verlassen wollen, nehmen Sie ihn mit einer klaren körperlichen Bewegung aus sich selbst heraus und stellen Sie ihn Ihnen gegenüber vor sich hin. Stellen Sie nun diese imaginäre Person ordentlich zur Rede! Wenn dies nicht ausreicht, machen Sie ihm einen Prozess vor einem fiktiven Gericht, wenn möglich auch mit Zeugen. Schreiben Sie gegebenenfalls das Prozessprotokoll dieses persönlich durchlebten Rollenspiels nieder.

Der innere Zeuge kann Ihnen auf Ihrem Lebensweg zu einem angenehmen Berater und wunderbaren Freund werden.

Schuld sich selbst und anderen eingestehen

Unbewusste, rasche Verhaltensweisen passieren uns im Alltag in der sich schnell bewegenden Welt und es kann dabei ohne weiteres einmal vorkommen, dass wir ungut gehandelt haben – und das energetische Gleichgewicht zwischen uns und einer anderen „Zelle" des „universellen Energie-Gesamten" aus eigenem Verschulden etwas aus dem Lot geraten ist. Machen Sie sich aber deshalb auf keinen Fall fertig! Sie wissen ja, dass Sie ein Mensch sind und dass nichts im Leben, auch Sie selbst nicht, vollkommen ist.

Eine *ernsthafte* Entschuldigung bei der betreffenden Person ist ein geeigneter Weg zwischen Erwachsenen, um zusammen wieder ins harmonische Gleichgewicht zu kommen. Wenn der Schaden, den Sie angerichtet haben, erheblich ist, fragen Sie die benachteiligte Person, wie Sie den Schaden am besten beheben könnten, und suchen Sie zusammen einen Weg, die Balance neu zu finden.

Selbstbeobachtung bezüglich Schuld

Gehen Sie nicht automatisch in die Falle, die Schuld anzunehmen, die andere Menschen Ihnen anlasten möchten. Überprüfen Sie sich und die gegebene Situation zuallererst ehrlich[39] dahingehend, ob Sie an diesem Punkt eine Schuld haben. Beleuchten Sie für sich selbst und zugunsten eigener innerer Freiheit, ob Sie diesbezüglich ein eventuell Ihrer Aufmerksamkeit entgangenes, vielleicht – tief versteckt – auch nur geringes Schuldgefühl in sich tragen. Falls Sie fündig wurden, sehen Sie sich mit Bedacht an, wie dieses Schuldgefühl gelagert ist und wie es ursächlich gebildet wurde. Dies kann zu einem guten sozialen Lernen werden! Im sozialen Miteinander kann in einer solchen Situation, in der Ihnen von außen Schuld zugewiesen wurde und Sie sich nicht wirklich völlig schuldfrei fühlen,

[39] Im Grunde genommen ist nur *eine* Art Ehrlichkeit nötig: Die Ehrlichkeit sich selbst gegenüber. Letztlich ist dann aus dem Stehen zu sich selbst vollkommene Ehrlichkeit gegenüber anderen kein Problem.

eine *aufrichtige* Entschuldigung bei der betreffenden Person eine bemerkenswerte Veränderung im menschlichen Umfeld bewirken.

Nachdem Sie auf diese Art – möglicherweise mit großer Hilfestellung Ihres „inneren Zeugen“ – bei sich selbst und dem anderen reinen Tisch gemacht haben, können Sie sich interessehalber die Person genauer ansehen, die Ihnen Schuld zugesprochen hat oder zuweisen wollte. Selbst falls zutrifft, dass Sie *aufrichtig* schuldfrei sind, vermeiden Sie jetzt am besten jegliches Richten und Verurteilen dieser anderen Person. Leben Sie jetzt nicht Ihrerseits die in solchen Situationen leicht aufkommende Tendenz aus, jener Person Schuld dafür zuschieben zu wollen, weil sie Ihnen Schuld aufladen wollte. Mitspieler in einem Schuldkreislauf zu sein, ist ein zermürbender Verschleiß von Energie, die Sie anderweitig viel erfreulicher im Leben nutzen können!

Alternative zum Schuldgefühlskreislauf, die Schuld abbauen lässt

Sich selbst vor Schuldzuweisung zu schützen, geht effektiver und zufriedenstellender, ohne im Umkehrschluss der betreffenden Person Schuld anzulasten! Besser sprechen Sie dieser Person gegenüber Ihre Gefühle, die Sie durch diese Situation empfinden, aus. Sie geben beiden Seiten eine Chance des Lernens in einem gemeinsamen Gespräch, wenn von Ihnen keine Angriffshaltung mitkommt, sondern Ihrem Gesprächsanliegen das Verstehen zugrunde liegt, dass beide Seiten infolge ihrer verschiedenartigen sozialen Fundamente unterschiedliche Erlebnisweisen haben und voneinander abweichende Blickrichtungen mitbringen. In einer derartigen Situation könnte die leiseste Andeutung von einer Angriffshaltung einen Gegenangriff zur Folge haben. Deshalb ist es empfehlenswert, sich und die eigenen Motive eines solchen Gesprächs vorab eingehend zu beleuchten.

Wagen Sie vielleicht sogar ganz anders als im so sehr üblichen Stil von Schuldgefühlskreisläufen zu handeln, indem Sie die erwähnte Methode der nordamerikanischen Indianer, mit der diese in alten Zeiten auf eine unmenschliche oder zerstörerische Verhaltensweise Heranwachsender reagierten, anwenden. Fragen Sie die betreffende Person ohne Überlegenheitsgefühl, ob sie über das, was ihr eigene Verhalten erzielt hat, glücklich ist.

Diese Frage kann oft durch sich daraus ergebende offene Gespräche, die auch von Gefühlsausbrüchen begleitet sein können, „Wunder" an Selbsteinsichten und großen Veränderungen bewirken – auf beiden Seiten. Dies geschieht selbst dann, wenn die extreme Tatsache gegeben ist, dass jemand, oft infolge eines starken inneren Richters, die große innere Not hat, sich von Schuld freimachen zu müssen, und gar nicht bemerkt, dass meistens dadurch „automatisch" versucht wird, anderen Schuld zuzuschieben.

Je subtiler und raffinierter jemand einem anderen Menschen Schuld aufladen will, desto mehr ist dieser Mensch aus seinem Inneren heraus genötigt, sich selbst von Schuld freizusprechen. Das heißt im Klartext, dass hier mit allerhöchster Wahrscheinlichkeit ein stark verdrängtes Schuldgefühl vorhanden ist.

Schuldgefühlskreisläufe in der sozialen und politischen Welt

Schuldkreisläufe, in denen Menschen versuchen, sich auf Kosten anderer von tatsächlich vorhandener, oft aber nicht einmal sich selbst eingestandener Schuld freizumachen, können beständig auf allen Ebenen des Lebens – persönlich, sozial und politisch – beobachtet werden. Auch alle Kriege der aktuellen Welt finden auf der Basis eines soliden Fundaments aus Schuldzuspruch und Schuldgefühlskreisläufen statt.

Schuld und Angst

Wenn wir uns von Schuld befreien wollen, indem wir bewusst einen anderen Menschen an einem Punkt, wo Eigenschuld besteht, für schuldig erklären, dann haben wir guten Grund, Angst zu haben! Angst und Schuld gehen durchaus oft Hand in Hand!

Selbstverständlich gilt dies nicht nur für das Individuum, sondern trifft auch für alle Formen eines menschlichen Gemeinwesens zu. Kollektive Angst und Schuld können ein ungeheuerlich zerstörerisches Ausmaß annehmen.

Frei von Aggression

All die Schuldgefühlskreisläufe, die in unserer menschlichen Welt Runde ziehen, bewirken insbesondere das Aufkommen oder Schüren eines anderen Gefühls, das eine Gruppe an Empfindungen einbezieht, deren Ausdruck im Allgemeinen äußerst wenig Akzeptanz findet: Ärger, Wut oder gar Zorn. Ungeachtet dessen, auf welche Weise diese durchwegs als negativ empfundenen und bewerteten Gefühle erzeugt werden, sie lassen sich generell unter dem Begriff „Aggression" zusammenfassen.

Angesichts unserer derzeitigen Weltlage haben wir sicherlich alle auf die eine oder andere Weise genug Grund für Gefühle der Aggression. Doch wenn wir für unsere Aggression nicht andere Wege finden, als uns gegenseitig noch zu mehr aggressivem und kriegerischem – ob im Kleinen oder im Großen – Verhalten anzuheizen, dann zerstören wir unser gemeinsames Zuhause, diesen Planeten, ganz und gar. Versuche, im Weltall neuen Lebensraum zu finden, machen im Endeffekt keinen Sinn, da wir dort unser rivalisierend kriegerisches Potenzial weiterführen würden.[40]

Es geht also darum, dass wir Wege finden, die uns unsere aggressiven Gefühle konstruktiv für unser Leben und unsere menschliche Welt nutzen lassen. Da wir andere nicht verändern können, ohne über sie Macht auszuüben und dadurch nichts anderes als wieder nur Unfrieden stiften, können wir bei der Veränderung alle nur bei uns selbst und unserem Handeln beginnen.

---

[40] Ich möchte darauf hinweisen, dass die NASA bekanntlich rein militärischen Hintergrund hat.

Schauen wir uns nun das Dilemma von Aggression und die doch gerade auch in ihr liegenden vielfältigen Chancen zur menschlichen Weiterentwicklung – hin zu größerer Freiheit – genauer an.

Aktives Zugehen auf die Welt

Der Begriff Aggression kommt vom Lateinischen *„agredere“,* was „auf die Welt zugehen“ heißt. Diese Bezeichnung wurde ursprünglich völlig neutral verstanden. Im aktuellen weltweiten Sprachgebrauch wird dieser Ausdruck derzeitig nur verkürzt für etwas Negatives, ein zerstörerisches Gefühl oder eine destruktive Handlungsweise benutzt.

Um zu überleben, hat der Mensch auf irgendeine Weise auf die Welt zuzugehen, entweder in direkter Kommunikation mit der Natur oder mit anderen Menschen oder indirekt über Maschinen wie etwa den Computer. Dabei ist unser Fokus im Grunde genommen nicht anders gelagert als beim Tier, wenn es beim Fangen seiner Beute konstruktiv aggressiv ist. Das Ziel seines Tuns ist keineswegs die Vernichtung des erbeuteten Tieres, sondern die Erhaltung des eigenen Körpers. Hat jedoch zum Beispiel ein männlicher Löwe die Leitung des Rudels übernommen und tötet er die Nachkommen seines Vorgängers, so ist dies eine rein destruktive, das Leben zerstörende Aggression.

Das aktive Zugehen auf die Welt geschieht oft auch im Rahmen einer gemeinsamen Handlung eines Sozialverbandes. Zur Veranschaulichung zuerst wieder ein Beispiel vom Reich der Natur: Die Wolfsrudel leben im Normalfall in festen Revieren, die sich minimal, wenn überhaupt jemals mit Revieren benachbarter Rudel überschneiden. Reviergrenzen werden vom Rudel häufig und intensiv mit Harnmarken versehen und darüber hinaus oft mit einem gemeinsamen Heulen des Rudels gekennzeichnet, das in der Regel von den benachbarten Rudeln beantwortet wird. Somit hat die Selbsterhaltung des Rudels nicht im Geringsten mit einem destruktiven Aggressionsausbruch zu tun. Zwischen den Rudeln ist auf diese Weise Friede bewahrt.

Aggressives Zugehen auf die Welt

Die Geschichte der Menschen zeigt, dass die Spezies dieser „leicht verletzbaren Dünnhäuter“ oft für die Erhaltung des eigenen Stammes, der eigenen Rasse oder der eigenen Nation anders als die Wolfsrudel gehandelt hat. Die verschiedenen Völkerstämme der Menschen haben aggressive Angriffe und endloses Blutvergießen ihrer eigenen Art nicht gescheut. Darüber hinaus haben sich viele Sozialverbände dieser – aggressiven – Menschenwesen der „geringeren“ Natur „übergeordnet“ gefühlt und sich aus dieser Haltung heraus erlaubt, diese ohne Ende und ohne weise Voraussicht für die nachkommenden Generationen der eigenen Art auszubeuten.

In unserer heutigen Welt – überbevölkert mit gleichzeitig rasantem Abbau von Arbeitsstellen durch gesteigerten Einsatz von Automaten und Digitaltechnik und mit zugleich einhergehender ungerechtfertigter Bereicherung einer extrem kleinen Minderheit – wird das Überleben für viele Menschen ein immer härterer Kampf. So formt sich global eine soziale Atmosphäre aus, in der das aktive „Auf-die-Welt-Zugehen“ für das Individuum selbst innerhalb des eigenen Sozialverbandes mehr und mehr die Grenze des Friedfertigen überschreitet und negativ erlebte Aggression – oft in Form von ohnmächtiger Wut – zum zunehmend verbreiteten Gefühl vieler Menschen wird.

Aggressionsgefühle als Energieblockaden im Körper

In der Regel können wir diesem Gefühl der Aggression nicht einfach nur Luft machen – denn wo kämen wir denn hin, wenn jeder Mensch ähnlich einem Orang-Utan bei momentan aufgetauchtem Ärger über einen Artgenossen einen Schlagabtausch mit diesem einleiten würde?! Während diese beiden Orang-Utans wenige Minuten nach dem kämpferischen Ausbruch und Schlagabtausch wieder freundlich miteinander umgehen und vielleicht sogar miteinander spielen, sammeln wir Menschen in unserem Inneren ganze Serien dieses negativen Gefühls an. Nach außen, so scheint es, haben wir unsere Gefühle des Ärgers wohl unter Kontrolle.

Der beim Auftreten eines solchen Gefühls zugleich aufwallende hitzige Energiefluss in unserem Körperzentrum wird uns in den allermeisten Fällen nicht einmal bewusst. Wir blockieren diesen sich aufbäumenden Energiefluss und stauen ihn spätestens in unseren Oberarmen[41] an, während ein Orang-Utan ihn beim Schlagabtausch unbewusst nach außen strömen lässt und sich dadurch von ihm befreit.

Bei Energiebehandlungen fühlen sich diese Energieblockaden in den Oberarmen oft schmerzhaft an. Unter den von mir etwa 10 000 behandelten Menschen entdeckte ich nur eine Person, die keine solche Blockade in ihren Oberarmen hatte. Dies war überraschenderweise ich selbst während des Jahres 1984-1985, in dem ich zurückgezogen im Dschungel der mexikanischen Halbinsel Yucatán nahezu ausschließlich ohne menschlichen Kontakt lebte.

Wenn Menschen über eine lange Zeitspanne hinweg mit unterdrücktem Ärger ihre Wege gehen, hat sich der Energiefluss dieser „chronischen Wut" oft auch in Form von harten Energieblockaden im Wadenmuskel von zumindest einem Bein – gewöhnlich dem stärkeren und beim Gehen unbewusst führenden der beiden – festgesetzt.

[41] Dasselbe passiert mit der Energie von Liebesgefühlen, die nicht wirklich Ausdruck in Umarmungen etc. finden können.

Bei vielem Gehen, Rennen oder Joggen auf Zementboden haben sie sich sogar so sehr „festgetreten", dass der Prozess ihrer Auflösung im Regelfall äußerst langwierig und körperlich ziemlich schmerzhaft ist. Ohne das bewusste Loslassen des damit verbundenen alten Ärgers scheint der Versuch, diese Blockade zu lösen, erfolglos zu sein. Häufig ist dieser in den Waden festsitzende Ärger auch mit Energieblockaden im Bauch – insbesondere dem Darm – verbunden. Bedeutung im Kurztext: Der Ärger war also nicht zu verdauen gewesen.

Körperlicher Ausbruch starker Aggression

Eine Ansammlung stark psychisch fundierter Energieblockaden im Körper, die durch anhaltende Wut und fortwährendes Verschlucken von Ärger ihre Formung erfuhren, wirkt entweder zerstörerisch im Körper oder dieses angehäufte Aggressionspotenzial bricht irgendwann in physisch unkontrollierbares und physisch gewalttätiges Verhalten gegenüber anderen Menschen aus.

Gesellschaftlicher Nährboden von Aggression

In einer missachteten Person wächst die Bereitwilligkeit zu zerstören. Je mehr in einer Gesellschaft die Individualität der ihr zugehörigen Menschen missachtet wird – was durch das Leben in Ballungszentren verstärkt gegeben ist –, desto mehr destruktive Aggression wird in der Bevölkerung geschürt.

Je mehr in einer Weltgesellschaft die Andersartigkeit von Menschengruppen missachtet, verachtet und gerichtet wird, desto mehr wächst das destruktive Potenzial in diesen Menschengruppen an.

Wird in der Arbeitswelt den individuell menschlichen Bedürfnissen nach Wertschätzung und Bestätigung, nach Selbstbestimmung und Zugehörigkeit zunehmend mehr mit Entwertung, Entmündigung und Ausgrenzung begegnet – gewöhnlich zugunsten des Profits für wenige –, entwickelt sich ein guter Nährboden für destruktive Aggression.

Unsere aktuelle Weltgesellschaft misst keinen dieser Nährböden von destruktiver Aggression.

Axiome von Lebensenergie

Bereits am Anfang der 80er Jahre wussten manche Heiler in Deutschland, dass mit dem Bau eines zweiten Hauses für *eine* Person häufig bereits der ursächliche Beginn einer Krankheit dieser Person einhergeht. Daran hat sich bis heute nichts geändert – auch wenn die Betroffenen diese physische Begebenheit über lange Zeit nicht wahrnehmen, da sie, wie jeder, eingelernt haben, die wahren Körpergefühle und Körpersignale zu ignorieren. Für sie besteht in der Regel kein Zusammenhang zwischen diesen Ereignissen, da ihre Krankheit erst viele Jahre später zum aktiven Ausbruch kommt.

Die Prinzipien von Lebensenergie kennen einen unmittelbar einleuchtenden, evidenten Grundsatz, der sich am besten mit folgender Frage darstellen lässt: „Unter wie vielen Dächern kann sich ein Mensch zur gleichen Zeit aufhalten?“

Das heißt keineswegs, dass Menschen nicht mehrere Häuser bauen, kaufen, sanieren und wieder verkaufen können, ohne dabei nicht schleichend krank zu werden. Es hängt davon ab, wie sie diese Tätigkeit in das energetisch gesunde Balancieren von Geben und Empfangen einflechten.

Gieriges Bauen, Sanieren und Verkaufen von Wohnraum ist gemäß den Axiomen von Lebensenergie eine Aggression gegen die Energie von Leben, die sich zu guter Letzt zeitlich verschoben gegen sich selbst richtet. Dies lässt nicht frei in die Zukunft gehen, da eines Tages die Rechnung des ungleich geführten Handels bezüglich der Energie von Leben zu begleichen ist, ohne jemals Zahlen dafür präsentiert zu bekommen.

Diese Aussage resultiert aus der einzig möglichen Verstehensweise von den Prinzipien von Lebensenergie, denen wir alle unterliegen. Als individuelle Energiekörper sind wir alle ein Teil der gesamten Energie im Universum (nicht zu vergessen: Die Erde ist Teil des Universums!), was selbstverständlich das Axiom, dass jede menschliche Interaktion ein Energie-Austausch ist und das Gleichgewicht des Gesamten nur stimmt, wenn dieser Austausch auf Gleichwertigkeit und Fairness beruht, mit einschließt.

Austausch von materiellen Gütern und Talenten

Leben ist Energie, die sich bewegt, verwebt und zwischen Lebewesen austauscht. Sobald Energie nicht mehr in Bewegung ist, gibt es Stagnation von Leben. Es wird in diesem Fall von „toter Energie" gesprochen. Wie oben beschrieben lässt Energie im Körper, die stark blockiert ist, den betreffenden Menschen die Empfindung haben, energielos zu sein (siehe S. 68). Um uns angehäufte materielle Energie im Stillstand hingegen ist leblos und dient keinem Leben, während andere Menschen auf diesem Planeten ihres Mangels wegen an Hunger sterben.[42]

[42] Noch immer sterben weltweit jährlich mehr als fünf Millionen Kinder vor Vollendung ihres 5. Lebensjahres an den Folgen von Hunger und Unterernährung. Quelle: UNICEF - Progress for Children: A Report Card on Nutrition, aus http://www.globalincome.org/Deutsch/Fakten.html (Stand Juni 2015)

Es geht also für ein – individuell wie sozial und weltweit – gesundes Leben von uns Menschen, um ein beständiges Teilen und gerechtes Austauschen der erdgebundenen Energie-Mittel und die von uns durch ihren Gebrauch ausentwickelten Talente, die ebenso Teil dieser Energie sind.

Meine Erfahrung als Heilerin von Angehörigen aller sozialen Schichten verschiedenster Länder und Kulturkreise zeigt, dass beides krank macht: ein Leben in materiellem Luxus (mit angehäufter materieller Energie im leblosen Zustand) und ein Leben in materieller Armut. So wie bei den Menschen dieser beiden extremen Lebenssituationen einer Unzufriedenheit über das eigene Leben zu begegnen ist, so ist bei beiden Menschengruppen ebenso Aggression anzutreffen: Jene Menschen, die mit Luxus leben, haben neben der oft komplett unbewusst aggressiven Ausbeutung anderer und der Natur eigenartigerweise nicht selten auch die besonders ausgeprägte Fähigkeit, sich selbst mit Luxusgütern oder gesteigerter Abenteuerlust zu zerstören. Auf der extrem anderen Seite kommen aggressive Handlungen oft nur aus dem Versuch, Überlebensangst zu verringern.

Wenn gegenwärtig die Schere der beiden Extreme zwischen „reich und arm" immer noch weiter auseinandergeht und sich im Bereich zwischen diesen beiden nur relativ wenige Menschen befinden, dann nehmen Krankheit und Aggression in der menschlichen Welt immer noch mehr zu. (Ein vielerorts hörbarer Satz!)

Aggressive Ausbrüche in der Gesellschaft bei fehlendem Gleichgewicht?

Wenn gegenüber vielen Mitgliedern einer Gesellschaft – ob lokal oder weltweit – Ungerechtigkeit überhandnimmt, bricht die dadurch erzeugte Aggression irgendwann einmal aus. So versucht der –

kleine – Teil der Gesellschaft, durch den dieses soziale Ungleichgewicht vorwiegend zustande kommt und erhalten wird, sich auf allen Ebenen abzusichern. Am besten wirksam ist die Absicherungsweise dieser Menschen, wenn sie die sog. legale Ebene zu ihrer Unterstützung gewonnen haben, was ihnen derzeit nahezu weltweit gelungen zu sein scheint.

Nun ist jedoch schon seit langer Zeit auf der Erde der Tatbestand gegeben, dass arme Menschen über keine Energie mehr verfügen, um sich im Sinne von „*agredere*“, einem Zugehen auf die Welt, für ihr Geburtsrecht auf einen fairen Energie-Austausch im Sozialwesen einzusetzen. Ihre Energie reicht spärlich für die Beschäftigung aus, die sie mager überleben lässt. So wird von der armen Bevölkerung Ärger und Wut oft in ein Gefühl der Ohnmacht und Frustration verwandelt. Andere unter ihnen, die irgendwie noch Vorstellungen von einer gerechten menschlichen Welt haben, verwandeln ihre Gefühle der Aggression vorwiegend in Gefühle der Trauer über die Welt der Menschen, was oft über eine Hoffnungslosigkeit ebenfalls zu Frustration führt. Wiederum andere kultivieren ihre Aggression in Form von Sado-Masochismus.

Ärger als großer Lebenswille

In Mexiko, dem Land des vielzitierten Satzes: “Ärgere dich nicht, weil dich das krank macht”, haben die Menschen seit vielen Jahrzehnten überaus großen Ärger hinuntergeschluckt. Ohne jemals wahrzunehmen, dass gerade viele durch das „Schlucken von Ärger“ zu erheblichen Gesundheitsproblemen kamen, haben sie über zahlreiche Generationen hinweg in ihren Ursprungsfamilien das psychische Muster erlernt, sich als schuldig, schlecht und/oder dumm zu fühlen, wenn sie auf irgendeine Weise Ärger fühlten oder gar ausdrücken wollten. Mexiko ist nicht umsonst seit sehr langer Zeit als ein Land extrem politischer Korruption bekannt, wogegen die Bevölkerung nichts unternimmt. Wenn nun neuerdings wieder einmal wenige Mexikaner den Versuch beginnen, sich selbst öffentlich Stimme zu geben, werden sie schnell „aus der Welt geschafft".

Eine persönliche Erfahrung

In einer mexikanischen Großstadt lebte und behandelte ich für einige Monate im Haus einer bekannten Psychologin und Ärztin, die kolumbianischer Herkunft ist. Sie hatte sich einige Zeit zuvor von ihrem mexikanischen Mann getrennt, dem sie sich trotz ihrer wesentlich höheren Ausbildung und ihres unvergleichlich größeren Einkommens fast drei Jahrzehnte lang unterwürfig ergeben hatte.

Die Erwartung von Mexikanern, dass ich selbstverständlich hinnehmen müsste, dass sie zu ihrem Behandlungstermin mit mir wesentlich später als vereinbart kommen, wodurch ich immer wieder wegen anderer Klienten in zeitlichen Stress kam und ich Mahlzeiten nur in wenigen Minuten zu mir nehmen konnte, hatte mich immer wieder einmal verärgert. Als mich deshalb die Kolumbianerin ernsthaft als „menschlich unfähig und spirituell unterentwickelt" hinstellen wollte, nannte ich meinen Ärger „heilig". Dieses Wort hatte die von mir erwünschte Wirkung bei ihr, die für ihre Erleuchtung seit Jahren jeden Morgen um 3 Uhr aufsteht und stundenlang nach einem vorgegebenen System meditiert. Es beendete ihren langen versteckt-subtilen und nun ausgedrückten Versuch, mich „sanft" ans mexikanische System anpassen und in Selbstzweifel bezüglich „meiner zweifelhaften Menschenfreundlichkeit" stürzen zu wollen.

Selbstverständlich hatte ich ihr jetzt lange zu erklären, weshalb dieser Ärger nicht Zeichen meiner menschlichen und spirituellen Unterentwicklung und einer Haltung fehlender Mitmenschlichkeit ist, sondern Ausdruck meines Lebenswillens und Respekt für das Leben und einem fairen menschlichen Miteinander, bei dem es keine Menschen in Opferrollen gibt.

Diese Art Geschichten sind bei weitem nicht nur mexikanische Episoden! Ich rate Ihnen zu beobachten, welche subtile oder offene Reaktionen Sie in Ihrem Umfeld auf einen ausgedrückten Ärger wahrnehmen können. Zugleich empfehle ich Ihnen auch eine Innenschau in Momenten, in denen Sie sich ärgern: Akzeptieren Sie sich selbst voll und ganz, wenn Sie sich ärgern, oder setzen Sie sich gar selbst wegen Ihrem Ärger runter?

Aufgetretener Ärger zeigt auf, dass etwas nicht stimmt!
Er weist auf soziale Ungerechtigkeit und damit auf eine krankmachende Verletzung der Axiome von Lebensenergie hin: Somit ist Ärger ein „heiles", ein durchgängig *gesundes* Gefühl, ein als *positiv* zu bewertendes Gefühl. Er zeigt, dass etwas getan werden muss, etwas verändert werden muss ... ... im individuellen Leben, in der Familie, am Arbeitsplatz, im Produktionswesen und der Konsumwelt oder im Staatswesen, wenn viele Menschen verärgert sind.

Es versteht sich von selbst, dass hier nicht die Rede vom „Ärger" eines Menschen ist, der nur sich selbst und seine Bedürfnisse kennt und im Glauben lebt, dass die Welt der Mitmenschen ihm dementsprechend unhinterfragt zur Verfügung zu stehen habe (siehe auch S. 90).

Natürlicher und unnatürlich aggressiver Tod

Die Natur unseres Planeten Erde kennt den fortwährenden Kreislauf von Leben und Tod. Nehmen wir das Beispiel vom Löwen noch einmal auf: Der Tod eines Tieres, das er erbeutet hat, dient seiner Lebenserhaltung. Eines Tages ernährt sich dann ein Schakal, eine Hyäne, ein Geier oder ein Marabustorch von ihm, wenn er tot ist. Der Mensch ist, um sich selbst zu erhalten, nicht weniger ein Teil von diesem Kreislauf von Leben und Tod.[43] Innerhalb dieses Kreis-

[43] Zwei nennenswerte Punkte hierzu:

laufs wird im gesunden Fall nicht mehr erbeutet, als zum Überleben nötig ist. Aggression im weiteren Sinn hat auch den Tod und insbesondere die Weise, wie wir Menschen damit umgehen, unter die Lupe zu nehmen.

Bei Fragen über Gesundheit und Tod von uns Menschen treffe ich immer wieder einmal auf die irrtümliche Meinung, dass es letzten Endes doch einen Krankheitsgrund geben müsste, um einmal sterben zu können. Das Leben ist ursächlich aber nicht angelegt, dass ein Mensch durch Krankheit stirbt. Wir haben unsere Welt und unsere Lebensweise dahingehend geformt, besser gesagt: verformt.

Eine persönliche Erfahrung

Am Anfang der 90er Jahre kam ich jedes Frühjahr und jeden Herbst für einige Wochen nach New York, wo ich behandelte. Mit Vorliebe mietete ich mir in Brooklyn nächst dem Prospect Park im Haus einer Kunstmalerin ein Zimmer. Eines Tages erzählte sie mir, dass an diesem Morgen ihre 92-jährige Tante, die wie sie italienischen Ursprungs und immer gesund gewesen war, in ihrem eigenen Haus auf sehr schöne Weise tot aufgefunden worden war: mit lächelndem Gesichtsausdruck im Schneidersitz auf dem alten Holzfußboden, eine aufgeschlagene Bibel und schöne Blumen in einer Vase vor ihren Füßen. Die beiden Kerzenleuchter zu ihren Seiten gaben Anzeichen davon, dass Kerzen darin ganz zu Ende gebrannt waren.

- Die tibetische Himmelsbestattung der Toten zeigt diesen Leben-Tod-Kreislauf, in den der Mensch natürlicherweise eingeschlossen ist, noch heute eindeutig auf.
- Der Mensch unseres Zeitalters lässt die Tiere, von deren Fleisch er sich ernährt, erst einmal durch die Art der Tierhaltung ihr ganzes Leben leiden, worin enorm aggressives Verhalten steckt. Der Verzehr des Fleisches, das von diesen Tieren kommt, die – von Angst erfüllt – das dadurch in ihrem Körper stark produzierte Adrenalin in ihrem Fleisch abgelagert haben, lässt folglich die bio-chemische Substanz von Angst – Adrenalin – zu sich nehmen, was wiederum aggressiven Antrieb im eigenen Körper fördert. Ein Teufelskreis an Aggressivität!

Vom ersten Schritt unseres Lebens an gehen wir *einen* Weg auf die geradlinigste Art und Weise: den Weg in Richtung unseres Todes. Das ist unser Lebensschicksal als Lebewesen auf dieser Erde, dem wir uns nicht entziehen können. Darin liegt jedoch partout nichts Negatives: Es ist ja das Ziel unseres Weges auf dieser Erde![44]

Als Energiekörper können wir uns auf dem jahrzehntelangen Lebensweg, um eines Tages an seinem Ende anzukommen, darauf vorbereiten, während des großen Transformationsprozesses des Sterbens in der Lage zu sein, bewusst in die Einheit universeller Energien einzugehen. Darin waren die Yoginis ursprünglich indischen Tantras besonders kundig.[45]

Wenn uns intensive materielle Verflechtung oder starke Emotionen an diese Welt binden, können wir nicht leicht loslassen und nur sehr schwer sterben. Die stärksten Emotionen, die uns das Loslassen besonders schwierig machen, sind Aggression und angestauter Ärger. Sie lassen nicht leicht sterben, denn in ihnen verbirgt sich ein Lebenswille, der stark kämpferischer Art ist. Er kann sich besonders wirksam und letztlich erschöpfend in einem Kriegsspiel austoben, bevor dann selbst in den Tod gegangen wird.

Wie kann Ärger als positive Lebenskraft genutzt werden?

Erst einmal braucht Ihr Ärger Akzeptanz! Wenn der Ärger nicht die Erlaubnis hat, da sein zu dürfen, dann können Sie ihn auch nicht abbauen! Geben Sie also Ihrem Ärger volle Existenzberechtigung! Wenn es keinen Grund für ihn gäbe, dann wäre er nicht da! Auf eine

---

[44] Erweiterte Sichtweisen dazu Simone de Beauvoir in ihrem Roman: Alle Menschen sind sterblich.

[45] siehe B. Bhattacharya: The World of Tantra. Dieses Wissen zieht sich stellenweise durch das ganze Buch, verdichtet sich allerdings von S. 434 an.

gewisse Weise ist er, wie jedes wahre Gefühl, eine Botschaft, die aus dem Spirit, aus Ihrer Geistigkeit kommt.

Stellen Sie sich Ihren Ärger als einen großen Energieberg vor, der von einer negativ-ungesunden Schicht bedeckt ist. Nehmen Sie, als der Meister Ihres Lebens, diese Schicht ab und setzen Sie sie in erreichbarer Distanz im Wissen darüber ab, dass Sie sich zum rechten Zeitpunkt damit noch einmal beschäftigen werden.

Benutzen Sie dann bewusst diesen großen, unbeschichteten und neutralen Berg an Energie in Ihnen, indem Sie eine Arbeit tun, die Sie schon lange deshalb gescheut haben, weil Sie so viel Energieaufwand braucht, z.B. den Garten umgraben, das ganze Haus reinigen etc. Arbeiten Sie diesen vorhandenen Energieberg konstruktiv ab. Nach getaner Arbeit können Sie sich freuen, dass Sie jetzt dieses langerwünschte Resultat endlich erzielt haben.

Zum für Sie rechten Zeitpunkt richten Sie Ihr Augenmerk auf diese einst negative Schicht Ihres nun nicht mehr vorhandenen Energieberges, die Sie in Distanz deponiert haben. Mit Ihrem klaren Blick, der nun nicht mehr durch die riesige – möglicherweise gefährlich-explosive – Energieladung geblendet ist, können Sie jetzt deutlich den Ursprung Ihres Ärgers sehen. Zum Beispiel hatten Sie sich ungerecht oder missbraucht behandelt gefühlt oder waren irgendwie dem Versuch anderer ausgesetzt gewesen, Vorteil für sich selbst auf Ihre Kosten zu erzielen etc. etc.

Diese Art, mit dem eigenen Ärger konstruktiv umzugehen, erlaubt Ihnen im ehrlichen Blick auf diese „einstmalige Schicht Ihres Energieberges" sehr viel über sich selbst und nicht zu Letzt auch über andere und das menschliche Leben schlechthin zu entdecken. Dadurch kommen Sie an den Punkt, Ärger unverkennbar als positives, konstruktiv hilfreiches und lehrreiches Gefühl schätzen zu lernen.

Wie können Verschleierungen von Ärger in das wahre Gefühl zurückgeführt und aufgearbeitet werden?

Sie können sich jedes Mal, wenn Sie Frustration oder Ohnmacht empfinden, die Herkunft dieses Gefühls in Ihrem Inneren genauer ansehen, indem Sie sich fragen, was Sie frustriert hat oder wodurch Sie sich ohnmächtig fühlen. Sehen Sie sich dabei genau an, ob dieses Gefühl nicht im Grunde genommen Wut, Ärger oder gar Zorn verdeckt, denn deren große Energiemenge kann immer konstruktiv genutzt werden, wie sie soeben lesen konnten.

Ein Ohnmachtsgefühl kommt in etwa der Empfindung gleich, die nach der Strapaze eines lang gegangenen Weges am Ende einer Sackgasse aufkommt, wo es keinerlei Weiterkommen ans Ziel gibt. Können Sie den Weg zurückgehen und einen anderen Weg einschlagen, der Sie an Ihrem angepeilten Ziel ankommen lässt? Oder ist Ihre Wut, Ihr Ärger oder Ihr Zorn ausweglos? Wenn es keinerlei Weg ans Ziel gibt, ist Ohnmachtsgefühl zutreffend.

Im Fall von empfundener Trauer ist es empfehlenswert, nach innen zu gehen und zu erfühlen, ob Sie tatsächlich das „warme Gefühl der Trauer“ empfinden oder ob Ihre Trauer nur eine gefällig verhüllende Maske für das viel weniger leicht akzeptierte Gefühl von Aggression ist, weil Sie womöglich nicht wissen, wie Sie dieses energische, kampfbetonte Gefühl gut in sich aushalten können. Vielleicht sind Sie besorgt, dass es nach außen wüten will und Sie dadurch andere Menschen enorm vor den Kopf stoßen, deren Reaktionen Ihnen selbst schaden könnten.

Geben Sie sich bei diesem inneren Nachfragen nicht mit raschen Antworten zufrieden. Wenn in solchem Zusammenhang eine Antwort sehr schnell auftaucht, kann es sehr gut sein, dass Sie damit noch weit vom Kern der Sache entfernt sind. Stellen Sie sich dann eine noch tiefer gehende Frage. Falls Sie Angst verspüren, an diesem Punkt bei sich selbst auf den Grund zu gehen, dann sehen

Sie sich auch diese Angst an. Begegnen Sie sich selbst bei diesem Nachforschen mit einer liebevollen Haltung. Sie wissen ja, dass ein angstvolles Kind einem kritischen oder kontrollierenden Blick nicht standhält, ohne nicht noch ängstlicher zu werden! Das gilt für die meisten Erwachsenen und für den Eigenumgang mit sich selbst als Erwachsener nicht weniger.

Haben Sie Ihr wahres Gefühl der Aggression von besänftigenden oder leblos machenden Verformungen freigelegt, dann kann dieses Gefühl aus Ihrem Bauchraum heraus augenblicklich ziemlich unbeherrscht fühlbar werden. Es kann Ihren Magen treffen und die Nerven in ihm stark reizen. Es kann enormes Unwohlsein auslösen bis Ihnen speiübel wird oder Ihre Kehle austrocknet und zuschnürt. Unregelmäßiger Herzschlag kann Ihnen das Gefühl von innerem Aufruhr geben, während Ihr Herz sich zugleich bleischwer anfühlt oder Sie Atembeschwerden erleben. Oder Ihr Darm drängt ganz überraschend nach einer dramatischen Entleerung. usw.

Keine Angst vor diesen Körperreaktionen! Es ist allemal viel gesünder, diese im Körper angestauten verdrängten Gefühle an die Oberfläche geraten zu lassen und sie im bewussten Ausleben loszulassen! Bewahren Sie dieses Verdrängte weiterhin im Körper, sind Sie der großen Gefahr ausgesetzt, die Energie zukünftiger, ähnlich gelagerter Gefühle noch hinzuzufügen! Das könnte Sie früher oder später böse explodieren lassen, was Ihnen dann die Außenwelt vielleicht nicht mehr nachsehen kann oder will. Das könnte Sie eines Tages auch zu einer einschneidend physischen Krankheit kommen lassen, ein Umstand, dem Sie jetzt nicht nur vorbeugend, sondern auch aus der Tiefe heraus heilend entgegenarbeiten.

Lassen Sie sich deshalb jetzt erst einmal tief ausatmen. Holen Sie sich bei tiefem Einatmen immer wieder neue und frische Lebensenergie in Ihren Körper (wie oben mehrfach beschrieben) und atmen Sie dieses unbeherrschte Aggressionsgefühl, verbunden mit eigenartigen Körpergefühlen, intensiv und vielleicht auch geräuschvoll durch Ihren Mund aus. Da beim psychischen Verarbeiten eines kraftvollen Gefühls der gesamte Verdauungstrakt des Körpers sehr in Mitleidenschaft gezogen wird, ist zu empfehlen, an diesem Tag insbesondere vorsichtig mit dem Konsum von Fetten und Ölen und anderweitig schwerverdaulicher Nahrung zu sein. Helfen Sie ggfs. mit einem warmen Getränk (Kräutertees).

Richten Sie nun Ihren Fokus auf Ihr soeben aufgedecktes wahres Gefühl. Achten Sie seine Ehrlichkeit! Es ist eine klare Darlegung davon, dass etwas nicht stimmt! Sie können dann dazu übergehen, diesen aggressiven Gefühlsstau abzubauen, wie im letzten Abschnitt unter *Wie kann Ärger als positive Lebenskraft hilfreich genutzt werden?* beschrieben ist.

Was können Sie bei Mangel an ausreichendem Selbstwertgefühl als Urgrund Ihres Ärgers tun?

Wenn in Ihnen Ärger über einen anderen Menschen dadurch entstanden ist, dass Sie sich durch dessen Worte verletzt, persönlich angegriffen, respektlos behandelt oder für dumm gehalten fühlen, dann schauen Sie am besten zuallererst bei Ihrem Selbstwertgefühl nach. Wenn Sie nämlich zu sich selbst stehen, dann kann Ihnen ein anderer durch ein dementsprechendes Verhalten nicht wirklich etwas tun, was bei Ihnen einen Ärger dieser Art zur Folge hat. Wenn andere jedoch in einer Reihe von Situationen bewusst Ihr Selbstwertgefühl niedermachen wollen, um einen Vorteil zu erzielen, dann schauen Sie sich dies ganz genau und ehrlich an. Beide, Selbsterkenntnis und Menschenkenntnis, Hand in Hand, sind dann der beste Lebensberater, wenn Rechthaberei durch ein gesundes Selbstwertgefühl ersetzt wurde.

Verfallen Sie nicht dem Irrtum der Annahme, dass Ihr Selbstwertgefühl immer auf demselben Niveau sein würde oder zu sein habe. Ihr Selbstwertgefühl kann beizeiten durch die Aussage oder das Tun einer anderen Person oder auch durch einen eigenen Gedanken plötzlich stärker oder schwächer sein. Wenn Sie auf einmal ein starkes Schwanken Ihres Selbstwertgefühls dahingehend verspüren, dass Sie sich weniger wert fühlen als zuvor, recherchieren Sie nach, was diesen „Fall“ Ihres Selbstwertgefühls bewirkt hat.

Wohlwollende Selbstbeobachtung ist der „Zentralschlüssel“ zu bewusstem und ganzheitlichem Leben. Wenn Sie also gerade soeben einen „Fall“ in Ihrem Selbstwertgefühl durchleben, machen Sie sich dann nicht selbst fertig oder ärgern Sie sich nicht über sich selbst, weil Sie zu dumm für ..., zu unfähig für ..., zu naiv für ... etc. seien!

Vielleicht ist einfach nur der Moment erreicht, bei sich selbst in *einer* Hinsicht etwas zu verändern, etwas, worüber Sie vielleicht schon so manches Mal leise Selbstzweifel gehegt haben. Sie haben die Option, sich zu verändern, auch wenn Sie lange Zeit in einer Sache ganz sicher eine Meinung vertreten oder ein bestimmtes Verhalten für passend erlebt haben. Leben ist gekennzeichnet durch ständige Bewegung und Veränderung, und so kann es sein, dass Sie durch neuere Erfahrungen in Ihrem Leben zu einer anderen Auffassung oder einem abgewandelten Verhalten kommen. Gestehen Sie sich in diesem Zusammenhang auch immer das Recht zu, sich geirrt haben zu können. Schließlich sind Sie ein Mensch und „Irren ist menschlich“!

Wenn Sie allerdings gewohnheitsmäßig mit einem niedrigem Selbstwertgefühl leben, dann ist Ihnen Folgendes zu raten, um Ihren Selbstwert anzuheben:

Praktizieren Sie über einige Wochen oder, wenn nötig, über einige Monate hinweg jeden Abend vor dem Schlafen folgende „Tagesreflektion“:

Beantworten Sie sich die Frage, welche *fünf* Tätigkeiten Sie während des – nun zu Ende gehenden – Tages wirklich gut gemacht haben. Auf der Suche nach diesen *fünf* Handlungen werden Sie feststellen, dass Sie vieles, vielleicht sogar unendlich vieles an diesem Tag mit aller Selbstverständlichkeit in der Tat sehr gut gemacht haben, ohne jemals auf die Idee gekommen zu sein, es sich selbst zugute zu halten oder sich selbst dafür zu danken. Ihr Blick hatte sich vielleicht gerade nur auf eine oder ganz wenige Handlungen, die Ihnen nicht so einwandfrei gut gelungen sind, fixiert und deshalb sind Sie mit sich selbst in Zwist ...

Sollte Ihr Chef einmal an Ihnen etwas auszusetzen haben, sehen Sie sich wie ein neutraler Beobachter seinen Kritikpunkt an: Ist er gerechtfertigt, dann liegt in ihm für Sie eine Lernchance, die Sie – vielleicht sogar dankbar – entgegennehmen können. Wenn Sie bei einer einmaligen Kritik gleich ziemlich aus dem Lot kommen, dann schauen Sie sich zu diesem Zeitpunkt ebenso jenes ehrlich an, was Sie beständig gut machen. Sie haben, wenn Sie wegen *einer* Handlung kritisiert werden, keinen guten Grund, Ihren Selbstwert niedrig anzusetzen.

Wenn ein Chef oder mehrere Chefs Sie und Ihre Handlungsweisen mit Vorliebe kritisieren oder nur stillschweigend dulden, dann rücken Sie im Falle einer erneuten Kritik innerlich zwei Schritte vom Geschehen zurück. Lassen Sie sich aus dieser innerlich vollzogenen Distanz dieses Schauspiel aufmerksam mit den Augen eines Beobachters oder eines Theaterzuschauers betrachten. Ist die Situation real oder wurde hier im Zeitalter der rasch für niedrigere Lohnauszahlungen ausgetauschten Angestellten ein Schauspiel auf die Beine gestellt? Besehen Sie klar Ihre eigenen Fähigkeiten, Möglichkeiten und Grenzen, die Sie – wie jeder Mensch – auf Ihre individuelle Art und Weise haben, und lassen Sie sich selbst darüber urteilen, ob die beteiligten Menschen, auch Sie, am rechten Ort sitzen. Falls Sie die Person sind, die nicht am richtigen Ort sitzt, tun Sie sich selbst den Gefallen, die Konsequenzen zu ziehen und für sich selbst nach dem richtigen Arbeitsplatz zu suchen, damit letztlich auch Ihr Selbstwertgefühl wieder gesunden kann.

Haben Sie sich über sich selbst geärgert, weil Sie einen Fehler oder eine Fehleinschätzung gemacht haben, dann vergegenwärtigen Sie sich am besten wieder einmal, dass im Leben nichts perfekt ist. Gemachte Fehler sind gute Herausforderungen auf unserem Lebensweg, um durch sie zu wissen und daran arbeiten zu können, wie wir sein wollen.

Verschwenden Sie gar nicht mehr Ihre Energie damit, sich selbst nicht gut sein zu lassen und an Ihnen böse herumzukritisieren! Suchen Sie anstelle dessen neugierig die Antworten auf die Frage, was Ihnen an Ihnen nicht oder nur bedingt gefällt, und wie Sie sich an diesem Punkt am liebsten verändern wollen. Vermutlich sind hier ganz konkrete Fragestellungen hilfreich:

- Welches Verhalten und welche Gedankenformen wollen Sie nicht mehr leben?
- Mit welchem Verhalten und welchen Gedankenformen möchten Sie diese am allerliebsten ersetzen?

Am besten vermeiden Sie dabei den Fehler, ein Angleichen an „Ihr" Selbstbild anzustreben, wenn sich dieses stark unter Außeneinflüssen gebildet hat und nach wie vor Steuerungen von außen unterliegt. Revidieren Sie Ihr Selbstbild mit folgenden Hilfsfragen:

- Mit welchem Grundgefühl in meinem Herzen fühle ich mich ehrlicherweise am besten?
- Mit welchen menschlich gelebten Werten stimme ich am meisten überein und möchte ich leben?

- Was ist in verschiedenen wiederkehrenden und maßgeblichen Situationen meines Alltagslebens meine Authentizität?

Sollte Ihnen dabei auffallen, dass Sie dabei immer wieder versuchen, jemand anderem zu gefallen, und Ihr sogenannter Selbstwert offenbar davon abhängig ist, dann machen Sie sich klar, dass Sie nicht auf der Welt sind, um so zu sein, wie andere Sie haben wollen, sondern dazu, so zu leben, wie Sie gerne leben wollen und es für *Sie* richtig und sinnvoll ist. Schließlich sollten Sie am Ende Ihres Lebens darauf zurückschauen und sagen können: „Es hat sich gelohnt! Ich habe das getan und gelebt, was lebenswert war." Nur dann können Sie in Frieden gehen.

Sie haben bereits weiter oben gelesen, dass in einer missachteten Person das Aggressionspotenzial wächst. Dies ist auch bei Menschen der Fall, die sich selbst missachten. Schauen Sie sich also auch genau an, ob Sie andere Menschen mehr achten als sich selbst. Wenn dies der Fall ist, dann „installieren" Sie in Ihrem Inneren fachmännisch eine Art „Verkehrsampel", die immer das rote Licht auftauchen lässt, wenn Sie einen anderen Menschen mehr als sich selbst achten. Schalten Sie dann Ihre installierte Verkehrsampel auf grünes Licht um, das Sie Ihren Weg bewusst in ausgeglichener Selbstachtung und Achtung anderer Menschen weitergehen lässt.

Wie können wir unsere Aggression für den Frieden nutzen?

Im Frühjahr „schlagen die Bäume aus" und „der Salat schießt". Selbst sprachlich wird hier unverhüllt klar, dass Aggression eine starke Lebenskraft ist. Ohne aggressive Kraft kommt kein Küken aus dem Ei und wird kein Mensch auf natürliche Weise – die körperlich und psychisch gesündeste Art – geboren.

Wie wir schon mehrfach betrachtet haben, ist Ärger – mit Ausnahme des Ärgers eines großgewordenen „Königskindes“ (siehe S. 90), das sich nach der Kindheit als „Star“ seiner Eltern nicht verändert hat und die Welt der Mitmenschen als Substitut für seine Eltern benutzen will – ein deutliches Zeichen davon, dass etwas nicht in Ordnung ist. Dies enthält unwillkürlich die Aufforderung, eine Veränderung dessen, was nicht stimmt, vorzunehmen. Sie können sich somit Folgendes für Ihr Leben eindeutig zur Devise machen: „Wenn ich mich ärgere, muss ich an jenen Punkten etwas unternehmen, an denen es nicht stimmt!“

Eigene Bedürfnisse und eigene Wertvorstellungen selbstverantwortlich und mit verstehbarer Kommunikationsweise nach außen zu vertreten und danach zu handeln, dient der Klarheit im menschlichen Miteinander. Aggression – im Sinne von einem friedlichen Auf-die-Welt-Zugehen – bedeutet somit grundsätzlich, neben einem klaren „Ja“ auch ein klares „Nein“ zu sagen und sich dementsprechend zu verhalten. Diese Einsicht zu leben wird für einen Menschen, der Frieden in sich selbst empfindet (siehe S. 201ff.), zur Selbstverständlichkeit.

Es ist so, wie es ist.
Es wird so, wie es wird.
Es bleibt nicht/s so, wie es ist.

Leben ist ständige Bewegung,
ständige Veränderung.

Selbst die Erde,
immer wieder mit unserer Vorstellung von solidem Grund,
bewegt sich ständig und wir uns mit ihr,
während wir uns auf ihr fortbewegen.

FREI zu ...

Gehen wir in die Natur und
lassen wir uns auf unsere eigene Natur ein,
zeigt uns das Leben ganz andere Qualitäten.

Unsere Natur ist Teil der Natur der Erde,
die Erde ist Teil des Universums

und wir sind Teil des „All that is“[46],
wie die Indianer Nord-Amerikas
das nicht voneinander trennbare Lebensgesamte nennen.

[46] „All that is“ = „Alles, was ist“

Frei wie ein Baum

Gut verwurzelt in der Erde, sich aufrecht der Sonne entgegenstreckend, immer wieder aus dem Stillstand gebracht durch die vom Wind bewegte Luft ...

Einfach sein ... ... und sich dem Sein hingeben.

Verwurzeln Sie sich mit der Erde unter Ihren Füßen, nehmen Sie wie der Baum Energie von der Erde auf. Lassen Sie sich diese solide Sicherheit unter Ihnen fühlen, auch wenn Sie sich mit der Erde ständig um die Sonne mitdrehen.[47] Dieser Grund und Boden ist die materielle Basis für unser menschliches Leben.

Ihre Wirbelsäule ist wie ein Baumstamm, in dem ständiger Lebensstrom fließt und den, wenn er gesund ist, nichts umstoßen kann. Aufrecht der Schwerkraft entgegenstrebend balanciert dieser Baumstamm seinen materiellen Körper zwischen oben und unten. Der Baum hat nicht nur seinen Wurzelballen in der Erde, sondern auch einen ausladenden „Wurzelballen“, den er dem freien Raum des Universums entgegenstreckt, seine „Krone“.

Energie-Aufladung durch die Erde und das Universum

Nimmt ein Mensch – ähnlich eines Baumes – mit selbstverständlicher, innerer Haltung fortwährend Energie von der Erde und vom

[47] Die Erde dreht sich auch mit einer Geschwindigkeit von 1667 km/h um ihre eigene Achse. Diese Rotation der Erde um sich selbst verlangsamt sich jährlich um 0,02 Millisekunden. Im Zeitalter der Dinosaurier war ein Tag nur 22 Stunden lang (siehe Untersuchungen der TU München in der geodätischen Fundamentalstation in Wettzell im Bayerischen Wald, http://www.fs.wettzell.de).

Universum auf, so kann er unentwegt Energie abgeben, ohne jemals einen Mangel an Energie zu verspüren. Er hat nicht zu befürchten, dass andere Menschen ihm viel Energie entziehen und diese „Energie-Sauger“ ihn vielleicht sogar aufzehren würden. Durch seine beständige natürliche Aufladung mit Energie von der Erde und dem Universum ist er imstande, unaufhörlich Energie von sich nach außen strömen zu lassen. Folglich können andere Menschen ihm keine Energie rauben!

Dieser Mensch strahlt Energie aus, und andere Menschen können von ihm „alle Energie der Welt“ entgegennehmen. Wenn diese ihrerseits zu viel Energie in sich aufnehmen und bei sich konzentrieren, sodass sie dadurch vielleicht sogar Energieblockaden formen, so liegt das in ihrer Verantwortlichkeit. Der beständig nach außen „strahlende“ Mensch ist durch seine Verbindung mit den beiden „Energiepolen Erde und Universum“ mit der für seinen Organismus gesunden Energie-Quantität ausgestattet. Sollte es ausnahmsweise einmal vorkommen, dass er ein klein wenig zu viel oder zu wenig Energie – in Form von sich formenden Energieblockaden bzw. von Schlappheit – in seinem Körper verspürt, so empfindet er dieses Ungleichgewicht sehr schnell. In diesem Fall lässt er entweder für einen Moment Energie verstärkt nach außen strömen oder er lädt sich kurzzeitig etwas intensiver mit Energie auf. Bei etwas zu wenig Energie kann ihm möglicherweise auch auffallen, dass er, etwa bei erhöhtem Alter oder intensivem Arbeitseinsatz, nur etwas mehr Ruhephasen bzw. Schlaf braucht – und handelt dementsprechend.

Gehen Sie zu einem ausgewählten Baum, von dem Sie sich angezogen oder vielleicht sogar „eingeladen“ fühlen. Lassen Sie sich von ihm zeigen, wie er die Wurzeln tief und sicher in der Erde hat und zugleich kraftvoll zum Himmel strebt, indem Sie sich mit Ihrem Rücken an seinen Stamm anlehnen und sich Ihrem Atem und dem, was Sie fühlen, hingeben.

In seinem Stamm zieht der Baum Wasser und Energie von der Erde hoch, andernfalls würde seine Krone absterben. Somit ist der aufsteigende Fluss des *Kundalini*, den viele Menschen erspüren wollen, für den Baum eine vertraute Sache.

Die Aufladung mit Energie vom „Energiepol Universum" nennt der ursprüngliche Tantriker Indiens den „kosmischen Koitus". Für ihn ist diese natürliche und selbstverständliche Verbindung mit dem Universum maßgeblicher, oft sogar tonangebender Teil seiner Authentizität. Je mehr sich ein Mensch von universeller Energie penetrieren und durchfluten lässt, desto mehr wird er sich bewusst, warum und wozu er als Mensch existiert. Am Beginn des damit unweigerlich in Verbindung stehenden Prozesses, das danach ausgerichtete Seins-Stadium zu erlangen, nimmt er zuerst nur Spuren oder Bruchstücke dessen in Form von Visionen oder Vorahnungen wahr. Doch im Laufe der Zeit wird der Inhalt dieser Ahnungen zunehmend von – oft völlig unerwartet – auftretenden Situationen im täglichen Leben verdichtet. Dies führt letzten Endes dazu, dass diese Ahnungen eines Tages zu einem klaren Wissen ausgereift sind, was keine andere als die authentische Lebensweise mehr möglich sein lässt. Diese Art von Leben verleiht uns Menschen das stärkste Gefühl von Freiheit.

Transformation zerstörerischer Energie

Sollte es vorkommen, dass das menschlich-soziale Umfeld, in dem Sie sich befinden, „vergiftet" worden ist, können Sie die transformierende Fähigkeit des Baumes anwenden: Wandeln Sie die Negativität, die sich um Sie herum entwickelt hat, in Positives oder Hilfreiches für das menschliche Leben um, so wie der Baum mit Hilfe von Sonne (= Energie des Universums) und Wasser (= Energie der Erde) das „Klimagift" Kohlenstoffdioxid[48] direkt in den

[48] Eine Kohlenstoff-Konzentration von 8 % oder mehr kann nach 30 bis 60 Minuten zum Tode führen.

lebenserhaltenden Sauerstoff und in Energie (Traubenzucker) umwandelt.

Sie wissen ja, dass der Baum bei diesem Umwandlungsprozess des Kohlendioxids in Sauerstoff sogar wächst und grünt. Lassen Sie sich wie der Baum durch die Negativität in Ihrem Umfeld wachsen und gedeihen, während Sie sie umwandeln. Sie kommen in diesem Wachstumsprozess durch die „dunklen Tiefen der Menschheit“ zu einem anderen, einem höheren Bewusstsein, was Sie das Leben noch viel intensiver und sinnvoller erfahren lässt.

Wir haben also guten Grund, unsere Energie nicht im Klagen über die sozial vergifteten Zustände zu verschwenden!

Wiederholte Stadien an Reifephasen

Wir wissen aus jährlicher Erfahrung des Lebens in unseren Breitengraden, dass der Baum jedes Mal, wenn er ein neues Reifestadium erreicht hat, wieder seine welken Blätter[49] abwirft und sich dann nach innen kehrt. Wir können, dem Baum ähnlich, immer wieder Altes von uns abwerfen. Anschließend können wir – wie der Baum – eine Phase der Introvertiertheit leben, in der neue Keimlinge in uns reifen, die dann im „nächsten Frühling des eigenen Lebens“ austreiben.

Selbstverantwortung und Authentizität

Falls es in Ihrer menschlichen Umwelt üblich sein sollte, sich stark anzupassen: Lassen Sie den Baum, der Sie sind, nicht künst-

[49] Im Falle von Nadelbäumen: Sie werfen in unseren Breitengraden ihre Nadeln alle 10 Jahre ab, mit Ausnahme der jährlich kahl werdenden Lärche.

lich von Menschen beschneiden oder verfallen Sie gar dem Glauben, eine Beschneidung selbst vornehmen zu müssen, um vermeintlich besser dazu zu passen! Lassen Sie es schon gleich gar nicht zu, durch eine Beschneidung Ihres Selbst eine komplett andere Gestalt anzunehmen, wie etwa Baumkronen in manchen Ländern von Menschen unnatürlich in die Form eines Vogels, einer Kugel, eines Körbchens etc. geschnitten werden.

Erlauben Sie noch weniger ein Fällen Ihres Lebensbaumes, weil dann Ihre Authentizität nur noch wie ein Baumstumpf dasteht, völlig unbeweglich und verstümmelt. Nichts ist trauriger als ein abgeholzter Wald oder eine Gesellschaft von Menschen, die wie ein abgeholzter Wald existiert!

Soziales Mitgefühl ohne Belastung gelebt

Wenn Sie ein starker Baum sind, dann sind Sie vielleicht manches Mal für eine Weile eine gute Lehne für die Rast eines müden Wanderers des Lebens, der sich in Ihrem Schatten ausruht. Erlauben Sie ihm, dort zu ruhen und in seiner eigenen Verantwortung zu sein. Lassen Sie sich selbst und ihn einfach sein – jeden in seiner Andersartigkeit.

Sie müssen dazu lange nicht so stark sein wie eine alte Dorfeiche und Dorflinde der alten Germanen oder wie der mehr als 2000 Jahre alte Baum mit seinem mehr als 1000 Jahre alten Kind an seiner Seite in der kleinen Ortschaft *El Tule* im südmexikanischen Staat Oaxaca, um dessen legendenreichen Baumstamm sich mindestens 30 Menschen die Hände reichen müssen, um einen Kreis um ihn herum schließen zu können!

Sich in Schwingungen versetzen lassen

Bäume und alle anderen Pflanzen reagieren auf Schwingungen. Besonders gut sprechen sie auf Schwingungen an, die von harmonischen Tönen kommen.

So wie die Bäume im Wind schwingen, können Sie sich für wohltuende Schwingungen von außen öffnen. Sie können mit ihnen mitschwingen, während Sie die Schwingungen in Ihrem Inneren, die mit Ihrem Herzrhythmus zusammenhängen, wahrnehmen. Dabei werden Sie feststellen, dass Sie sich am besten fühlen, wenn beide Arten von Schwingungen, die von außen kommenden und die inneren, harmonisieren. Folglich suchen Sie sich am besten jene menschlichen Kontakte, mit denen Ihre inneren Schwingungen in Einklang sind, und kultivieren Sie sie.

Wenn Sie zu manchen Zeiten mit Ihrem Inneren nicht schwingen können, also gerade einmal in Ihnen keine Harmonie besteht, die Sie schwingen lässt, dann schauen Sie sich den Anlass an, der Sie aus dem inneren Lot gebracht hat. Oft geht es dabei um etwas, was Sie in Ihrem Ego verletzt hat.

Am besten leben Sie – wie ein Baum – frei von Ego. Je mehr Sie sich damit beschäftigen, ehrlich mit Ihrem Inneren mitzuschwingen, desto mehr lernen Sie, sich selbst und Ihr – weit über das Ego hinausgehendes – Selbst erkennen und verstehen zu können. Benutzen Sie Ihr Ego dann nur optional in jenen Situationen, wenn Sie notwendigen Schutz in der Außenwelt brauchen.

Kommunikation über Schwingungen

Bäume sind miteinander über Schwingungen in Kommunikation. Auf welche Art und Weise Bäume und Pflanzen Schwingungen wahrnehmen, ist uns Menschen allerdings ein Rätsel, weil sie abweichend von uns Menschen über kein Nervensystem verfügen, mittels dessen wir Schwingungen erfassen. Wir wissen also nicht, auf welche Weise Bäume die Schwingungen von Musik, Menschen etc. wahrnehmen, weil sie ein Wahrnehmungssystem haben, das uns Menschen vollkommen unzugänglich ist.

Aus der Heilerpraxis

Es war an der Küste der Karibischen See, wo ich begann, die ersten Menschen zu behandeln und mich von dieser Tätigkeit zu ernähren. Da ich in einer sehr kleinen Hütte lebte, suchte ich jeweils zusammen mit dem Klienten, der mich aufgesucht hatte, einen für beide angenehmen Ort in der natürlichen Umgebung, wo wir uns für die Behandlung auf einem großen Tuch oder auf einer Matte auf dem Erdboden niederließen.

Eines Tages kam ein junger Mann, der wegen andauernder körperlicher Kraftlosigkeit das Interesse am Leben verloren hatte. Er habe von einer anderen Person gehört, was ich tun würde, und käme, weil er seinen Zustand „wirklich satt" habe. Er wolle endlich wissen, ob er eine physische Krankheit habe und wünschte seinen „Energie-Level" angehoben, um endlich wieder leben zu können, teilte er mir einleitend mit.

Zu Beginn der Behandlung nahm ich – gefördert durch seine Bauchlage auf dem Erdboden – durch sein Hara[50] *die Energie der Erde zu Hilfe, um ihn wieder mit seiner ursprünglichen Energie in seinem Nabel in Berührung zu bringen. Durch sein angeleitetes Atmen und meine damit zusammenwirkenden Berührungen seines Körpers entwickelte sich nach einiger Zeit ein kräftiger Energiefluss im Körper dieses Mannes, was bewirkte, dass von ihm Energie ausschwingen konnte. Auf diese Weise war wieder ein Energiefeld um seinen Körper entstanden und bald hatte er ein Gefühl von Kraft in seinem Körper. Die Behandlung hatte keine physische Krankheit*

[50] das sog. Erd-Zentrum im Körper des Menschen, das sich etwa 3 cm unterhalb des Nabels befindet.

feststellen lassen und so zog er kurze Zeit später guter Dinge seines Weges.

Am nächsten Morgen kam ich bei einem Spaziergang an jenem Baum vorbei, in dessen spärlichen Schatten ich am späten Nachmittag des Vortags diesen Mann behandelt hatte. Der Baum, der tags zuvor schwächlich erschienen war, war nun zu meiner großen Überraschung wesentlich stärker – und von ihm ging eigenartigerweise eine ganz andere Schwingungskraft aus.

Diese erste Erfahrung, dass Bäume und Pflanzen in der Umgebung, in der behandelt wird, auf Schwingungen reagieren, wurde mir von diesem Zeitpunkt an vielfach gezeigt. Mittlerweile ist auch bekannt, dass in Bereichen, in denen ich behandle, Pflanzen auffallend gut gedeihen.

Geben Sie sich in der Kommunikation mit anderen Menschen die Gelegenheit, gerade auch die Schwingungen, die Sie dabei verspüren können, wahrzunehmen. Das aufmerksame Empfinden der Schwingungen, die Ihr Gesprächsgegenüber und Sie selbst aussenden, erlaubt Ihnen viel mehr eine Kommunikation der Tiefe. Oft sind es gar nicht so sehr die Worte, die die Besonderheit eines Gesprächs ausmachen, sondern vielmehr die Schwingungen, die dabei zwischen den Gesprächspartnern hin und her gehen. Trotz des Umstands, dass gewöhnlich dieser Bereich der Kommunikation vielen Menschen in Zentraleuropa immer noch weitgehend unbekannt zu sein scheint, hat sich doch im deutschen Sprachgebrauch schon die Ausdrucksweise „auf derselben Wellenlänge sein“ eingebürgert.

Wenn Sie bezüglich der Schwingungen im zwischenmenschlichen Bereich mehr Achtsamkeit eingeübt haben und Sie sich auf Ihre Wahrnehmungen der an Sie herankommenden Schwingungen verlassen können, dann sind Sie ohne Weiteres in der Lage, in ein Land gehen zu können, dessen Sprache Ihnen unbekannt ist. Im fremden Land können Sie von den Schwingungen und dem damit einhergehenden Augenausdruck her spüren, auf welche Menschen

Sie sich verlassen können und auf welche nicht. Bei gegebenenfalls auftretender Unklarheit in der Wahrnehmung der Schwingung sind Sie besser vorsichtig. Dies gilt auch für die Kommunikation in der eigenen Landessprache, wenn Ihnen die ausgesandten Schwingungen einer Person einen gegensätzlichen Eindruck vermitteln als die Worte, die Sie von dieser Person zugleich zu hören bekommen.

Des Weiteren können Sie sich überall in Ihrem Leben durch Aufmerksamkeit gegenüber Bäumen und Pflanzen ganz andere Erfahrungsbereiche erschließen:

Eine persönliche Erfahrung

Während der letzten drei Jahre vor meinem langen Daueraufenthalt im Ausland, den ich 1983 begann, hatte ich meine Zimmerpflanzen, die fast ausschließlich kleine Bäume waren, in einem eigenartig magischen Kontakt mit jeweils einem befreundeten Menschen, der entfernt lebte. Entweder hatte ich diese Pflanze von dieser Person bei einem Besuch geschenkt bekommen oder es war eine Pflanze, die ich selbst von meinem Besuch bei einer befreundeten Person mitgebracht hatte.

Da ich immer wieder für kurze Zeit unterwegs war, ließ ich selbst meine Pflanzen ziemlich selbstverantwortlich leben, indem sie sich mit Hilfe des Bewässerungssystems Blumat *aus einem ihnen nahestehenden, mit Wasser gefüllten Gefäß das ganze Jahr über selbst versorgten, wenn dieses Gefäß alle drei Wochen neu mit Wasser aufgefüllt worden war.*

Wenn mir das Gelbwerden, Welken oder Abfallen mehrerer Blätter auf einmal zeigte, dass einer meiner kleinen Bäume offensichtlich seine „Selbstversorgung" aufgegeben hatte, wunderte ich mich, was denn mit der befreundeten Person, die mit dieser Pflanze in meiner Wohnung in Verbindung stand, los sein wird. Dies ließ mich jedes Mal bei diesem Freund/dieser Freundin anrufen. In der Tat war dabei über diese Jahre hinweg ausnahmslos jedes Mal die Situation gegeben, dass sich die betreffende Person in größeren emotionalen oder gar gesundheitlichen Schwierigkeiten befand.

Bei meiner Abreise, um für unbefristete Zeit auf dem amerikanischen Kontinent mit Indianern zu verbringen, übergab ich jenen Zimmerbaum, der rot-grüne Blätter hatte und eigenartigerweise direkt mit mir selbst „magisch“ in Verbindung stand, an meinen Freund, den ich nun verließ; ein Umstand, über den er bereits zu Beginn unserer Beziehung ein Jahr zuvor wusste.

Als ich 10 Jahre später das erste Mal wieder nach Deutschland kam, zeigte er mir diesen Zimmerbaum und erzählte mir, dass er in der zweiten Hälfte des Monats nach meiner Abreise sämtliche Blätter fallen gelassen hatte und zu befürchten war, dass er sich nicht mehr erholen wird.

Zweifelsohne erinnerte ich mich an die Anfangsschwierigkeiten meiner Kontaktaufnahme mit Indianern! Ich war eine Woche nach meiner Abreise in dem von Rolling Thunder neugegründeten Indianerstamm in Carlin im US-Staat Nevada angekommen. Als weißer Amerikaner lebte Rolling Thunder mit seiner indianischen Frau in einem Haus in der Kleinstadt, während ihr gemeinsamer Sohn und dessen chinesische Frau die Leitung des Stammes außerhalb der Stadt übernommen hatten.

Bei meinem Besuch im Stamm hatte ich diktatorisch überwachte Verhaltensregeln, wie z. B. Angehörigen des anderen Geschlechts nicht in die Augen schauen zu dürfen, weil dies Teil sexueller Verführung sei, mit der Begründung, dass Spirit kein Geschlecht kennen würde, nicht eingehalten. Aus reiner Neugier, was geschehen wird, hatte ich die Regel eingehalten, als Frau die Erlaubnis der Stammesführerin einholen zu müssen, wenn sie mit einem Mann spazieren gehen wollte. Es war mir als 30-Jährige verweigert worden, mit einem anderen Besucher des Stammes, einem Journalisten aus Florida, spazieren gehen zu dürfen. (Ironischerweise trafen wir uns dann zufällig auf unserem jeweils individuellen Spaziergang, wovon der Stamm nie erfuhr, was wir aber nutzten, um uns übereinstimmend über interessante Wahrnehmungen während unserer kurzen Zeit im Stamm auszutauschen!)

Am 3. Tag meines Besuches im Stamm behandelte ich – mit Hilfe der Absicherung von zwei „Wachleuten“, um von der Stammesleitung nicht entdeckt zu werden – in einer Lodge des Stammes einen Mann, der im Stamm derart an seiner Wirbelsäule erkrankt war, dass er nur noch unter allergrößten Schwierigkeiten von einem Stuhl aufstehen konnte. Er hatte jegliches Vertrauen verloren, sich dem Stammesleiter oder dem Medizinmann Rolling Thunder anzuvertrauen. Behandlungen waren jedoch das alleinig dem Medizinmann vorbehaltene Metier; jeder anderen Personen war strikt untersagt zu behandeln. Mein Klient und seine Frau hatten ihr Auto mit all ihrem Hab und Gut gepackt – und reisten sofort nach der erfolgreichen Behandlung ohne Verabschiedung vom Stamm ab.

Nicht nur während der vier Tage im Stamm, sondern auch noch während weiterer drei Wochen, in denen ich am anderen Rand der kleinen Stadt in einem Zimmer gelebt hatte, war ich von den Stammesführern eigenartig behandelt worden. Nachdem ich versucht hatte, direkt mit dem Medizinmann Rolling Thunder und seiner Frau Kontakt aufzunehmen, versuchte der männliche Leiter des Stammes, mich auf einem Parkplatz mit seinem rasant anfahrenden und unmittelbar vor mir bremsenden Auto zu verängstigen oder zumindest einzuschüchtern.

Über die Welt der Indianer und viele ihrer Verfälschungen wurde ich kurze Zeit später eingeweiht, als ich mit der damals 65-jährigen Indianerin Stella in den darauffolgenden Monaten in San Francisco zusammenlebte. Mit großer Ehrlichkeit erzählte sie mir von vielen ihr widerfahrenen Erlebnissen, wie sehr Rolling Thunder und sein Stamm indianische Wahrheiten verfälscht lebten, und wunderte sich keineswegs über meine Schilderungen.

Der kleine Baum in der Wohnung meines Freundes in Deutschland hatte während der Wochen, die ich im Stamm und in Carlin verbracht hatte, alle seine Blätter fallen lassen. In den nachfolgenden Wochen, in denen ich mit Stella verbrachte, hatte er begonnen, wieder neue Triebe anzusetzen und in den 10 Jahren meiner Abwesenheit war er enorm gewachsen.

Er gab mir über die mögliche Fähigkeit der Bäume und Pflanzen, Schwingungen von Menschen selbst über größte Distanzen hinweg wahrzunehmen, zu denken. In Carlin war ich etwa 9000 km Luftlinie vom Baum mit seinen rot-grünen Blättern in München entfernt gewesen.

Von Bäumen und Pflanzen können wir inspiriert werden, uns auf die Wahrnehmung der Schwingungen von Lebensenergie einzulassen, einerlei, ob diese Schwingungen zwischen uns Menschen, von uns Menschen mit Tieren und Pflanzen oder von uns Menschen mit dem Planeten Erde vorkommen.

Wir Menschen haben die Neigung, den Bäumen und allen Pflanzen kein Bewusstsein zuzusprechen. Wie erwähnt sind die grünen[51] und fest mit der Erde verbundenen Lebewesen mit einem völlig anderen System der Wahrnehmung ausgestattet als Menschen und Tiere mit ihrem Nervensystem. Das Wahrnehmungssystem aller Pflanzen ist uns Menschen mit unserem Körper und Nervensystem nicht zugänglich, weil wir es selbst nicht haben. Ihr Bewusstsein hat nicht im Geringsten mit Worten und Denkprozessen zu tun.

Tatsächlich wird höher entwickeltes menschliches Bewusstsein *auch* jenseits von Sprache entwickelt, wobei Worte dann nur dazu benutzt werden, um anderen Menschen darüber Mitteilungen machen zu können. Bäume und andere Pflanzen können uns somit auch auf dem Weg, über Schwingungen eine höhere Bewusstseinsstufe zu erreichen, behilflich sein.

Es ist nicht auszuschließen, dass wir Menschen eines Tages auf einem Bewusstseinsniveau ankommen, auf dem wir die biologische Anlage der Pflanzen für ihre Art der Wahrnehmung erkennen und verstehen können. Möglicherweise ist dazu für uns Menschen nötig,

[51] Chlorophyll ist verantwortlich für die grüne Farbe der Pflanzen. Im chemischen Ring von Chlorophyll ist ein Ion Magnesium. Sonnengereifte Früchte und Gemüse beinhalten mehr Magnesium, was bedeutet, dass die Sonne für die Formung von Magnesium des Chlorophylls verantwortlich ist. Der Begriff „Magnesium" kommt von „Magnesia", was der alte Begriff für Kleinasien, dem Land mit viel Sonne, ist. Siehe Uyldert, Mellie: Verborgene Kräfte der Metalle, S.25ff.

mehr auf die Weise von Zen[52] zu leben, was für Bäume die größte Selbstverständlichkeit zu sein scheint.

Naturmagie

Die keltische Baum-Magie und die Orakel der Ogham sprechen von besonderer Energie und großer Lebendigkeit der Bäume und dem Leben, das sie umgibt. Für die meisten von uns ist eine Welt von Elfen, Feen und Gnomen, die zwischen den Bäumen tanzen, eine Erscheinung, die nur in die Welt der Kindermärchen gehört.

Möglicherweise geschehen in Ihrem Umfeld jedoch ab und zu eigenartige, ja schleierhafte „magische" Vorkommnisse und Sie kommen sich beizeiten vielleicht sogar nahezu verrückt vor, wenn Sie zum Beispiel das Gefühl haben, dass ein Licht oder ein Schatten an Ihrer Seite vorbeihuscht oder Sie etwas sehen, was nicht „real" sein kann.

Manche Vorgänge im Leben sind uns zum gegenwärtigen Zeitpunkt nicht erklärbar. Das Leben und seine alles umfassende Energie ist weit mehr als wir selbst sind. Es gibt vermutlich Energieformen, die völlig außerhalb unserer Wahrnehmungskapazitäten, die auf unsere fünf Körpersinne begrenzt sind, liegen. Unser Verstehen von der Gesamtheit von Leben und seiner Energie ist lange noch nicht auf einem Niveau, das uns die Fähigkeit geben würde, alles im Sein Vorhandene ergründen zu können.

Wenn es wichtig und richtig ist, dann werden Sie in Zukunft an das Verstehen solcher in Ihrem Umfeld manchmal eigenartig vorkommender Phänomene gelangen, gleichgültig, wie viel Zeit bis da-

[52] „Zen" geht in seinem Ursprung auf das Sanskrit-Wort „*Dhyana*" zurück, was „Zustand meditativer Versenkung" bedeutet.

hin vergangen ist und wie viele Ereignisse und Neuentdeckungen in der Zwischenzeit dazu nötig gewesen waren.

Der Maya-Indianer, mit dem ich zusammenlebte, wies mich im kleinen Ort in Yucatán auf die Bäume hin, die guten Spirit verkörpern, und auf jene Bäume, die schädlichen Spirit haben. Die Huicholes, ein anderer Stamm der ursprünglich 70 verschiedenen Indianerstämme Mexikos, machen vielfältige kleine Kunstarbeiten, deren darin versteckte Bedeutungen für Uneingeweihte nicht verständlich sind und oft als nichts anderes als ein „Scherz" interpretiert werden. So stellen sie zum Beispiel jene Bäume, die guten Spirit leben, mit Wurzeln dar, während jene mit schlechtem Spirit am unten geteilten Baumstamm von den Huicholes in ihren Darstellungen mit Schuhen versehen werden.

Der Baum im Hatha-Yoga

Hatha-Yoga war im alten Indien als Meditation in Verbindung mit Körperpositionen, die dem Leben der Natur abgeschaut wurden, entwickelt worden. Sein Name kommt vom Zusammenspiel der Kräfte von Sonne („*ha*") und Mond („*tha*"). *Yoga* bedeutet wörtlich „mit Einheit" und steht für „Union" und „Kommunion".

Der Versuch, die Position eines Baumes körperlich auf meditative Art nachzuahmen, gibt uns die Möglichkeit, seine Lebensweise und dadurch eine Erweiterung unseres eigenen Daseins zu entdecken:

Stellen Sie sich dazu in aufrechter Haltung mit beiden Füßen stabil auf den Boden. Atmen Sie ein oder mehrere Male gut durch.

Setzen Sie nun während einer langen Einatmung den Fuß eines Beines mit seiner Sohle an die Innenseite des Oberschenkels des anderen Beines, wobei das abgewinkelte Knie zur Seite weist. Verwurzeln Sie den Fuß des stehenden Beines durch eine bewusst lange Ausatmung gut in der Erde.

Nach einer kurzen Atempause bewegen Sie Ihre Arme während einer langen Einatmung seitlich weggestreckt nach oben, so als ob Sie durch die Bewegung eine große Baumkrone in die Luft zeichnen würden. Wenn sich dann die beiden Handinnenflächen Ihrer hochgestreckten Arme weit oberhalb Ihres Kopfes ganz berühren, atmen Sie lange aus. Lassen Sie sich nun in dieser Position während bewusster Atemzüge körperliches Gleichgewicht finden.

Wenn Sie sich in solidem Stand befinden, strecken Sie bei jeder weiteren langen Einatmung Ihre Arme und Ihren ganzen Oberkörper dem - vorgestellten oder tatsächlichen – Licht der Sonne entgegen.

Verharren Sie jedes Mal für einen Moment ruhig in dieser gestreckten Position, während Sie den Atem anhalten. Beim Ausatmen lassen Sie das Strecken sein und erlauben Ihrem Oberkörper wieder etwas in sich nach unten zu sinken, ohne die gut aufrechte Stellung zu verlieren.

Nachdem Sie in diesem dynamischen Yoga-Asana des Baumes verbunden mit Ihrer Atmung mehrere Male ein bewusstes Dehnen hin zur Sonne erlebt haben, strecken Sie sich ihr bei einer tiefen Einatmung noch ein letztes Mal bewusst entgegen. Nach einem kleinen Anhalten des Atems im gestreckten Zustand breiten Sie während einer langen Ausatmung Ihre Arme wieder seitlich von sich weg und bewegen sie nach unten, indem Sie wieder eine sehr ausladende Baumkrone zeichnen. Geben Sie sich bei dieser Ausdehnung Ihrer Arme viel Raum.

Noch immer stehen Sie mit nur einem Fuß verwurzelt auf der Erde. Beim erneuten Einatmen lösen Sie den Fuß des angewinkelten Beines vom Oberschenkel des stehenden Beines und beim Ausatmen setzen Sie ihn auf die Erde.

Atmen Sie nun ein paar Mal ruhig durch, wobei Sie sich jedes Mal beim Ausatmen über Ihre Füße mit der Erde besser verwurzeln.

Beginnen Sie nun, den anderen Fuß mit seiner Sohle an die Innenseite des stehenden Beines zu setzen und fahren Sie mit dieser Yoga-Position des Baumes auf dieser Seite fort. Bei Wunsch können Sie auf jedem Bein dreimal das Baum-Asana machen, wobei Ihnen zweifelsohne jedes Mal die Stellung einfacher erscheint.

Frei wie ein Vogel

In den Lüften frei schwebend mit endlos weiter Sicht, jegliche Beengung von Zeit und Raum überwunden ...

Einfach leicht sein, schwerelos ... ... und sich dem unbegrenzten Sein im freien Raum hingeben.

Legen Sie sich mit gespreizten Beinen und zur Seite ausgebreiteten Armen auf den Rücken und holen Sie tief Luft. Atmen Sie so stark ein, dass Ihre Lungen das Zwerchfell nach unten drücken und Sie dadurch in Ihrem Körperzentrum Energie ansammeln. Lassen Sie sich mit Ihrer Aufmerksamkeit in der Mitte Ihres Körpers sein, wo sich im Nabel – dem kosmischen Zentrum Ihres Körpers – die direkten Nachkommen Ihrer allerersten Körperzelle befinden, in der Sie einst im Bauch Ihrer Mutter Ihren Lebensweg begonnen haben.

Wenn Ihr Bauch in Ruhe gut angefüllt ist, halten Sie Ihren Atem an und bereiten sich dabei gelassen für eine sehr lange Ausatmung vor. Nach einer Weile beginnen Sie auf ganz sachte Weise, langsam durch den Mund auszuatmen. Wiederholen Sie dieses intensive Atmen mehrfach, und geben Sie sich diesen tiefen und friedlichen Atemzügen mehr und mehr hin.

Legen Sie nun mehr und mehr Ihre Achtsamkeit darauf, feinfühlig zu spüren, wie beim Ausatmen die Energie von Ihrem Bauchraum wegströmt und in Richtung Ihrer „fünf Körperenden" fließt.

Wenn Sie nach einer Weile Ihre Ausatmung noch weiter in die Länge dehnen, können sie vermutlich gefühlsmäßig wahrnehmen, wie Energie von Ihrer Körpermitte über Ihre Hände,

Füße und den Scheitelpunkt an Ihrem Kopf (= Kronen-Chakra) und dem Kopfhaar aus Ihrem Körper nach außen fließt.

Verlieren Sie sich in diesen Atemzügen, die Sie bei mehrfacher Wiederholung in einen Schwebezustand kommen lassen, wodurch Sie Ihre Existenz im weiten Raum fühlen können.

Sich über den Alltag hinaus erheben

Der Vogel erhebt sich in die Lüfte und späht unendlich weit in die Ferne. Der weite Raum erlaubt ihm eine Vision, die, wenn Sie es dem Vogel gleichtun, Ihnen eine Sichtweise für übergeordnete Dinge erlaubt. Sie sind durch diesen Blick über den Alltag hinausgehoben. Wenn Sie sich in die Lüfte und somit über die täglichen Probleme und über ungute Situationen erheben, können Sie erkennen, dass im Hinblick auf die Dimensionen des Weltalls Ihre Alltagsprobleme mehr oder weniger zu einem Nichts zusammenschrumpfen, womit Sie sich kleinlich herumschlagen. Mit der Weitsicht eines Vogels gehen Sie an Ihre alltäglichen Probleme auf selbstverständliche Weise ganz anders heran.

Klarheit durch distanzierte Sichtweise

Sie können die Welt der Menschen und die Gesellschaft, in der Sie tagein, tagaus leben, aus der Entfernung mit Weitsicht völlig anders betrachten. Der Überblick aus dieser Distanz ermöglicht Ihnen auch eine viel größere Klarheit über Ihr persönliches Leben und das Leben im Allgemeinen.

Die Vogelperspektive erlaubt Ihnen, Ihren eigenen Lebensweg in der Welt der Menschen jenseits der einschränkenden Dimensionen von Zeit und Raum mit aufschlussreicher Anschaulichkeit zu betrachten: Woher Sie kommen, wo Sie derzeit stehen und wohin Sie gehen. So kann Ihnen die Gesamtbedeutung Ihres Lebens begreiflich werden, und Sie werden sich Ihrer Vision vom Leben und Ihres Lebenssinns viel umfassender bewusst.

Nutzen Sie also die Weite und die Freiheit des endlosen Raumes. Breiten Sie dabei Ihre Flügel vielleicht sogar so weit aus wie der „unumschränkte König der südamerikanischen Lüfte", der Andenkondor, dessen Flügelspanne 3 m weit überschreiten kann.[53]

Der Andenkondor und der „König der Vögel" der nördlichen Hemisphäre der Erde, der Adler, sind dafür bekannt, dass sie von allen Vögeln am höchsten fliegen.[54] Wenn Sie den besten Überblick und die klarste Veranschaulichung über Ihr Leben wünschen, dann fliegen Sie am besten so hoch wie diese Vögel.

Sie können sich aber auch die Reise in einem Flugzeug zu Hilfe nehmen, um dank der metallenen Flügel diesen Überblick und Weitblick in den höchsten Höhen zu gewinnen.[55] Ersatzweise steht Ihnen jedoch auch im Alltag die sog. Berg-Position des Hatha-Yogas in folgender Weise zur Verfügung:

Stellen Sie sich aufrecht mit der Vorstellung hin, alleine auf einem hohen Berg zu stehen. Dort ruhen Sie mit Ihren Füßen gut auf der Erde, während Ihre Wirbelsäule wie ein Baumstamm oder wie eine Säule nach oben strebt, wo Ihr Kronen-Chakra seine natürlich energetische Verbindung mit dem Universum hat.

[53] bis zu 3,6 m

[54] Die Flughöhe eines Adlers und eines Andenkondors beträgt bis zu 7000 Meter. Streifengänse im Himalaya sollen sogar eine maximale Flughöhe von 9000 Metern erreichen.

[55] Ein Passagierflugzeug über der Elfenbeinküste soll im Jahr 1973 in über 11000 Meter Höhe mit einem Sperbergeier kollidiert sein. Es wurde vermutet, dass der Geier sich von der Thermik in diese Höhen tragen ließ. Siehe www.biologie-wissen.info

Es ist nichts als die endlose Weite um Sie, die Sie tief aufatmen lässt. Die Sonne bescheint Sie, und Sie sind umgeben von freier und guter Luft. Sie können endlos weit sehen und Sie fühlen sich aufgrund der weitreichenden Sicht tief bewegt und ruhig zugleich.

Nach einiger Zeit, mit dem Blick endlos in die Ferne gerichtet, sehen Sie weit unter Ihnen die Welt der Menschen. In dieser Welt sehen Sie die Gesellschaft, in der Sie leben.

Durch diese entfernte Welt der Menschen unter Ihnen zieht sich eine klare Linie; es ist ein Weg, der sich durch diese Menschenwelt bahnt. Es ist Ihr eigener Lebensweg: woher Sie kommen – wo Sie derzeit stehen – und wohin Sie gehen ...

Die Stürme des Lebens zu Hilfe nehmen

Der Adler liebt die Stürme, da sie ihm helfen, sich über die Wolken hinaus zu erheben und dort – selbst am grauesten Tag auf der Erde – im Sonnenlicht zu schweben. Über den Wolken ruht er dann im Schweben seine Flügel aus. Frei als der Meister Ihres Lebens können Sie, dem Adler ähnlich, die Stürme des Lebens zu Hilfe nehmen, um durch sie höher zu fliegen und freier zu werden und in dieser Freiheit zu ruhen.

Ruhe im eigenen Nest

Sie können sich während eines „Unwetters“ in Ihrem Leben – anderen Vögeln ähnlich, die bei Sturm Zuflucht in Blättern und Ästen der Bäume oder im eigenen Nest suchen – auch ausruhen, indem Sie sich Schutz in Ihrem „eigenen Nest“ geben.

Geben Sie sich bereits bei der Suche nach dem richtigen Ort für den Bau „Ihres Nests“ den Freiraum, wie die Vögel „von Baum zu Baum zu fliegen“, um für Sie am angemessenen Ort das rechte Zuhause zu formen, in dem es Ihnen möglich ist, Ruhe zu finden.

Verweilen Sie nicht länger in einem „Nest“, als es Ihnen und Ihren Bedürfnissen dient. Viele Vogelarten bauen jährlich ein neues Nest, manche Vogelarten nutzen ihr Nest über einige jährliche Brutzeiten, Schwalben kehren nach ihren langen Winterreisen oft über Jahre hinweg in ihr altes Nest zurück.

Verschiedenartiges Sehen

Vögel sind von Natur aus nicht nur mit einer außergewöhnlichen Sehschärfe und Weitsichtigkeit ausgestattet. Sie haben des Weiteren auch eine hervorragende Wahrnehmung von Farben und können darüber hinaus auch den ultravioletten Teil des Farbspektrums sehen. Zusätzlich können sie polarisiertes Licht und Magnetfelder sehen.[56]

Lassen Sie sich von der guten Sicht und dem farbenprächtigen Sehen der Vögel inspirieren. Erlauben Sie sich manchmal für eine Weile „verloren“ vor sich hin zu starren und dabei vielleicht sogar eine sonderbare innere Weite, für die es keine Worte gibt, zu spüren. Möglicherweise können Sie daran im Anschluss die Aura von Mitmenschen, Pflanzen oder Tieren sehen.

Nachtvögel haben zwar oft eine Art Tunnelvision, doch können sie selbst bei schlechtesten Lichtverhältnissen scharf sehen. „Verweichlichen“ Sie auf keinen Fall Ihre Augen, indem Sie schnell zu einer stärkeren Brille greifen. Sie tun besser daran, den Blick Ihrer Augen wie Nachtvögel scharf auf einen sich bewegenden Fokus –

[56] Bald Eagle Journal North: Vision – An In-Depth Look at Eagle Eyes, Retrieved Nov.1, 2012

wie etwa einen Ihrer Finger - zu konzentrieren und dadurch Ihre Augen zu trainieren.

Fokus auf die eigene Vision und ihr entsprechende Handlungsweisen

Bei ihrem hohen Flug können Raubvögel Entfernungen äußerst exakt einschätzen. Der Adler hat zum Beispiel eine exakte Weitsicht über 5 km hinweg. Fokussiert auf sein Ziel, die erspähte Beute, hat er durch seine erstaunliche Sehfähigkeit die Sicherheit, dass er es auch erreicht.

Legen Sie Ihren Fokus auf Ihre eigene Vision und handeln Sie dementsprechend, dann werden Sie Ihr Ziel erreichen, egal welche Hinderungen auf dem Weg dorthin auch auftauchen. Am besten betrachten Sie diese Hindernisse wie Steine, die auf jedem natürlichen Weg vorzufinden sind.

Dies gibt Ihnen die unbezahlbare Freiheit, so zu leben, wie es Ihnen und Ihrer ureigenen Vision entspricht. Sie brauchen dabei aber keineswegs so überstürzt zu agieren wie der Rote Habicht, der sich mit einer Geschwindigkeit von bis zu 200 km/h oder gar 300 km/h aus der Höhe zur Erde hinunterstürzt, um sein Ziel, seine Lieblingsnahrung Schlange, die er im Nacken packt[57], zu erreichen.

[57] Aus den Gesprächen mit der Indianerin Ella (geboren 1918), die von ihren Großeltern, die Medizinfrau und Stammesführer der Sioux-Indianer gewesen waren, gelernt hatte. Mit ihr lebte ich im Sommer 1983 vier bis fünf Monate in ihrem Haus in San Francisco.

Viele Raubvögel, wie der Adler, essen keine toten Tiere. Manche Vögel der Gattung der Rotschwanzhabichte essen nur selten Tiere, die sie nicht selbst gefangen und getötet haben.

Seien Sie zugunsten der Beweglichkeit und Gesundheit Ihres Körpers ebenso vorsichtig, was Sie essen, und nehmen Sie so wenig wie möglich jene Nahrung auf, die alt ist oder die als „tote Energie“[58] bezeichnet wird. Im übertragenen Sinn angewandt ist es auch ratsam, der Einnahme jener „Nahrung“ Beachtung zu schenken, die ideenmäßig durch die Medien einverleibt wird.

Vögel essen generell nur jene Menge, die sie zum Erhalt ihres Lebens brauchen. Jegliches „Mehr“ an aufgenommener Materialität erschwert ihnen das Abheben und Hochfliegen, wobei sie die Schwerkraft zu überwinden haben.

Diese Art und Weise, wie die Vögel essen, nachgeahmt, gibt Ihnen die Freiheit, bei der Bestimmung der Länge Ihres Lebens und nicht zuletzt auch bei Ihrem Wohlbefinden während Ihrer letzten Lebensjahre mitzuwirken. Das menschliche Herz pumpt bekanntlich das Blut durch den ganzen Körper. Hat der Körper Übergewicht, fordert die pumpende Tätigkeit dem Herzen dauerhaft viel mehr Kraft ab, was bewirkt, dass es seine Aktivität um einige Jahre weniger lang ausüben kann.

[58] „Tote Energie“ in der Nahrung sind in Fleisch und Fisch und in den Produkten, die aus ihnen bestehen. Fleisch (vermutlich auch Fisch), das von gezüchteten Tieren kommt, hat darüber hinaus zusätzlich den gravierenden Nachteil, dass es Adrenalin enthält, das die Tiere während ihres Lebens und durch die Art ihres Sterbens aus Angst in ihren Muskeln abgelagert haben. Der Verzehr ihres (Muskel-)Fleisches bedeutet, dass zugleich Adrenalin, was die bio-chemische Substanz von Angst ist, zu sich genommen wird.

Formung gewünschter Partnerschaften

Beim Paaren holen sich Weibchen verschiedener Vogelarten anfangs durch das Singen eines Bewerbers Hinweise auf seine Leistungsfähigkeit und seinen Gesundheitszustand ein.

Beim Ritual in der Paarungszeit mancher Adlerarten testet das Weibchen den männlichen Adler zuallererst auf folgende Weise: Sie fliegt – gefolgt vom Männchen – hinunter zur Erde und holt einen Zweig. Diesen im Schnabel fliegt sie hoch in die Lüfte. Gefolgt von ihm – lässt sie in einer gewissen Höhe den Zweig fallen. Das Männchen folgt dem hinabfallenden Zweig und hat ihn geschickt zu fangen, bevor er auf die Erde fällt. Er bringt ihn zu ihr zurück, die mit dem Zweig noch höher fliegt, um ihn dann wieder fallen zu lassen, und das Männchen hat ihn erneut zu fangen, bevor er auf die Erde fällt. Dieses Spiel, den Zweig viele Male jeweils noch höher in die Luft zu transportieren und fallen zu lassen, damit das Männchen ihn immer wieder in der Luft fängt, geschieht über Stunden, bis das Weibchen überzeugt ist, dass der männliche Adler mit der fortgesetzten Ausdauer des agilen Fangens des Zweiges sein verbindliches Engagement bewiesen hat. Erst dann erlaubt sie ihm, sich mit ihr zu verbinden.

Sie haben die Freiheit, Ihre Partner – ob für eine persönliche oder eine geschäftliche Verbindung – zu testen, ob sie jenes Engagement mitbringen, das Sie sich wünschen. Dies ist eine Umgangsweise, die letzten Endes beiden oder allen Seiten zugunsten einer erfolgreichen Verbindung dienlich ist.

Eigene Kinder für das Leben befähigen

Wenn das Adlerpaar bereit ist, Eier zu legen – gewöhnlich legt das meist körperlich größere Weibchen ein bis vier Eier –, suchen sie zusammen einen Platz hoch an einem Kliff, in der Krone eines Baumes oder in einem Türmchen antiker Gebäude, wo sie von keinem Raubtier erreicht werden können. Das Männchen fliegt zur Erde und bringt Ästchen, Gras und Dornen, um das Nest innen weich und nach außen mit schützender Abwehr auszustatten, so dass Eindringlinge nicht nach innen geraten können.

Das Paar zieht darin die Jungen gemeinsam groß. Sie legt die Eier und schützt die Jungen. Er erhält das Nest und jagt. Das Fliegen lernen die herangewachsenen Jungen mit beiden Elternteilen. Dabei schonen die Eltern ihre Jungen nicht: Sie nehmen das Weiche aus dem Nest, damit die Jungen nicht mehr zurück ins Nest hüpfen, nachdem die Mutter sie aus dem Nest geworfen hat. Wenn sie beim Fliegen fallen, fängt der Vater sie auf. Nach einigen Stunden fliegen die Jungen ohne Angst.

Adler wissen offenbar, dass es nicht gut ist, Kinder zu verweichlichen, indem ihnen alles gegeben und nichts von ihnen gefordert wird. Die Art der elterlichen Flugschule befähigt die jungen Adler und macht sie frei für ihr Leben. Freuen Sie sich als Eltern – ähnlich den Adlern – gleichermaßen in der Ausübung Ihrer eigenen Geschicklichkeiten, während Ihr Kind seine Fähigkeiten entdeckt und ausentwickelt.

Soziale Kooperation und Mitgefühl

Vögel kommunizieren stimmreich miteinander, um sich gegenseitig zu warnen, wenn Gefahr nahe ist. Sie verhalten sich nicht nur gegenüber ihrem jungen Nachwuchs auf diese Weise, sondern generell gegenüber allen Artgenossen.

Ein Stimmenkonglomerat weit entfernt in der Luft über Kanada lässt von Mitte August bis Mitte Oktober immer wieder einmal den

Kopf hochheben, zuweilen mehrere Male am Tag. Bei dem in der Ferne auftauchenden, ästhetisch harmonischen Flug der Gänse, ermutigen die Vögel der hinteren Reihen die in den vorderen Reihen Fliegenden auf stimmreiche Art und Weise. Während ihres langen gemeinsamen Fluges in V-Formation erzeugt jede Gans mit ihren Flügeln einen Luftwirbel, welcher der Gans direkt hinter ihr Schutz vor dem Gegenwind gibt. Dadurch erzielt der Schwarm eine wesentlich bessere Reichweite als jede Gans im Einzelflug jemals erreichen könnte. Wenn die Gans, die den Flug der Gruppe anführt, ermüdet, weil sie als einzige den ganzen Gegenwind abbekommt, reiht sie sich wieder in der Gruppe ein und überlässt einer anderen Gans die Führung.

Den Gänsen gleich können Menschen ihre Ziele schneller und leichter erreichen, wenn sie sich gegenseitig unterstützen. Wenn Menschen zusammenwirken, können sie selbst schwierigste Aufgaben überwinden. Da alle führenderweise mitwirken, das Ziel zu erreichen, fühlen sich alle gleichermaßen verantwortlich. Im Flug der Gänse liegt vermutlich eine der größten Anregungen, wie wir die enormen Probleme unserer Menschheit – demokratisch! – lösen können.

Auf dem oft über Tausende an Kilometern langen Flug der Gänse oder anderer Zugvögel kommt es schon einmal vor, dass ein Vogel krank wird oder nicht mehr kann. Besonders weiß man von den Gänsen, dass zwei andere mit einer schwach oder krank gewordenen Gans zurückbleiben, bis sie wieder gesund oder gestorben ist. Dann schließen sie sich einer anderen Vogelschar auf der Reise an, um weiterzufliegen und dann irgendwann wieder auf ihren eigenen Schwarm zu stoßen.

In Kanada wurde mir manches Mal von der „sozialen Ader“ und dem Mitgefühl der Krähen erzählt, was ich selbst nie erlebte: Eine große Gruppe Krähen würde sich gewöhnlich um eine tote Krähe versammeln, und der sehr gedämpfte Ton der krächzenden Stimmen der Krähen würde eindeutig Ausdruck über ihr Gefühl geben.

Vögel kommunizieren sehr laut miteinander, wenn sie sich gegenseitig anders nicht hören können. So weiß ich aus den Schilderungen von manchen meiner Klienten in Montreal, die nahe der starkbefahrenen Metropolitan Autoroute leben, dass sie am frühen Morgen vom Geschrei der Vögel aufwachen, die den Lärm der Autobahn übertönen müssen, um sich untereinander verständigen zu können.

Aus diesem Grund habe ich in der mexikanischen Großstadt Puebla für meinen mehrmonatigen Aufenthalt eine mir angebotene Wohnung abgelehnt, weil sie nur einen halben Häuserblock von der täglich wiederkehrenden, knapp einstündigen Episode eines undenkbaren Tumults einer riesengroßen Anzahl von schreienden Vögeln, die sich auf den großen Bäumen des breiten Grünstreifens zwischen den zwei Richtungen des großen Boulevards treffen, entfernt war. Ich fühlte mich diesem Lärm, der keine menschliche Verständigung mehr zuließ, ohne sich gegenseitig ins Ohr zu schreien, nicht gewachsen.

Trotzdem sehe ich in diesem Vogelverhalten – mit einem kleinen Schmunzeln – immer wieder nur eine vortreffliche Art lautstarken gemeinsamen Protests ...
... und ich finde es nicht nur wünschenswert, sondern sehr nötig, dass Menschen es ihnen gleichtun, wenn für sie die sozialen und politischen Umstände untragbar geworden sind.

Verlängertes Leben durch Erneuerung und Transformation

Eine persönliche Erfahrung
1985 begann ich in der südmexikanischen Stadt San Cristobal de las Casas im Staat Chiapas zu leben. Zu Beginn lebte ich in einer Hütte ein wenig außerhalb der Stadt, in die ich jeden Tag ging, um in den Häusern meiner Klienten zu behandeln. In der Mittagspause ging ich in ein einfaches Café, das – eingerichtet und betrieben von

einer Deutschen, die in der Region lebte – einer kleinen Studentenkneipe in Deutschland glich.

Ich saß schon eine Weile auf der runden, geraden Holzplatte, die von einer nett geformten Metallkonstruktion gehalten den Sitz des unbequemen Stuhles formte, als ein Mexikaner mich fragte, ob er sich an meinen Tisch setzen dürfe. Bald waren wir in einem intensiven Gespräch über alte Indianerweisheiten. Kein Wunder! Wir waren in der hochgelegenen Stadt, die ursprünglich in der örtlichen Maya-Indianersprache Tzotzil den Namen „Jovel" hatte, was „Platz in den Wolken" bedeutet.

Der Mexikaner, der von einem Elternteil her Wurzeln im Libanon hatte, war in der prähispanischen Geschichte Mexikos erstaunlich versiert. Er wies mich in viele Begebenheiten der Vergangenheit ein, wovon die offizielle Geschichtsschreibung äußerst wenig, wenn überhaupt berichtet.

Gegen Ende unseres Gesprächs fertigte der Mexikaner eine Zeichnung an. Es war ein Adler mit ausgebreiteten Flügeln, der eine Schlange über seinen Kopf skizziert bekam. Rechts daneben zeichnete er nochmals mit großer Geschicklichkeit einen Adler in derselben Position. Nun allerdings bekam der Adler die Schlange in seinen Schnabel.

Als die zwei Zeichnungen fertig waren, begann er mir zu erklären: „Die linke Zeichnung zeigt, wie derzeit unsere menschliche Welt traurigerweise agiert: Die Schlange – als Symbol für die Materie – steht über dem Geistigen, wofür symbolisch der Adler steht. Die wahre Form von Leben ist, dass das Geistige über allem steht und eben auch alles Materielle regelt, wovon die Zeichnung rechts die Aussage liefert. Dementsprechend hat sich unsere menschliche Welt zu verändern! Du bist hier um mitzuwirken, diesen Zustand wieder in Ordnung zu bekommen."

Diese Episode ließ mich von nun an in meinem Leben besonders an Adlern interessiert sein und im Wissen darum, dass sie auf der ganzen Welt als ein lebendiges Symbol von Macht, Transzendenz und Freiheit geschätzt werden, komme ich immer wieder auf sie zurück.

Im Spanisch sprechenden Raum des amerikanischen Kontinents ist folgende Transformationskraft des Adlers bekannt, wovon überraschenderweise sogar in einem Psalm der Bibel die Rede ist[59]:

Adler sind Vögel, die bis 70 oder gar 80 Jahre alt werden können. Doch erreichen sie dieses beachtliche Alter nur, wenn sie sich einer Transformation unterziehen. Dazu werden sie etwa im Alter von 40 Jahren[60] vor eine ernsthafte und schwierige Wahl gestellt. Dies ist der Zeitpunkt, wenn sie eine gewisse Altersschwäche in ihren Nägeln und in ihrem langen Schnabel fühlen, der sich stärker hin zu ihrer Brust krümmt, wodurch ihnen das Jagen ihrer Beute/Nahrung erschwert ist. Ihre Flügel fühlen sich zu diesem Zeitpunkt schwer und ihre Federn dick an, was sie beim Fliegen behindert. In seinem Leben an diesem Punkt angelangt, kann sich der Adler zwischen dem Tod oder einem schmerzhaften Prozess einer Erneuerung, der 150 Tage dauert, entscheiden.

Wenn er sich auf diesen Prozess einlässt, dann muss er sich alleine an einen Ort hoch in den Bergen nahe einer Felsenwand in ein Nest begeben, wo er nicht fliegen muss. Wenn er diesen Platz gefunden hat, beginnt der Adler, seinen Schnabel gegen die Wand zu schlagen, bis er sich seines alten und unbrauchbar gewordenen Schnabels entledigt hat.

Nun hat er zu warten, bis ihm ein neuer Schnabel gewachsen ist, mit dem er nacheinander die altgewordenen Nägel seiner Klauen abtrennt. In der Zeit, in der ihm neue Nägel wachsen, entledigt er sich seiner alten Federn, indem er eine nach der anderen ausreißt. Wenn diese nachgewachsen sind, verlässt er nach insgesamt fünf

---

[59] Psalm 103, Vers 3 – 5

[60] Gewöhnlich wird davon gesprochen, dass Adler, je nach Art, ein Lebensalter zwischen 15 und 40 Jahren erreichen. Über lange Zeit wurden die exakten Studien über Adler nur in einem unnatürlichen Lebensraum wie zoologische Gärten gemacht. Solche Studien können nicht dem wirklich natürlichen Leben der Adler entsprechen. Derzeit nehmen Studien von Vögeln in der Wildnis zu. Doch werden nach wie vor Meldungen über Vögel und deren Alter von über 100 Jahren, die von einheimischer Bevölkerung kommen, nicht offiziell verzeichnet, da sie wissenschaftlich nicht nachprüfbar sind.

Monaten seinen Platz des Rückzugs und fliegt kraftvoll seinen ersten Flug mit seiner neuen Körperausstattung, um noch 30 bis 40 Jahre länger zu leben.

Wie der Adler sind wir frei, für einen Zeitraum innezuhalten und uns zurückziehen, um alte Gewohnheiten gehen zu lassen – besonders gerade auch jene, die ausschlaggebend für eine Schwächung unseres Körpers sind – und um unser Leben entsprechend unserem authentischen Selbst mit neuer Stärke und vertiefter Weisheit umzugestalten.

Frei und strahlend wie eine Blume

Die ersten Sonnenstrahlen des sich nähernden Frühlings scheinen durch die noch laublosen Bäume in Ihr Gesicht. Unwillkürlich atmen Sie auf. Der Winter war mit seinen kurzen und dunklen Tagen wieder einmal lang gewesen. Ihre Sinne erwachen und Ihr Blick fällt auf eine der ersten kleinen Blüten auf einem Wiesenstreifen.

Ausstrahlung und Aura

Das Blühen dieser im noch blassen, fast grauen Grün der Wiese hervorstechenden farbigen Blume stimmt Sie irgendwie heiter, und ohne sich des Ganzen bewusst geworden zu sein, ist es als hätten auch Sie selbst mehr Ausstrahlungskraft als zuvor.

Sie fühlen plötzlich mehr Energie. Das bedeutet, dass die Energie in Ihrem Körper verstärkt in Fluss geraten ist, da wir sie nur durch ihre Bewegung in unserem Organismus wahrnehmen können.

Ohne uns darüber bewusst zu sein, geht dieser Energiefluss über unsere Haut hinaus in den unmittelbaren Raum über, der unseren Körper umgibt. Interessanterweise wird dieses Strahlen bereits seit langem im wahrsten Sinn des Wortes „Ausstrahlung“ genannt, auch wenn zu jener Zeit, in der dieser Begriff geformt wurde, über Energie im und um den menschlichen Körper im europäischen Raum keinerlei Entdeckungen oder Gedankenformen bekannt waren.

Dieses Energiefeld um unseren Körper ist die Aura, die im Winter oft nahezu verschwunden ist, während sie im Sommer sehr groß sein kann. Menschen, die in subtropischen oder tropischen Gegenden leben, haben die Aura generell wesentlich ausladender als ihre Artgenossen, die in kühlen Regionen mit vergleichsmäßig wenig Sonnenschein angesiedelt sind.

Besonders stark und attraktiv strahlen Sie Energie nach außen, wenn das Gefühl der Liebe Ihren Energiefluss in intensiver Bewegung sein lässt. Ihre Aura ist dann stark vergrößert, gleichgültig, ob Sie sich in warmem oder kaltem Klima aufhalten. Andere Menschen reagieren jetzt auf Ihre Ausstrahlung und nehmen in Ihnen einen Zustand wahr, den sie großer Freiheit zuschreiben.

Sein und Vertrauen

Ein Mensch, der sich mit Vertrauen in einem bewussten Seins-Stadium befindet – anstelle in einer Existenz gesteuert von materiellen Gütern -, zieht nicht nur Menschen, sondern auch positive Lebenssituationen an. Vertrauen in die Lebenskraft, die in jedem von uns ist, lässt Sie trotz des Umstands, dass Sie sich selbst zu ernähren haben, sorglos wie eine Blume leben. Dies kann andere Menschen vermuten lassen, dass Sie viele materielle Güter besitzen. Möglicherweise sind jedoch diese Menschen materiell sogar um ein Vielfaches reicher als Sie.

Lassen Sie sich in Ihrer Freiheit, strahlend und unbekümmert wie eine Blume zu sein, von anderen nicht beirren. Legen Sie anstelle dessen solchen Menschen, die auf der Suche nach einem besseren Leben sind, Ihr Lebensprinzip des Vertrauens in die Kraft des Lebens dar. Nichts fördert positiv erlebtes Leben umfassender, als Angst durch echtes Vertrauen zu ersetzen.

Öffnung zum Universum

Alleinig durch ihre Öffnung hin zur Sonne und zum Universum strahlt die Blume in der ihr eigenen Schönheit. Sie tut nichts dazu, um schön und strahlend zu sein. Lediglich ihr Sein lässt sie leuchten und macht sie – mit ihren vielen kleinen, von uns Menschen meist übersehenen Details – formvollendet schön, was uns Menschen dazu bewegt, uns mit Blumengeschenken auf symbolische Art und Weise Respekt und Liebe zu zeigen.

Die Öffnung einer Blume hin zum Universum haben die alten Inder in ihrer ausgereiften Philosophie über die Lotusblüte, die im mittlerweile weltweit gesungenen Mantra „OM" Ausdruck findet, besonders geachtet. Als Wasserpflanze hat die Lotusblume ihre Wurzel in der Erde, was dem Unbewussten („M") entspricht. Ihr Stängel im Wasser kommt dem Vorbewussten („U") gleich. Die sich über der Wasseroberfläche hin zum Universum öffnende Blüte stimmt mit klarem Bewusstsein („A") überein.[61] „AUM" ist das ursprüngliche Mantra, das zum Leidwesen manch alter Yoginis zu „OM" verkürzt wurde, was nicht nur die ihm zugrundeliegende Sinngebung verzerrt, sondern auch beim Singen durch den Ausschluss der Schwingung des Herz-Chakras eine nicht geringfügige Abkehr von der Ganzheitlichkeit des Menschen bedeutet (siehe auch S. 222).

Selbstverständlich öffnet sich die Lotusblüte wie jede andere Blüte nur durch die Bestrahlung der Sonne, dem für die Erde und ihre Lebewesen wichtigsten Himmelskörper. So ist in Indien auch bekannt, dass „unter dem Einfluss der Sonne ein Mensch in seinem Inneren ein Verstehen entwickelt und fähig ist, psychologische Harmonie in sich selbst zu verwirklichen".[62] Eine solche Harmonie strahlt – vergleichbar mit dem formschönen Sein einer Blume – nach außen.

---

[61] Eine ausführlichere Darstellung dessen ist in meinem Buch „Tantrisches Bewusstsein" auf S. 103 zu finden

[62] „Under the influence of the Sun a person develops an inner understanding and is able to realize a psychological harmony within", in Bhambi, Ajai: Planetary Meditation, S. 60

Der Stängel einer Blume ist – wie der Stamm eines Baumes – in der Erde verwurzelt, von wo die Blume materiell genährt wird. Im Blumenstängel fließt – ebenso wie im Baumstamm – Wasser und Energie nach oben. Der in unserer Wirbelsäule geöffnete Kundalini-Kanal, der den Energiefluss nach oben steigen lässt, ist damit vergleichbar. Demnach entspricht die bedingungslos blühende Blüte unserem Kronen-Chakra am Scheitelpunkt, an dem wir energetisch zum Universum hin eine Öffnung haben.[63] Unsere innere Aufmerksamkeit dorthin gelenkt, können wir bei etwas Übung dieses Energie-Zentrum am Scheitelpunkt und seine Öffnung auch wahrnehmen. Folglich erstaunt es nicht im geringsten, dass in Indien das Kronen-Chakra symbolisch als Lotusblüte mit tausend, was „endlos viele" bedeuten soll, Blütenblättern dargestellt wird.

Wird von uns Menschen diese energetische Öffnung des Kronen-Chakras zum Universum hin bewusst gelebt, ist in uns auf natürliche Weise großes Vertrauen in die Lebenskraft vorhanden. Ich will noch einmal darauf hinweisen, dass es nicht möglich ist, sich in dieses ganzheitliche Bewusstseinsstadium „hineinzudenken" oder „hineinsprechen zu wollen", sondern es geht dabei um das tatsächliche Erfühlen dessen.

Pflücken oder kaufen Sie sich eine Blume, von der Sie sich angezogen fühlen. Halten Sie sie in der Hand und lassen Sie sich von ihr gedankenverloren

- über das Fließen-Lassen des Energiestromes in Ihrer Wirbelsäule nach oben und
- über das Sich-Öffnen hin zum Universum

lehren. Dies kann zuerst rein gedanklich in Ihrem Kopf geschehen.

---

63 Das Zentrum des Kronen-Chakras lässt sich am Scheitelpunkt des Kopfes als eine kleine Vertiefung erkennen.

Wenn Sie sich auf einen tieferen Prozess mit der Blume einlassen wollen, dann legen Sie sich jetzt am besten auf Ihren Rücken. Bringen Sie die Blume so auf Ihrem Körper liegend an, dass sich das untere Ende ihres Stängels auf Ihrem „Sakralen Plexus“ (= 1. + 2. Chakra = Steißbein-Genitalbereich) befindet und der Blumenstängel wie Ihre Wirbelsäule nach oben verläuft. Schalten Sie nun Ihren inneren Dialog ab, indem Sie achtsam jenem nachspüren, was in Ihrem Körper durch Ihre bewusste Atmung geschieht.

Öffnen Sie sich dann für die Wahrnehmung, was Sie durch die auf Ihnen liegende Blume in Ihrem Körper spüren können, und geben Sie sich dem feinsinnigen Fühlen hin.

Nach einer Weile können Sie die Position der Blume auf Ihrem Körper verändern, indem Sie sie mehr nach oben verlagern. Die Blüte liegt dann entweder auf Ihrem Herz-Chakra (unteres Ende des Brustbeins), Kehlkopf-Chakra (Hals) oder auch auf Ihrem Dritten Auge (zwischen den Augenbrauen). Selbstverständlich steht es Ihnen frei, die Blüte für eine Weile an jedem dieser Chakras liegen zu haben. Achten Sie jeweils auf die feinfühligen Empfindungen, die die Blume in Ihrem Körper bewirkt.

Danach können Sie die Blüte auf Ihr Sexual-Chakra (= 2. Chakra) legen, während der Blumenstängel zwischen Ihren Oberschenkeln ist. Fühlen Sie auch jetzt, was Sie in Ihrem Körper durch die Blume spüren können.

Kehren Sie zuletzt noch einmal dazu zurück, die Blume wie zu Beginn mit dem unteren Stängelende auf dem Sexual-Chakra Ihres Körper liegen zu lassen und die dabei geschehenden Empfindungen in Ihrem Körper wahrzunehmen.

Hingabe

Neben der Hingabe an die Schönheit gibt sich eine Blume dem Wind und den Bienen und anderen Insekten hin. Dadurch ist ihre Befruchtung und infolgedessen ihre Arterhaltung und die Ernährung anderer Lebewesen gewährleistet.

Geben Sie sich dem Leben ähnlich einer Blume hin. Diese Hingabe, die fernab jeglicher Bewertung oder Verurteilung ist, macht Sie frei und Ihre dadurch zunehmende Ausstrahlung zieht verstärkt Menschen an.

Ohne es zu bemerken, dienen Sie möglicherweise mit Ihrer Ausstrahlung und zugenommenen Anziehungskraft dem Leben anderer. So kann es, für Sie verborgen, geschehen, dass Sie anderen Menschen – Nachbarn, Kollegen usw. – „immer" irgendwie gefallen haben und diese deshalb begonnen haben, sich stillschweigend an dem zu orientieren, wie sie Sie wahrnehmen, ohne Sie nachzuahmen, weil sie auf eine unbestimmte und nicht in Worte fassbare Weise verstanden haben, worum es geht: um die jeweils eigene Authentizität!

Je mehr Sie in Hingabe an das Leben – was nicht im Geringsten mit Passivität gleichgesetzt werden kann – mit sich selbst in Harmonie sind, desto besser ist Ihr Körpergeruch! Er ist Ihnen selbst gewöhnlich nicht zugänglich, während er anderen deutlich auffällt. Deodorants zerstören diesen natürlichen Geruch Ihres Körpers.

Stadien des Lebens

So wie eine Blüte gehen wir Menschen durch die einzelnen Stadien des Lebens:

Knospe	– Kindheit und Jugendzeit
Öffnen der Knospe	– beginnendes Erwachsenenalter
volle Blüte	– Erwachsenenalter
Frucht	– volle Reife
Welken	– Alter
Vergehen und Absterben	– Tod

Je mehr wir auf unserer Lebensreise diese Stadien anerkennen und uns ihrer jeweiligen Fülle hingeben und somit jedes Lebensalter reichhaltig leben, desto mehr haben wir während *all* dieser Stadien eine besondere Ausstrahlung. Der abschließenden Lebensphase, dem Tod, wird dann keineswegs ängstlich entgegengesehen, weil sie alsdann als eine völlig logisch-natürliche Konsequenz des Seins erlebt wird.

Alles im Leben auf der Erde unterliegt dem Kreislauf von Aufbau – Erhaltung – Zerfall. Wir können uns von diesem Kreislauf nicht ausschließen. Die Versuche, uns mancher Phasen dieses Kreislaufs entziehen zu wollen, machen uns und den Planeten Erde, auf dem wir leben, krank.

Individuelle und kollektive Schönheit und Kapazität

Eine Sonnenblume verstrahlt wie die Sonne in „Miniatur-Ausgabe“ goldgelbes Licht, wodurch sie ihren Namen erhielt. In einem ganzen Feld von Sonnenblumen, das durch den darüber streichenden Wind zu einem bewegten gelben Wellenmeer geworden in uns ein enthusiastisches Gefühl auslösen kann, stehen viele wunderschöne

Sonnenblumen nebeneinander und strahlen individuell sowie in ihrer Gemeinsamkeit.

Wir Menschen können zusammen – jeder in seiner individuellen Schönheit, im „Strahlen“ durch seine eigenen Fähigkeiten und durch seine „ureigene“ Authentizität – kollektive Schönheit und Kraft erreichen. Wir können gemeinsam eine Weltgesellschaft formen, in der wir einander – gerade wegen unserer interessanten Verschiedenartigkeit, durch die wir voneinander lernen können – achten und respektieren. So können wir miteinander eine Welt formen, in der es sich nicht nur lohnt zu leben, sondern in der wir auch gemeinsam weiterwachsen können.

Frei im Körper

Ein Mensch strahlt verstärkt nach außen, je freier er in seinem Körper ist. Gleichzeitig fühlt er durch seinen freien Energiefluss in seinem Körper ein Wohlgefühl, das ihn zunehmend in seinem Organismus angenehm zu Hause und gesund fühlen lässt.

Wohlgefühl im eigenen Zuhause! Es gibt wohl kaum jemanden, der nicht auf die eine oder andere Weise danach sucht!

Unser unmittelbarstes Zuhause ist zweifellos unser eigener Körper. Eine Wohnung oder ein Haus gibt diesem ureigenen Zuhause, das sich einst als „Materialisation der Liebesenergie von zwei Menschen" geformt hat, den notwendigen Schutz und einen Aufenthaltsort.

Doch die meisten Menschen leben mit diesem unmittelbaren Zuhause nichts anderes als das, was auf einer scherzhaften Postkarte des Münchner Komikers Karl Valentin geschrieben steht: „Fremd ist der Fremde nur in der Fremde."

Mit diesem langen Kapitel lade ich Sie ein, jegliche fragwürdige Haltung Ihrem Körper gegenüber, wodurch Sie nicht auf wohltuende Art und Weise in ihm zuhause sind, zu verändern. Dies wird nicht nur Ihrer Gesundheit dienen, sondern Ihnen auch die Möglichkeit geben, das Leben mit diesem Körper auf eine solche Weise zu erfahren, dass Sie an dessen Ende zu sich sagen können: „Es hat sich wirklich gelohnt!"

Der menschliche Körper ist nicht, was der verkürzte und höchstwahrscheinlich missverstandene Satz des alten Griechen Platon aussagt, der zur grundlegenden Philosophie der weit verbreiteten abendländisch-christlichen Kultur geworden war: „Der Körper ist der Kerker der Seele." Dem entgegen steht die Weisheit der alten Hindus Indiens: „Der Körper ist der Tempel der Seele." Mit dieser Auffassung wird veranschaulicht, dass unser Körper unendlich viel mehr ist, als in seinen positivsten Stadien lediglich schmerzfrei und/oder immer wieder einmal aufgedreht und stimuliert zu sein.

Mit seinen fünf Sinnen und seiner Weisheit kann uns der Körper das Leben in seiner Tiefgründigkeit, Feinsinnigkeit und Bedeutung in Dimensionen erleben lassen, die wir auf unserer derzeitigen Entwicklungsstufe von ganzheitlichem Leben noch nicht einmal erträumen können. Unsere Körperweisheit –„*Jnana*" – lässt uns, wenn wir uns eingehend darauf einlassen, alles wissen oder zumindest erahnen. In unseren Zellen existiert sogar ein von uns weitgehend unentdecktes Erinnerungsvermögen, das sich selbst bis in die Zukunft hinein „erinnern" kann.

Der Körperweisheit liegt die Notwendigkeit zugrunde, auf unseren Körper zu hören. Das bedeutet zuallererst, das Leben durch einen achtsamen Gebrauch seiner Sinne wahrzunehmen. Tatsächlich erspüren und entdecken wir das Leben *nur* durch unsere Sinnesorgane.

Durch die übermäßige Ausrichtung auf unsere Kopf-Intelligenz sind uns die Intelligenz und Weisheit unseres Körpers, die uns alleinig durch seine Sinne zugängig werden können, noch weitgehend verborgen geblieben. Anstelle dessen haben wir uns generell mehr auf ein Vermessen von Gegebenheiten des Lebens spezialisiert.

Wir haben uns sogar völlig daran gewöhnt, dass unser Körper von einem „großen Diktator" beherrscht wird: unserem eigenen Kopf! Selbst wenn dieser Diktator „gutmeinend" ist und Ihrem Körper etwas Gutes tun will, so hat er die Anregung hierzu in den meisten Fällen von außen aufgenommen, anstelle auf die eigenen Körpersinne zu hören. Im Glauben daran, dass dies für den Körper gut sei, verlangt der Kopf vom Körper, jenes zu tun, was er vorgibt. In der Regel überprüft der Kopf die Wirkung dessen für den Körper – umso mehr, wenn die Anregung von jemandem kam, den Ihr Kopf als „Fachautorität" anerkennt – erst dann, wenn der Körper drastisch zu spüren gibt, dass ihm dadurch Schaden zugefügt wird. Meistens stellt sich ein Schaden am Körper jedoch schleichend ein. Überprüfen Sie deshalb beständig durch aufmerksamen Gebrauch Ihrer Körpersinne, ob Ihrem Körper – der seine ganz individuellen Eigenarten hat, wovon andere nichts wissen können – etwas guttut oder nicht.

Aus der Heilerpraxis

Vor meiner Einwanderung nach Kanada war ich bereits 1996 in den Sommerwochen in einem Health- and Fitnesscenter in Toronto tätig. Der Austausch mit dem Besitzer des Zentrums war durch sein Interesse an meinem beruflichen Hintergrund, der mich mit Schamanen der Maya in Mexiko und Guatemala zusammengebracht hatte, bereits von Anfang an sehr intensiv.

Da die von mir entwickelte Behandlungsweise der Bio-Kosmo-Energie durch die bewusste Atmung der Klienten einen erheblich besseren Effekt für die Gesundheit erzielt, war mir schon damals die Beobachtung der Atmung zur „zweiten Natur" geworden.

Ich betrachtete viele Menschen während ihrer Fitness-Runden höchst aufmerksam; nicht wenige von ihnen ließen sich auch von mir behandeln. Bereits vor dieser Zeit waren mir in meiner Behandlungspraxis immer wieder Energieblockaden im Körper von Klienten „unter die Finger" gekommen, deren Erforschen nach ihrem Ursprung ergeben hatte, dass sie durch häufiges Fitness-Training mit einer – für den Energiefluss – höchst unpassender, wenn nicht gar irrtümlicher Atmung im Körper aufgebaut und/oder verstärkt worden waren.

Manchmal selbst am Gewichte-Heben und an den Fitnessgeräten stellte ich von Anfang an fest, dass ich bei fast ausnahmslos allen Übungssequenzen zugunsten eines ungehinderten Energie-

flusses im Körper umgekehrt atmen musste, als mir anfangs von fachlicher Seite gezeigt worden war. Mein Körper brauchte während des Bewegungsablaufs für einen Moment eine Ruhe- und Entspannungspause, die der Energie im Körper ein freies Fließen erlaubte. Dies war beispielsweise nur durch das loslassende Ausatmen beim Absenken der Gewichte hebenden Arme gewährleistet.

Ich sprach mit dem Leiter des Zentrums darüber, der mich insbesondere auch deshalb sehr ernst nahm, weil zu mir viele Klienten zu Behandlungen kamen. Auf seine Anregung hin gingen wir im Gespräch durch die einzelnen Teile des Fitnesstrainings, wobei ich jedes Mal den Grund dafür erklärte, wann – zugunsten des gesunden Energieflusses im Körper – eingeatmet und ausgeatmet werden sollte.

Er hörte mir aufmerksam zu und stellte interessiert eine Serie an Fragen. Zuletzt sagte er zu meiner Überraschung, dass ich seiner Meinung nach völlig recht habe. Als ich daraufhin ermutigt davon zu sprechen begann, wie dies den Klienten leicht verständlich zu vermitteln sei, verblüffte mich seine abweisende Aussage: „Wenn das Training überall auf die Weise gelehrt wird, wie ich es bislang getan habe, dann kann ich es nicht anders lehren!" Ich gab auf und machte mir die schizophrene Situation, in der er als Leiter des Fitnesscenters ist, damit begreiflich, dass in einem Fitnesscenter offenbar der rasch sichtbare Muskelaufbau viel wichtiger ist als das innere Gefühl und die Gesundheit des Körpers, gleichgültig inwieweit die Trainierenden sich dadurch Energieblockaden formen, die Schmerz erzeugen und nach einem gewissen Zeitraum sogar bei der Entwicklung einer Krankheit maßgeblich mitwirken können.

Überraschenderweise kommen in den letzten fünf – acht Jahren immer mehr Menschen an mich heran, die mich von sich aus fragen, ob denn die Atmung, die sie für ihr Fitnesstraining gelehrt bekommen haben, wirklich stimmen kann. Sie würden fühlen, dass gerade umgekehrt geatmet werden müsse.

Die ursprünglichen Sinne erleben

Eigenartigerweise sprechen wir von einem „Auf-unseren-Körper-*Hören*“, wenn wir das Erspüren unseres Körpers meinen. Das Erspüren unseres Körpers hat jedoch mit all unseren Körpersinnen und insbesondere auch mit dem, wie wir mit ihnen umgehen, zu tun.

Wir Menschen nehmen die ganze Welt ausschließlich durch unsere Sinne wahr. Diese Wahrnehmungen und die dabei geformten Gefühle und Interessen sind die Basis für all unser Denken. Wegen der grundlegenden Bedeutung unserer Körpersinne für unser Leben beschäftigen wir uns hier zuallererst mit ihnen.

Die Sinne des Riechens und Schmeckens

Fangen wir bei jenen beiden zusammenwirkenden Sinnen an, die entscheidend bei der Erhaltung unseres Körpers im Spiel sind und die uns mehr und mehr verloren gehen: der Geruchs- und Geschmackssinn. Wir sind zwar ständig auf der Suche nach neuen und interessanten Geschmäckern, doch konträr zu unserem offensichtlichen Verlangen, viel Gutes zu schmecken, züchten wir derzeit weltweit Nahrungsmittel auf eine derartig perverse Weise, dass sie mehr und mehr an Geruch und Geschmack verlieren, während wir ihnen künstlich Geschmacksrichtungen beifügen. Schmeckt uns dann etwas tatsächlich gut, reagieren wir darauf gerne mit der Tendenz, uns beim Verzehr durch eine größere Quantität mehr zufrieden stellen zu wollen.

Kurz und bündig gesagt haben viele von uns die starke Neigung, mit unseren natürlichen Körpersinnen von Geruch und Geschmack äußerst fragwürdig umzugehen. Dabei wird uns meist auch gar nicht bewusst, dass bereits eine geringfügig erhöhte Menge an Essenszufuhr, insbesondere wenn sie auf zu viel Kohlehydrate[64] oder Fett

---

[64] Kohlehydratzufuhr, die 60 % unserer gesamten Nahrungsaufnahme übersteigt, wandelt der Körper in Fett um, das er in den Muskeln und unter der Haut ablagert.

zurückzuführen ist, einen höheren Lipidgehalt (= Fettgehalt) in den Zellwänden bewirkt, was für den Energiefluss im Körper eine hemmende Blockade darstellt.[65] Wie bereits erwähnt, ist aber gerade der Energiefluss in unserem Körper ausschlaggebend, damit wir Energie und Lebendigkeit in unserem Körper verspüren können und er gesund bleibt.

In Wirklichkeit schmecken wir nur fünf verschiedene Geschmacksrichtungen: süß, sauer, salzig, bitter und fleischig-herzhaft (= unami). Inwieweit wir durch unsere Geschmacksrezeptoren eine weitere sechste Geschmacksrichtung, nämlich Fett, wahrnehmen, ist derzeit noch im Untersuchungsstadium.[66]

Jeder Geschmack, der über diese angeführten Geschmacksrichtungen hinausgeht, wird von unserem Geruchssinn wahrgenommen. Das Kauen und Hin- und Herbewegen der Nahrung im Mund lässt ihre Gerüche über den Rachen und die innere Nasenöffnung in die Nasenhöhle gelangen, wo sie von den Riechzellen registriert werden.

Am besten geben Sie sich beim Essen – wenigstens manchmal – Zeit und Muße, um den Geruch und Geschmack Ihres Gerichts wahrnehmen zu können. Genuss hat mit der Fähigkeit des Genießens – nicht mit der Menge der Essenszufuhr – zu tun, die für diese verfeinerte Wahrnehmung etwas Zeit braucht. Tatsächlich nehmen wir weniger Nahrung auf, je mehr wir ihren Geruch und Geschmack genießen!

---

[65] Burkhard Bechinger: Inauguraldissertation: Elektrostatische Wechselwirkungen molekularer Dipole mit Membranen, Basel 1989, S. 7: „The lipids act as a barrier with high electrical resistance, which is impermeable to most polar and charged substances, whereas the proteins are considered to be well regulated and selective mediators of transmembrane transport and communication."

[66] Pressemitteilung vom Deutschen Institut für Ernährungswissenschaft (DIfE), Potsdam Rehbrücke vom 25.8.2011: „Fettrezeptor auf der menschlichen Zunge identifiziert", veröffentlicht in Spiegel Online Wissenschaft vom 25.8.2011: „Sechster Geschmackssinn entdeckt: Das überraschende Gespür für Fett".

Damit Sie aufs Neue Ihren natürlichen Geschmacks- und Geruchssinn entdecken können, sind hier zwei einfache Partnerübungen:

- Für den Geschmackssinn in Verbindung mit dem Geruchssinn: Jeder der Partner hat verschiedene Beeren oder mundgerecht zurechtgeschnittene Früchte, worüber der andere nicht weiß. Einer von Ihnen ist durch eine Augenbinde sehunfähig gemacht worden und bekommt nun vom anderen eine Beere oder ein Stück Obst unter die Nase gehalten und dann in seinen Mund. Lassen Sie sich in der Rolle des Blinden den Geschmack dieser Frucht voll bewusst werden. Nach ein paar verschiedenen Geschmacksproben wechseln Sie die Rollen.

- Für den Geruchssinn: Führen Sie zu einem anderen Zeitpunkt Ihre/n durch eine Augenbinde blind gemachte/n Partner/in in einer mehr natürlichen Gegend an verschiedene Büsche, Blumen oder Bäume, wo Sie ihm/ihr den natürlichen Duft aufnehmen lassen. Danach wechseln Sie die Rollen.

Der Sinn des Hörens

Wenden wir uns nun jenem Körpersinn zu, von dem Sie vielleicht festgestellt haben, dass Sie sich in unserer laut gewordenen Welt auf ihn nicht mehr immer verlassen können: dem Gehör.

Auch kann es sein, dass Sie zunehmend lärmempfindlich wurden und Ihnen diese Welt beizeiten viel zu laut ist. Vielleicht wissen Sie regelrecht sogar nicht mehr, was Sie tun könnten, um Nächte ungestört schlafen zu können.

Unser Gehör ist viel sensibler als wir im Regelfall für wahrhalten wollen, weshalb am besten bei ganz grundlegenden Fragen angesetzt wird:

- Geben Sie sich in Ihrem Leben die Möglichkeit, jenes zu hören, was Sie gerne hören?
- Haben Sie vorwiegend solchem Gerede oder Lärm zuzuhören, mit dem Sie sich „eigentlich" gar nicht beschäftigen wollen? Haben Sie diesem wirklich zuzuhören, oder was ist der Hintergrund, dass Sie meinen, diesem zuhören zu müssen?

Selbstverständlich können Sie mit jenem, was Sie gerne hören, Ihr Gehör wieder schulen, während Sie gegenüber jenem, was Ihnen eine Last zu hören ist, natürlicherweise lieber den feinen Sinn Ihrer Ohren verschließen. Im Anschluss dazu taucht selbstverständlich noch eine ganz wesentliche Frage auf:

- Gibt es einen Weg, auf dem Sie auf eine – für alle betreffenden Personen – akzeptable Art und Weise den Umstand verändern können, jenem nicht oder zumindest nur zeitlich eingeschränkt zuhören zu müssen, was Ihr Gehör belästigt?

Erlauben Sie sich, dass Sie partout nicht an allem dieser Welt Interesse haben und Sie sich nicht alles anhören müssen, sondern wählen Sie aus, was Sie sich anhören. Seien Sie in dieser Hinsicht sich selbst gegenüber ehrlich! Ob an diesem oder einem anderen Punkt im Leben: Gelebte Ehrlichkeit sich selbst gegenüber lässt Sie letzten Endes kein Problem mehr darin haben, auch anderen gegenüber ehrlich und aufrichtig zu sein.

Je mehr Sie sich diese innere Wahrheit, dass Sie partout nicht alles auf der Welt interessiert, frei zugestehen, desto mehr können Sie sich darauf einlassen, Ihr Gehör wieder zu schulen.

Geben Sie sich für diese „Gehörsschulung“ in 2 Teilen, die Sie zugleich auch zu einer Reise nach innen bewegen kann, genug Zeit und Ruhe. Es ist empfehlenswert, dass Sie für diese Achtsamkeits-Übungen einen besonderen Ort, womöglich in der Natur, wählen.

➢ Konzentrieren Sie sich für eine Weile auf die Töne und Geräusche Ihrer momentanen Umwelt.
- Suchen Sie sich unter dem Konglomerat aller hörbaren Töne jenen Ton aus, der Ihnen besonders gut gefällt, und hören Sie sich ihn aufmerksam an.
- Suchen Sie sich jetzt einen Ton aus, der immer wiederkehrt oder konstant vorhanden ist. Folgen Sie mit Ihrem Gehör dem Ursprung dieses Tones. Woher kommt er oder wohin bringt er Sie?

➢ Lassen Sie sich nun im 2. Teil der Achtsamkeits-Übung der Stille „zuhören“, die zwischen den Tönen auftaucht. Suchen Sie die Momente Ihrer hörbaren Umgebung aus, in der Sie tatsächlich Stille vernehmen können. Folgen Sie – mit Ihrem Gehör! – der Stille an ihren Ursprung. Wohin bringt Sie diese Stille?

Der sich zunehmend verbreitende Tinnitus, der in der Regel auf zu viel Energie im Kopf zurückzuführen ist, kann einfache praktische Hintergründe haben: Es kann zum Beispiel sein, dass die Energie von gewissen oder von zu viel eingenommenen Nahrungsmitteln oder Getränken in stärkerem Ausmaß in den Kopf steigt[67] und über die sensiblen Ohren den Weg findet, auf „ventilartig geräuschvolle“ Weise nach außen zu fließen. Insbesondere eine erhöhte Einnahme von Zucker, Schokolade, Alkohol und Fett kann einen Tinnitus ver-

[67] Jene Menschen, die im Sternzeichen des Löwen geboren sind oder einige wichtige Planeten im Zeichen des Löwen haben, scheinen dafür verstärkt sensibel zu sein.

stärken, über einen langen Zeitraum hinweg zu sich genommen womöglich sogar hervorrufen.

Des Weiteren kann sich der Tinnitus durch „Elektrosmog“ in Ihrem Umfeld oder auch nur durch Elektroleitungen, die in jener Wand im Haus verlaufen, an der Ihr Kopf beim Schlafen liegt, intensivieren, ja sogar ausentwickeln. Erinnern Sie sich auch in diesem Fall daran, dass für Ihren Körper ein gewisses Kontingent an Energie gesund ist, während ein zu hoher oder zu niedriger Anteil an Energie krankmachend ist. Im deutschen Lebensraum besteht das vorwiegende Problem, dass im Körper von Menschen zu viel Energie anstaut (siehe S. 59). Das nimmt nicht wunder, denn schließlich bewegen sich hier die Menschen im Alltag auf Grund der Benutzung vielerlei elektrischer Geräte beständig in elektro-magnetischen Feldern.

Am besten achten Sie darauf, dass regelmäßig in Ihrer Umgebung alle Elektrogeräte ausgeschalten sind – etwa in der Nacht in Ihrem Schlafzimmer. Vermeiden Sie auf alle Fälle, bei angeschaltetem Fernseher zu schlafen oder ihn sogar als „Schlafmittel“ zu benutzen!

Der Sinn des Sehen

Wenden wir uns nun jenem Körpersinn zu, der von uns am allermeisten benutzt wird, während er zugleich in unserer heutigen Welt auch kontinuierlich am eindringlichsten für Versuche von Verführung und Manipulation ausgenützt wird: der Gesichtssinn.

Wenn Sie sich einmal für eine Stunde in Ihrem Alltagsleben die Augen verbinden, dann stellen Sie sehr schnell fest, wie stark Sie bei allem, was Sie tun, auf diesen Körpersinn fixiert sind und in welchem Ausmaß Sie von ihm abhängig sind!

Unser Gesichtssinn unterliegt einem ungeheuerlichen, uns in der Regel schon gar nicht mehr bewussten Stress. Der erwünschte Sonnenschein – durch die mehrfache Wiederspiegelung der uns umgebenden Autos und Bauten in Stahl-Glas-Bauweise potenziert – strengt unsere Augen extrem an. Elektrisches Licht, das über das ganze Jahr hinweg die Tage verlängert, erlaubt unseren Augen zur Erholung nur kurze Ruhephasen. Darüber hinaus werden unsere Augen durch das Fernsehen und den nicht mehr wegzudenkenden Computer hochgradig belastet.

Wenn wir nicht zu der relativ kleinen Bevölkerungsgruppe der Blinden zählen, nehmen wir die gesamte Welt hauptsächlich durch den Sinn unserer Augen wahr. Die beim Sehen in blitzartiger Geschwindigkeit aufgenommenen und weitergeleiteten Informationen an das Gehirn werden dort augenblicklich verwertet. Bei diesem überaus raschen Vorgang geschieht jedes Mal etwas im Energiefluss unseres Körpers. Darüber werden wir uns allerdings nur im krassesten Fall bewusst, wenn es uns dabei entweder ganz und gar nicht gut geht oder wenn es uns – im extremen Gegenteil – innerlich äußerst positiv berührt.

Bedenken wir zwischendurch einmal kurz, was unsere Augen alles zu leisten haben und was wir mit beharrlicher Selbstverständlichkeit von ihnen erwarten, dann wird uns unmissverständlich deutlich, wie erstaunlich ihre Leistungsfähigkeit ist.

Wir nehmen nicht nur die Welt durch unsere Augen beobachtend wahr, wir nehmen sie sogar durch unsere Augen in uns auf. Die heranwachsenden Kinder entwickeln selbst ihre Intelligenz vorwiegend mittels der Wahrnehmungen ihres Gesichtssinns aus.

So haben wir uns unhinterfragt daran gewöhnt, die Welt so zu verstehen, wie wir sie vom Blickwinkel unserer – maßgeblich durch den Sinn unserer Augen entwickelten – Intelligenz heraus sehen. Und aus dem, wie wir die Welt sehen, erklären wir sie uns. Vom Blickfeld unseres Verständnisses von der Welt sehen wir von vorneherein die Dinge und Vorgänge der Welt selektiv. So machen wir bereits im Moment des Sehens Extraktionen und wählen aus, nur noch jene Teile der Welt zu sehen, die in unser Bild von der Welt passen. Was wir ganz und gar nicht kennen, schließen wir aus unserem Gesichtskreis aus. So wurde mir in Kanada die wahre Geschichte eines *Inuit*-Indianers (hierzulande „*Eskimo*“ genannt) erzählt, der in bereits hohem Lebensalter das erste Mal in die Zivilisation gebracht worden war, wo er das vorbeifahrende Auto trotz guter Augensicht nicht sehen konnte, da es nicht in sein Verstehen von der Welt passte. Diese Geschichte bewegte mich, weil ich eine nicht unähnliche Erfahrung gemacht hatte:

Eine persönliche Erfahrung

Von meiner Hütte auf einem Hügel im Dschungel der mexikanischen Halbinsel Yucatán, wo ich in den 80er Jahren etwa ein Jahr zurückgezogen lebte, hatte ich einen wunderbaren Ausblick auf die Karibische See. Ich liebte es, meinen Blick vorwiegend weit in die Ferne hinter den weißen Sandstrand und das einmalige Türkis und Dunkelblau des Meeres auf den leichtrunden Bogen des endlosen Horizonts gerichtet zu haben.

Etwa alle sechs Wochen fuhr ich einmal zum nächstliegenden Postamt in die 100 km entfernte Kleinstadt Felipe Carrillo Puerto, um meine hinterlegte Post entgegenzunehmen. Ein Fußmarsch brachte mich zu der weit und breit einzigen Kreuzung, wo gelegentlich ein Bus vorbeikam, doch gewöhnlich nahm mich eines der selten vorbeifahrenden Autos mit.

Obgleich ich in den 50er und 60er Jahren in der Großstadt München aufgewachsen war, geriet ich nun in der mexikanischen Kleinstadt mit dem äußerst spärlichen Verkehr in Schwierigkeiten. Meine Augen und ihre mittlerweile gewöhnliche Art des Sehens ließen mich nun tatsächlich die wenigen Autos unmittelbar vor meinen Augen oft nicht sehen und ich hatte mich unglaublich zu konzentrieren, um bei meinen Stadtbesuchen nicht in eines dieser Autos zu rennen!

Unser beständig genutzter – und deshalb oft unbewusst benutzter – Gesichtssinn hat besondere Zuwendung nötig, wenn er uns bis an das Ende unseres Lebens dienen soll. Lassen Sie sich aus diesem Grund für eine grundlegende Entspannung Ihrer Augen oft in das harmonisierende Grün der Natur sehen.

Der folgende Erfahrungsbereich kann Sie in den Genuss kommen lassen, Ihren Gesichtssinn und sich selbst auf unübliche Weise kennenzulernen:

Gehen Sie an einem sonnig-warmen Tag mit zeitlichem Freiraum in einen Park oder in die Natur. Legen Sie sich mit geschlossenen Augen auf den Rücken und lassen Sie von der Sonne Ihr Gesicht bescheinen.

➢ Nach einer kleinen Weile reiben Sie kurz auf sachte Weise Ihre Augen und lassen Sie sich die Farben und „Designs" sehen, die dabei vor Ihren geschlossenen Augen auftauchen. Reiben Sie dann Ihre Augen wieder behutsam auf eine etwas andere Art und Weise und sehen Sie sich nun das veränderte Farben- und Musterspiel vor Ihren verschlossenen Augen an.

➢ Legen Sie sich unter einen Baum und sehen Sie in seine Baumkrone. Beobachten Sie sich die Lebendigkeit des Schattenspiels des Baumes mit all seinen Blättern: Nehmen Sie die unterschiedlichen Grüntöne durch die Schatten und Mehrfach-Schatten wahr, die sich bereits bei geringem Luftzug durch die Bewegungen von Blättern verändern.

➢ Stellen Sie nun den oberen Scheitelpunkt Ihres Kopfes (Kronen-Chakra) auf den Boden – Ihr Oberkörper wölbt sich dabei nach oben – und schauen Sie sich die Welt an, wie ihre sichtbare Realität auf den Kopf gestellt aussieht. Atmen Sie dabei gut.

➢ Gehen Sie an einen kleinen See oder Bach. Legen Sie sich so auf den Bauch, dass Sie Ihr Gesicht im Wasser sehen. Lassen

Sie sich Ihr Gesicht betrachten, wie es sich durch die Bewegungen des Wassers verändert.

➢ Betrachten Sie über einen ausgedehnten Zeitraum am Abend alleinig beim Licht einer nahestehenden Kerze Ihr Gesicht in einem Handspiegel.

Am besten erleben Sie jede dieser Erfahrungssituationen mit der Freiheit von jeglichem Bewerten und Beurteilen. Dann können sich Ihnen dabei interessante Eindrücke und Entdeckungen jenseits von Zeit und Raum eröffnen.

Der Sinn des Fühlens

Der in unserem Leben übermäßig angewandte Sinn des Sehens führt viele von uns unmerklich dazu, jenen Körpersinn, durch den wir das Leben erfühlen, zu vernachlässigen oder gar verkümmern zu lassen: den Tastsinn. Wenn sich durch diesen Umstand die Reichhaltigkeit des ganzheitlichen Liebesausdrucks nur noch auf die Stimulanz durch den Gesichtssinn mittels Pornographie verkürzt und/oder sich das positive Fühlen des Körpers nur noch auf ein kurzes „ejakulatorisches Energie-Aufbäumen" im Körper vermindert, geht dem Sein als Mensch viel verloren.

Andererseits begann diese Verkürzung des Menschen – um ihn zur funktionierenden Arbeitskraft und zum Konsumenten der Produktion zu machen – durch die Wirtschaft. Ihr perverses Spiel, bei dem der Mensch im Sinne der Wirtschaftlichkeit und nicht die Wirtschaft im Sinne der Menschlichkeit zu handeln hat, nimmt einen immer noch weiteren Verlauf der Entfremdung des Menschen von sich selbst in Kauf. Kein Wunder also, dass wir Menschen von unserem eigenen feinen Sinn der Berührung und des Fühlens ziemlich weit entfernt sind und wir uns an ihn nur wieder behutsam herantasten können.

Fangen wir mit jenem Teil des Körpers an, womit das kleinste Kind die Welt zu begreifen beginnt und wo wir die Nahrung entgegennehmen, die unsere körperliche Existenz erhält: der Tastsinn der Lippen und des Mundes: Wie spüren Sie die Lippen und Ihren Mund, wenn Sie gerade einen Bissen Ihres Essens in den Mund genommen haben? Spüren Sie dabei Ihren Mund überhaupt oder spüren Sie ihn nur, wenn Sie sich den Mund verbrennen? Werfen Sie vielleicht die Nahrung meist nur in sich hinein, weil dieser Körper „halt" erhalten werden muss? Können Sie die feinen Empfindungen in Ihren Lippen noch registrieren?

Fühlen Sie Ihren Körper während Ihres Alltags überhaupt – oder nehmen Sie Teile von ihm nur wahr, wenn irgendwo in ihm ein Schmerz oder ein Unwohlsein auftaucht?

Unser Körper hat ein paar Hundert Millionen Tastsinnrezeptoren, mit denen wir fühlen. Durch unser größtes Organ, die Haut, die uns physisch von allem anderen abgrenzt, was wir nicht als „Ich" bezeichnen, erspüren wir die andersartige Außenwelt.

Wie nehmen Sie Berührungen oder die Schwingungen der Gegenwart anderer an Ihrer Haut wahr? Empfinden Sie den Hauch eines sommerlichen Windes an Ihrer Haut? Wie reagiert andererseits Ihre Haut auf einen starken Wind, der Ihnen entgegenkommt, wenn Sie in einer von Hochhäusern gesäumten Straße um die Ecke eines „Wolkenkratzers" gehen? Lassen Sie von einem warmen Nieselregen Ihre Haut berühren? Spüren Sie die Temperatur der Luft an Ihrer Haut auf dem Balkon oder vor dem offenen Fenster und kleiden Sie sich demnach, oder wählen Sie Ihre Kleidung des begonnenen Tages entsprechend der in Medien angegebenen Temperatur aus?

Der Tastsinn ist der erste Sinn, den wir im Mutterleib ausbilden, und eigenartigerweise kommt kein Mensch ohne funktionierenden Tastsinn auf die Welt! Interessant ist auch die Häufigkeit, mit der ein Nachforschen über diesen feinen Sinn nur eingeengt auf Informationen über Kleinstkinder und Heranwachsende und auf Aussagen über Blinde, deren Kontakt mit der Welt am meisten auf den Tastsinn angewiesen ist, stoßen lässt.

Genießen Sie das Gefühl in Ihren Fingerspitzen, wenn Sie jemanden streicheln oder sind Sie – äußerst nachteilig für Ihr eigenes Gefühl und für die gleichwertige Kommunikation mit Ihrem Gegenüber – viel mehr oder alleinig darauf fixiert, durch Ihr Streicheln beim Berührten eine bestimmte Reaktion hervorzurufen? Können Sie, wenn Sie Ihre Hand auf einen Körperteil eines nahestehenden Menschen gelegt haben, in Ihrer Handinnenfläche[68] etwas spüren? Stellen Sie sich in solchen Situationen als Hilfestellung für Ihr körperliches Feingefühl hin und wieder vor, Sie wären blind! Dann wird Ihnen die reichhaltige Welt Ihres Tastsinns eröffnet!

Vielleicht wollen Sie mit folgenden Achtsamkeits-Übungen beginnen, diese vielfach vernachlässigte Welt etwas besser kennenzulernen:

Lassen Sie sich zur warmen Jahreszeit mit Zeit und Gelassenheit barfuß im Gras gehen. Schalten Sie den Dialog in Ihrem Kopf aus, indem Sie Ihre Achtsamkeit ganz auf Ihre Atmung und deren Wirkung in Ihrem Körper lenken.

➢ Richten Sie zum für Sie angemessenen Zeitpunkt Ihre Aufmerksamkeit in Ihre Fußsohlen und nehmen Sie dort die Berührung mit dem Gras und der Erde wahr. Konzentrieren Sie sich mit Hingabe darauf, ob Sie in Ihren Fußsohlen Schwingungen von der Erde unter Ihnen empfinden können.

➢ Mit erhöhter Empfindsamkeit durch die Erfahrung mit Ihren Fußsohlen gehen Sie nun an eine wenig entfernte andere Stelle und berühren dort mit Ihren Handinnenflächen den natürlichen

[68] In den Handinnenflächen und Fußsohlen haben wir die Enden von 250 bis 300 Nervenbahnen, die dem Körper zugleich als Energieausgänge dienen.

Grund. Machen Sie ausfindig, ob Sie in Ihren Händen Schwingungen der Erde wahrnehmen können.

- Gehen Sie dann zu einem Baum, der Sie anzieht. Berühren Sie seinen Stamm mit beiden Händen und lassen Sie sich hier achtsam feststellen, ob Sie vom Baum Schwingungen fühlen können.

Dehnen Sie nun diese Erfahrung aus, indem Sie Ihre Aufmerksamkeit auch auf andere Sinne richten:

- Lassen Sie sich den Reichtum Ihrer Körpersinne mit diesem oder einem anderen Baum erleben: Während Sie mit Ihren Handinnenflächen den Baumstamm berühren und möglicherweise seine Schwingungen wahrnehmen, sehen Sie in die Krone dieses Baumes, hören den von ihm kommenden Geräuschen zu, und vernehmen den Duft, den er vielleicht auch aussendet.

Unsere Mitgestaltung bei unserem Körper

Durch unseren Umgang mit unseren Körpersinnen gestalten wir unseren Körper unweigerlich auf starke Weise mit. Es ist Ihnen vermutlich nicht fremd, die Wohnung oder das Innere des Hauses mitzugestalten, worin Sie leben. Gestalten Sie gerade auch Ihr unmittelbarstes Zuhause, Ihren Körper, zugunsten von Wohlgefühl und anhaltender Gesundheit bewusst mit!

Körperliche Mitgestaltung durch Nahrungsaufnahme

Bezüglich des Geruchs- und Geschmackssinn haben die Indianer Nordamerikas seit endlosen Zeiten folgende Redensart: „You are what you eat!" („Du bist was du isst!").

Stellen Sie stets fest, welche Nahrung Ihrem Körper guttut und welche nicht, und wählen Sie bewusst aus, welches Essen Sie zu sich nehmen. Wenn Ihnen natürlich angebaute Nahrung besser bekommt, sorgen Sie dafür, dass Sie sich die dementsprechenden Nahrungsmittel beschaffen können.

Sehen Sie sich bezüglich dem, was Sie zu sich nehmen, Ihre angelernten oder ausentwickelten Gewohnheiten an. Wenn Sie ein Suchtmittel haben, lenken Sie auch Ihre Aufmerksamkeit einmal darauf, was Sie im Grunde genommen denn wirklich suchen.

Wenn Sie gewöhnlich eines der drei erstgenannten Suchtmittel der Drogenhierarchie – als solche benannte Drogen, Nikotin, Alkohol, rotes Fleisch, Exzess an Zucker, Kaffee (auch Coca Cola + Pepsi Cola), Salz – zu sich nehmen, dann ist entweder ein drastisches Absetzen und dauerhafte Abstinenz davon oder – im drastischen Fall – ein Entzug angebracht, wenn Sie sich nicht letzten Endes chronischen Schaden zufügen wollen. Beim häufigen Konsum der vier letztgenannten „schwachen" Drogen geben Sie sich am besten durch folgende Methode die Chance, herauszufinden, was dieses Mittel bei Ihnen bewirkt, um sich und Ihrem Körper damit auf gar keinen Fall zu schaden:

Bestmöglich nehmen Sie Ihr „schwaches" Suchtmittel ohne andere Nahrungsmittel oder Getränke zu einem Zeitpunkt zu sich, zu dem Sie ein oder zwei Stunden zuvor nichts gegessen haben und Sie sich in Ihrem Körper gut fühlen. Falls zu viel Zucker oder Salz Ihr Problem ist, dann essen Sie jetzt bewusst etwas, was viel Zucker oder viel Salz enthält.

Achten Sie unmittelbar nach der Einnahme Ihrer „Droge" darauf, wie Sie sich körperlich, psychisch-emotional und geistig fühlen. Am besten schreiben Sie dies – listenartig – gleich auf.

Etwa 30 Minuten nach der Einnahme achten Sie erneut auf Ihr Empfinden und halten dies wieder auf Ihrer Aufzeichnungsliste fest.

Ein drittes Mal achten Sie etwa eine Stunde nach der Einnahme auf Ihr körperliches, psychisch-emotionales und geistiges Empfinden und halten dies noch einmal schriftlich in Ihrer Liste fest.

Wenn Sie diese Beobachtungen bezüglich der Wirkung Ihres ‚schwachen' Suchtmittels über drei bis vier Wochen viele Male gemacht haben, nehmen Sie sich die kompletten Notizen darüber vor, woraus Sie ersehen können, ob dieses Mittel Ihrem Körper und Ihrem Sein generell schadet oder in begrenztem Rahmen für Ihre Gesundheit akzeptabel ist.

Da unser Organismus einzigartig und mit einer spezifischen Art an Ernährung aufgewachsen ist, hören Sie am besten bezüglich der Aufnahme aller Nahrungsmittel, Getränke und Genussmittel am allermeisten auf ihn (und nicht nur auf seine Lippen!). Informieren Sie sich ernsthaft über Ernährung mit Hilfe von Webseiten und Büchern von Autoren, die keine Nahrungsmittel oder Nahrungs-Ergänzungsmittel zum Kauf anbieten, da nur bei diesen Informations-Lieferanten davon ausgegangen werden kann, dass sie Information ohne „Anpassung" an ein eigenes Verkaufsinteresse anbieten.

Je mehr Sie sich als der „Kreator Ihres eigenen Körpers" mit Ihrer Ernährung beschäftigen, desto einfacher wird es, Auswirkungen von Nahrungsmitteln und Getränken auf Ihren individuellen Körper mit seiner eigenen Sensibilität ausfindig zu machen. So hat zum Beispiel der allerorts beliebte Kaffee, der zumindest einem Drittel der Menschheit schadet, bei anderen Menschen bei maßvollem Genuss[69] keine schädliche Wirkung. Er kann jenen womöglich sogar helfen, eine Darmträgheit zu lindern, das Erinnerungsvermögen zu verstärken und/oder einen niedrigen Blutdruck zu erhöhen.

[69] Für Ärzte in der Region Mexikos, in der Kaffee wächst, beginnt die „schädliche Maßlosigkeit" von Kaffeekonsum mit der 5. kleinen Tasse pro Tag.

Außerdem hat Kaffee eine nur in den Anbauländern teilweise bekannte außergewöhnliche Eigenart. In der ersten halben Stunde nach dem Trinken zieht er das Körpergewebe zusammen, was von mexikanischen Eltern genutzt wird: Ihre Kinder bekommen als Letztes am Abend eine Tasse dünnen Kaffee, wodurch die zusammengezogenen Blutgefäße weniger Blut und dadurch weniger Sauerstoff ins Gehirn liefern und die Kinder somit schnell in einen tiefen Schlaf fallen. Nach der Zeitspanne von 30 Minuten nach dem Kaffeekonsum setzt im Körper jedoch die entgegengesetzte Wirkung ein, denn das gesamte Gewebe und die Blutgefäße dehnen sich jetzt maßgeblich aus. Nun erhalten die Kaffeetrinker die Wirkung, die die allermeisten von ihnen wünschen: Die Gehirnzellen, die 10-mal so viel Sauerstoff benötigen wie die Körperzellen, erhalten jetzt ausreichend Sauerstoff und werden munter.

Nach einer Umstellung zu sehr bewusster und gesunder Nahrung ist es möglich, dass Sie die Erfahrung machen, nicht mehr in Restaurants oder in einem auswärtigen Land essen zu können, weil Ihr Organismus so „sauber und rein" geworden ist, dass er andersgeartete Nahrung drastisch fühlbar ablehnt. Wenn Ihnen Ihr Körper Anzeichen dessen gegeben hat, dann können Sie sich – aus meiner Erfahrung – damit helfen, dass Sie ein- bis zweimal in der Woche bewusst „verunreinigende Nahrung" wie Zucker, ein Milchprodukt oder (rotes) Fleisch etc. zu sich nehmen, um nicht solche starken Einschränkungen in Kauf nehmen zu müssen.

Körperliche Mitgestaltung durch Bewegung und Ruhephasen

Bei Ausrichtung Ihrer Lebensweise nach Ihren Wahrnehmungen, welche Art und welches Ausmaß an Bewegungen Ihr Körper täglich braucht, um sich am Ende des Tages gut zu fühlen und auf angenehme Weise müde zu sein, fördern Sie auf beträchtliche Weise dauerhafte Gesundheit Ihres Körpers. Wie Sie wissen, hat eine derartige Müdigkeit nichts mit körperlicher Laschheit oder Lebensunmut

(Depression) zu tun, denen beiden gerade mit Körperbewegung vorgebeugt werden kann.

Wenn Ihr Körper ständig „wie tot ins Bett fällt", weil er untertags fortwährend durch die Gegend gehetzt wird, dann sehen Sie sich diesen Umstand zugunsten Ihrer zukünftigen Gesundheit am besten genau an. Bei Überarbeitung als Dauerzustand ist es zweifelsohne empfehlenswert, Wege zu suchen, wie Sie Ihr Arbeitsleben und Privatleben in ein lebenswerteres Dasein mit einem angenehmen Gleichgewicht von betriebsamer Tatkraft und Ruhephasen verändern können. Wenn Sie diesbezüglich einen Widerstand in sich verspüren, dann ist es höchstwahrscheinlich angezeigt, sich selbst gegenüber einfühlend und ehrlich den emotionalen Grund dessen zu beleuchten.

Körperliche Mitgestaltung durch angestrebtes Gleichgewicht zwischen Körper-Intelligenz und Kopf-Intelligenz

Fangen Sie zugunsten anhaltender Gesundheit und zunehmender Lebensqualität an, Kopf und Körper auf gleichwertige Weise zusammenwirken zu lassen. Dies ist um Vieles leichter gesagt als getan, denn die Voraussetzung dazu ist, dass Ihrem Kopf die Intelligenz Ihres Körpers in ihren Grundzügen zugänglich und verständlich ist. Es ist empfehlenswert, mit diesem Schritt hin zu einem ganzheitlicheren Leben nicht so lange zu warten, bis Ihnen Ihr Körper die Notwendigkeit dessen durch den „Schlag" einer Krankheit unmissverständlich zeigt.

Deshalb beginnen Sie besser im Hier und Heute mit einer langsamen, aber beständigen Umstellung hin zu diesem gleichwertigen Zusammenwirken von Körper und Kopf. Hat bislang fortwährend Ihr Kopf den Ton angegeben und Ihr Körper wenn überhaupt, dann nur durch eine Schwächung oder ein vorübergehendes Ausschalten einer seiner Funktionen – das heißt über extreme Müdigkeit oder eine Krankheit – die Herrschaft übernommen, dann können Sie die beiden nun auf sachte Weise in den empfehlenswerten Prozess, ein gesundes Zusammenwirken zu lernen, einführen:

Zu Beginn erteilen Sie Ihrem Körper pro Woche während *einer* vollen Tagesstunde die Erlaubnis, der „Diktator Ihres Kopfes" zu sein. Ihr Kopf hat während dieser Stunde völlig dem zu folgen, was Ihr Körper tun will. Lassen Sie sich bei Anfangsschwierigkeiten keineswegs davon beirren, dass Sie zuerst überhaupt nicht wissen, was es bedeutet, so sehr auf Ihren Körper zu hören, dass er sogar in der Lage sein sollte, Ihren Kopf herumzukommandieren. Es kann Ihnen also zum Beispiel passieren, dass Sie diese Stunde erst einmal „nur faul" herumliegen und sogar überhaupt nicht wissen, was Sie mit sich anfangen könnten.

➢ Erhöhen Sie die Zeitspanne nach zwei Wochen auf *zwei* volle Tagesstunden pro Woche.

Nach wiederum zwei Wochen lassen Sie sich während dieser *zwei* Stunden auf Tätigkeiten ein, bei denen nun Kopf und Körper unterschiedslos geachtet und beiden gleichwertig entsprechend gehandelt wird. Seien Sie dabei vorsichtig, dass Ihr Kopf nicht wieder glaubt zu wissen, was für Ihren Körper gut sei. Versuchen Sie dagegen vielmehr jenes, was für Ihren Körper gut ist, mit aufmerksamem Kopf zu erspüren, die Sinnhaftigkeit dessen zu erkennen und danach zu handeln.

➢ Dehnen Sie langsam und behutsam diese Gleichschaltung von Kopf und Körper mehr und mehr auf Ihr Leben aus. Dies ist gewöhnlich ein wesentlich tiefgreifender und wertvollerer Prozess, als hier äußerst kurz beschrieben ist. Sie werden dabei neue Regeln für Ihren Alltag finden, die mehr aus Ihrem Bio-Rhythmus kommen werden.

Umgang mit einem Schwachpunkt im Körper

Jeder menschliche Organismus hat einen Schwachpunkt. Diese gewöhnlich bekannte Tatsache hat mir meine mehr als 30-jährige Praxis als Heilerin in verschiedensten Ländern unmissverständlich bestätigt. Auch scheint dies eine Art Naturgesetz zu sein, worüber sogar die verschiedenen astrologischen Systeme[70] in ihren exakten Ausführungen Hinweise geben.

Dieser körperliche Schwachpunkt ist jedoch veränderungsfähig. Folglich muss er keineswegs über den ganzen Verlauf des Lebens geschwächt bleiben! Er kann uns vom Anfang seines Entdeckens an als guter Lehrer dienen, der uns behilflich zur Seite steht, wenn wir lernen, mehr auf den eigenen Körper zu hören und seine Intelligenz auszuentwickeln, um ihn im Verlauf des zunehmenden Entdeckens seiner Eigenarten zu einem wohligen Zuhause gestalten zu können.

Wenn es für Sie deutlich geworden ist, was *der* oder ein maßgeblicher Schwachpunkt in Ihrem Körper ist, machen Sie nach einer anfänglich oft auftauchenden Tendenz, ihn ignorieren zu wollen, nicht auch noch den nächstmöglichen gravierenden Fehler, die betreffende Körperstelle zu verweichlichen!

Lernen Sie anstelle dessen, wie Sie dieser Körperstelle – ähnlich einem neugeborenen Kind – den notwendigen Schutz geben können, um dann auf dessen Basis den Prozess für seine Kräftigung einführen und stufenweise aufbauend weiterführen zu können. Dadurch kann sich nicht selten ein körperlicher Schwachpunkt ganz verändern und sogar zu unerwarteter Stärke kommen. Dies kann aber nur geschehen, wenn Sie sich dem betroffenen Körperteil zuwenden und sich mit ihm beschäftigen, um zu wissen, welche

[70] Folgende ursprüngliche Astrologie-Systeme sind bekannt: westliche Astrologie (die hierzulande gängige), chinesische Astrologie, indische Astrologie (mit etwas unterschiedlichen Systemen im Norden und im Süden Indiens), keltische (Baum-)Astrologie, Astrologie (der Erde) der nordamerikanischen Indianer, Astrologie der alten Maya (nicht zu verwechseln mit dem New Age „Maya-Horoskop“ von José Argüelles, das die Kabala mit einflechtet), Astrologie der Azteken.

spezielle Berücksichtigung er vielleicht gerade auch bezüglich Nahrungsaufnahme, Bewegungen bzw. Bewegungsabläufen usw. braucht.

Verfahren Sie mit einem verletzten Körperteil auf die gleiche Weise: Geben Sie erst den notwendigen Schutz und dann ein hilfreiches, langsam aufbauendes Übungsverfahren, damit er wieder zu Kräften kommen kann.

Ob es sich um einen ursprünglich schwachen oder einen verletzten Körperteil handelt: Gehen Sie mit diesem Teil Ihres Körpers liebevoll um! Mit Ärger gegenüber diesem Körperteil schaden Sie ihm und verschlechtern langsam, aber sicher seinen Zustand.

Aus der Heilerpraxis

Ich behandelte außerhalb einer kanadischen Großstadt an seinem Wohnort einen Mann, der mich wegen Schwierigkeiten mit einem seiner Knie zu ihm kommen ließ. Als hervorragender Fußballstar war er viele Jahre zuvor für eine damals enorm hohe Geldsumme von einer bekannten Fußballmannschaft eines anderen Landes „angekauft" worden.

Es sollte nicht lange dauern und er verletzte bei einem Fußballspiel eines seiner Knie auf sehr grobe Art und Weise. Als ich nun viele Jahre später sein Knie sah, hatte ich – die seit Jahren gewohnt war, verletzte Körperteile zu sehen und zu behandeln – erst einmal einen großen Schock: Es hatte nahezu die eineinhalbfache Größe seines gesunden Knies und wies neben schwersten chronischen Entzündungen viele Ablagerungen auf. Viele Ärzte hatten über die Jahre hinweg vergeblich versucht, ihm mit seinem Knie zu helfen. Er glaube an die Möglichkeiten der alternativen Medizin; schließlich sei er darüber durch reichliche Lektüre und die Teilnahme an Kursen bewandert, ließ er mich einleitend wissen.

Während einer endlosen Behandlung, die unvermeidlich mit viel psychologischer Beratung einherging, war unverkennbar geworden, dass er über mehr als 2 Jahrzehnte immerfort voller Wut über sein verletztes Knie gewesen war, weil es nicht wie ein gesundes Knie funktionierte. Er hatte es von Anfang an nie schonend behandelt, was dem Knie die Chance gegeben hätte, langsam und behutsam wieder seine (nahezu) normale Funktionstüchtigkeit aufzubauen. Anstelle dessen hatte er mit einer unaufhaltsamen ärgerlichen Haltung seinem Knie gegenüber diesem in schonungslosen Bewegungen rau zu spüren gegeben, dass es für den Abbruch seiner Karriere in jungen Jahren „schuld" war.

Er schien im Gespräch das Prinzip zu verstehen, dass ein stark verletzter Körperteil, der im Umgang mit ihm Grobheit und Rücksichtslosigkeit erlebt, nicht heilen kann. Ob er allerdings tatsächlich verstand, worum es bei heilenden oder gesunden Schwingungen im Körper und generell im Leben von Menschen und ihrer Welt geht, bezweifle ich, denn nicht nur sein Knie und sein Körper schienen seinem Ego „als Opfer" dienen zu müssen. Er, der seit Jahren als Makler arbeitete und dessen Wohnung luxusartig ausgestattet war, hatte an mich mit allergrößter Selbstverständlichkeit eine eigenartige Erwartung, von der er auch in seiner konkreten Handlungsweise nicht abging: Ich sollte die von ihm selbstverständlich geforderte Länge der Behandlungszeit – fünf Stunden zusätzlich zwei Stunden Fahrzeit – für die Kosten einer normalerweise zweistündigen Behandlung abrechnen.

Freier Energiefluss im Körper

Die Verletzung einer Körperstelle geht in der Regel mit der Formung mindestens einer Energieblockade einher. In beiden Fällen – Stärkung der Schwachstelle Ihres Körpers und Heilprozess einer Körperverletzung – ist es notwendig, die Aufmerksamkeit auf den ungehinderten Energiefluss in Ihrem Körper zu legen.

Im Prozess, Ihre Körpersinne mit zunehmender Achtsamkeit zu leben, bekommen Sie Ihren Körper nicht nur verstärkt auf angenehme Weise zu spüren, sondern Sie geraten dabei mehr und mehr auch in einen Bewusstseinszustand ganzheitlicher Art, der sich nicht mehr von Ihrem Körper und seinem Energiefluss trennen lässt. Wie bereits ausführlich im obigen Kapitel „Frei von Schmerz“ dargelegt, hängt der Energiefluss im Körper maßgeblich mit dem Tastsinn zusammen, weshalb ich ihn als den „körperinneren Tastsinn“ bezeichne. Doch wirken auch alle anderen Sinne jeweils auf eine ihnen spezifische Art und Weise auf den Energiefluss im Körper ein.

Sie konnten schon ein paar Mal in diesem Buch lesen, dass sich Ihr Energiefluss ungehindert durch Ihren Körper bewegt, wenn Sie intensives Liebesgefühl erleben. Dabei fühlen Sie sich in Ihrem Körper am freiesten und strahlen stark nach außen.

Sie haben sicherlich entdeckt, dass Ihnen Ihr Körper nicht nur beim Gefühl der Liebe, sondern auch bei bestimmten anderen psychischen Gefühlslagen etwas zu spüren gibt. Möglicherweise wurden Sie sich bei verschiedenen psychischen Empfindungen über jeweils speziell damit in Verbindung auftauchende und eigentümlich geartete Zustände in Ihrem Körper bewusst.

Angst bekamen Sie unter Umständen tatsächlich wie eine Blockierung oder Stagnation Ihres Energieflusses zumindest in einem Teil Ihres Körpers zu spüren, etwa durch einen Kloß im Hals oder durch eine Schwere auf oder in Ihrer Brust etc.. Mit Sicherheit war dies eine völlig konträre Körperempfindung zu jener, die Sie bei einem starken Liebesgefühl, das nicht im Geringsten von irgendeiner Angst überschattet war, in Ihrem Organismus erleben konnten.

Womöglich konnten Sie in dieser höchst wohltuenden Situation bemerken, dass Sie sich völlig beweglich und jung fühlen, weil überall in Ihrem Körper die Energie angenehm in Fluss war. Durch diese Körpererfahrung, die mit psychischer Empfindung gekoppelt ist, sind Sie vielleicht sogar zu der Erkenntnis gekommen, dass Ihr ureigener positiver Lebensgrund doch eigentlich nichts anderes als Liebe ist, die nur immer wieder einmal verletzt worden war, weshalb sich „diese Angelegenheit“ in Ihnen „etwas umgestaltet“ hat, um eben nicht mehr so sehr verletzlich zu sein! Und mit dieser vorsichtigen „Umgestaltung“ hatten Sie begonnen, Ihren Energiefluss etwas zähflüssiger zu formen ...

Ihre eigene Körperweisheit hat Ihnen mittlerweile eventuell bereits verdeutlicht, dass sich im Körper eines ganzheitlich – das heißt physisch, psychisch und geistig – gesunden Menschen die Energie leicht und fließend anfühlt und in harmonischer Schwingung ist, die wie selbstverständlich über die eigene Haut hinausgeht. An diesem Punkt angelangt wird der Satz, den Sie vielleicht schon so manches Mal gehört haben, „go with the flow and let the flow find you" („geh' mit dem Fluss und lass dich vom Fluss finden“) in seinem Tiefengrund verstehbar.

Auf dieser Stufe von ganzheitlichem Seins-Empfinden angekommen sind Sie dann nicht mehr in der Lage, an Ihrer persönlichen Geschichte festzuhalten, sondern erleben alles aus der Vergangenheit Ihres Lebens als Teilschritte hin zu *dem*, der Sie heute sind. Ebenso können Sie auch nicht mehr an dem festzuhalten, wer Sie heute sind, weil Sie nun allzu gut wissen, dass Ihr Leben – so wie alles Leben – in fortwährender Bewegung ist. An Früherem oder an der Gegenwart, die im allernächsten Augenblick ebenso Vergangenheit ist, festzuhalten, würden Sie dann unerklärlich, aber deutlich als Blockade Ihrer sich ständig bewegenden Lebensenergie in Ihrem Körper als unangenehm hindernd empfinden.

Wahrscheinlich haben Sie jedoch zugleich mit unverkennbarer Klarheit entdeckt, dass sich eine „Sache“ nicht wirklich wandelt: der Urgrund Ihres Herzens.

Geistige Klarheit durch Freiheit im Körper

Je mehr Sie sich in Ihrem Körper, der mit der Energie der Erde verbunden ist, frei fühlen, desto mehr entwickeln Sie durch Ihre Ganzheitlichkeit in einem unmerklichen Prozess in sich selbst eine auffällige geistige Klarheit aus. Diese erlaubt Ihnen, mit den Situationen im Alltagsleben ganz anders umzugehen. Eines Tages stellen Sie dann zum Beispiel fest, wie sehr Sie mit müheloser Selbstverständlichkeit imstande sind, eine soziale Situation, in der Sie zum „Mitspieler" geworden sind, zugleich von einer gewissen Distanz aus der Position eines Beobachters ganz klar sehen zu können. Dies befähigt Sie auch in einer heftigen Situation mit Mitmenschen, angemessen (re-)agieren und sinnvolle Handlungsentscheidungen treffen zu können.

Diese Klarheit kann zu einer kristallartigen Klarheit werden, wo alles unmittelbar durchsichtig wird. Selbst Ihr eigener Körper wird für Sie transparent, wenn Sie Ihre Aufmerksamkeit darauf richten. Sie können dieses Niveau an geistiger Klarheit, die Ihnen auch das Psychodrama anderer Menschen aus deren Kindheit durchschauen lässt, allerdings nur deshalb aushalten, da Sie auf dem Weg Ihrer Veränderung, den Sie bereits bis zum gegenwärtigen Zeitpunkt gegangen sind und der Ihnen zunehmend Ihre einzigartige Individualität erkennen ließ, auch auf die selbstverständlichste Art und Weise gelernt haben, zu vergeben. Sie haben erkannt, dass eine große Anzahl an Menschen vieles aus mangelnder Bewusstheit heraus tut, so wie Sie dies selbst auch einmal – zumindest an einigen Punkten Ihres Lebens – getan haben. In Ihnen lebt nun viel mehr die Haltung: „Wer bin denn ich, um zu wissen, was andere zu leben haben!" Aus dem Wissen um Ihre eigene Individualität sind Sie natürlicherweise imstande, die komplette Andersartigkeit der anderen anzuerkennen ohne zu urteilen oder gar zu verurteilen oder zu richten.

Sie sind mit klarer Bewusstheit und dadurch mit Ihrem Geist/Spirit vielleicht sogar bis in Ihre Körperzellen vorgedrungen – und spüren sehr schnell in den Zellen eines Organs, wenn dort das übliche Wohlgefühl nicht mehr vorhanden ist oder vielleicht sogar durch ein kleines Zucken oder Ziehen oder durch einen Druck oder eine Anspannung ersetzt wurde. Sie haben dann die Möglichkeit, alles zu überprüfen, was damit zu tun haben kann: was Sie wo gegessen haben, wie und unter welchen Umständen Sie Übungen, Yoga, Sport oder Sonstiges betrieben haben und was speziell dabei passiert ist, und welche Emotionen in Ihnen durch verschiedene Menschen, mit denen sie zusammentrafen, stimuliert worden sind. Auch können Sie Wetterumschwünge, die in Ihrem Körper ein andersartiges Empfinden ausgelöst haben, wahrnehmen, was Sie vielleicht nach Jahren an Beobachtung sogar zutreffende Wettervoraussagen machen lässt.

Eine persönliche Erfahrung

Als 26-Jährige war ich seit zwei Wochen von einem einmonatigen Aufenthalt im Universitätskrankenhaus in meiner kleinen Wohnung in München zurück. Als „medizinischer Sonderfall", von dem erwartet worden war, dass er stirbt, da von meinem Dickdarm ausschließlich nur noch eine dünne Außenhaut existierte, die entsprechend der Spezialisten am Punkt angelangt gewesen war, sich zu perforieren, wurde mein Zustand durch häufige Besuche im Krankenhaus ambulant im Auge behalten.

Ich lag auf meiner Liege weit vom Fenster und der Balkontüre entfernt und wusste um den freundlichen Sonnenschein im Freien. Mein Körper und mein Gesicht waren der Fensterfront abgewandt und der Wand zugekehrt. Meine Augen waren entspannt geschlossen. Ich fühlte mich in meinem Körper klar und heiter, ja sogar leicht und irgendwie leer. Über lange Zeit ging nicht ein einziger Gedanke durch meinem Kopf; ich war lediglich in einem Seins-Zustand, in dem ich alles spürte, aber keine Worte in meinem Kopf darüber formte.

Plötzlich bemerkte ich, wie sich etwas eigenartig Dunkles in meinem Körper einschlich. Es ersetzte das angenehm Klare und Heitere in meinem Körper und ich wurde schwer, fast bleischwer. Es war mir äußerst unangenehm und ich begann in meinem Inneren nachzuforschen, ob sich irgendwie unbemerkt ein düsterer Gedanke in mein Gehirn eingeschlichen hatte. Meinem tiefen Unbewussten nicht vertrauend, begab ich mich auch in die kleinsten und verborgensten Winkel meiner Psyche, um auszukundschaften, von welchem Gedankenflug, welcher kurzzeitigen Erinnerung einer negativen Erfahrung meiner Vergangenheit oder welchem sonstigen Vorgang in mir dieses eindeutig empfundene, unangenehme und ermittlungswürdige Dunkle kommt. So sehr ich auch auf der Suche nach dem Auslöser dieser eigenartig fühlbaren Dunkelheit in mir war und mich durchforschte, ich konnte nicht im Geringsten irgendeines unangenehm belastenden Gedankens oder eines alten, nicht aufgearbeiteten Gefühls, was in jenem Moment in meinem Inneren unbemerkt aufgetaucht wäre, fündig werden. Ich war einfach nur leer, klar und heiter gewesen. Woher also kam diese plötzlich auftauchende Dunkelheit in mir?

Nach dieser endlosen, vergeblichen Ursachenforschung in meiner Innenwelt und getrieben von meinem Unverständnis über den Ursprung dieser deutlich spürbaren Dunkelheit in meinem Körper, kam ich zu der einzig noch irgendwie möglichen Schlussfolgerung, dass der Sonnenschein verschwunden sein muss.

Schwerfällig drehte ich meinen Körper, um von meiner Liege einen Blick nach draußen werfen zu können. Dunkle Wolken hatten sich vor die Sonne geschoben und es regnete.

Seit diesem Zeitpunkt kann ich Wetterumschwünge in meinem Körper vorausspüren. Von der Wucht und der Dauer der unvermittelt auftauchenden Schwere- und/oder Müdigkeitsgefühle in meinem Körper kann ich zum Beispiel ein sich entwickelndes und entladendes Gewitter im späteren Verlauf desselben Tages von einem Regenwetter, das zwei Tage später kommt, und von Schneefällen, die vier bis sechs Tagen später stürmen werden, eindeutig voneinander unterscheiden.

Wahrnehmung körperlicher Anzeichen

Im gewöhnlichen Fall nehmen wir Menschen nur in extremen Fällen körperliche Anzeichen im Beisammen-Sein mit anderen wahr, doch wenn Sie wachsam leben, spüren Sie solche Zeichen Ihres Körpers relativ häufig und schnell. Bei mehr Erfahrung können Sie sich darauf oft auch gut verlassen. Kommt zum Beispiel im Zusammensein mit einem oder mehreren Menschen in Ihrem Körper ein Unwohlsein, das Verkrampfen eines Körperteils, ein Husten, eine Entwicklung von Schleim in Ihrer Kehle oder eine Unruhe etc. etc. auf, dann schauen Sie sich – nach einer kurzen Konsultation Ihres inneren Zeugen, der Ihr eigenes Verhalten beobachtet (siehe S. 96) – besser die Menschen in Ihrer Umgebung und Ihre Beziehung mit ihnen gründlicher an. Sie können darauf vertrauen, dass Ihr Körper von den Schwingungen her eine Situation erlebt, über die Sie sich anfänglich nur noch nicht in Ihrem Kopf bewusst sind oder für deren deutliche Wahrnehmung Sie aus irgendeinem Grund noch keine Erlaubnis haben. Unsere sprachlichen Ausdrucksweisen können uns hier beizeiten zutreffende Unterstützung geben: "ich hust' dir eins!", "auf die Nerven gehen", „eine Laus über die Leber laufen haben", „jemanden nicht riechen können", „verschnupft sein", „ein flaues Gefühl im Magen haben" usw.

Andererseits spüren Sie ebenso die erfreulichen und deshalb uns leichter bewusst werdenden Schwingungen, wenn Sie bei einer Zusammenkunft „mit Herz und Seele dabei sind" oder „frei von der Leber reden" können, wenn Ihnen jemand „am Herzen liegt" oder Sie sich mit jemandem „wie ein Herz und eine Seele" fühlen.

Unsere Emotionen und körperlichen Reaktionen sind Botschaften unseres Spirits, haben Sie schon an anderer Stelle in diesem Buch gelesen. Unterschätzen Sie die Klugheit Ihres Körpers nicht, dessen *Jnana* vielleicht um vieles bewusster um die Lebensprozesse weiß, als unser konditionierter Kopf es uns je erahnen lässt.

Selbstverständliche Akzeptanz des Körpers und seiner Entwicklungsstufen

Wir sind dann wirklich frei in unserem Körper, wenn unsere Geistseele (unser Geist oder Spirit) und unsere Seele (unser psychologischer Grund)[71] mit den Handlungen, die unser Körper ausführt, übereinstimmen. Wir sprechen in diesem Zusammenhang von Authentizität, von unserem ureigenen Selbst. Wie wir alle wissen, ist unser Geist viel mehr als der von uns benutzte Kopf, auch wenn wir ihn noch so vielfältig und „geistreich" anwenden.

Diese harmonische Verbundenheit von Körper, Seele und Spirit lässt uns Menschen am allermeisten in uns selbst zu Hause sein, was uns letztlich überall auf der Welt, selbst im unbekanntesten Land, zu Hause sein lässt. Sind wir Menschen nicht in uns selbst in diesem Einklang, dann sind wir nirgends auf der Welt zu Hause, auch nicht in der Stadt und in dem Land, in denen wir möglicherweise bereits seit unserer Geburt leben. Wir sind dann als „Fremder dauerhaft fremd in der Fremde" (siehe S. 169).

Je mehr Sie Ihren Körper als Teil dieser Einheit von Körper – Seele – Spirit leben, desto selbstverständlicher ist die Haltung in Ihnen, alle natürlichen Stadien seiner Daseinsform zu bejahen und voll zu leben:
Wachsen – Blühen – Reifen – Welken – Vergehen (siehe auch S. 167).

Mit dieser Akzeptanz Ihrem Körper gegenüber, kann von Ihnen das Leben, unabhängig davon, wie lange es dauert, wie eine wertvoll erfahrungsreiche Reise erlebt werden.

---

[71] Psyche" kommt vom Griechischen „ψυχή", was „Seele" bedeutet. Meist wird der Begriff „Seele" mit „Spirit" verwechselt. „Spirit" wird im Deutschen am besten mit „Geistseele" gleichgesetzt, da „Geist" verschiedene andere Bedeutungen hat, die wiederum eine Verwirrung stiften könnten.

Der selbstbefriedigte Körper

Es gibt im Deutschen ein Wort, das überraschend zutreffend beschreibt, worum es geht, das aber über lange Zeit sehr negativ besetzt war. Selbst heute schrecken manche – weltweit gesehen sogar viele – Menschen noch vor dem Tun, über das dieses Wort Aussage leistet, zurück. Viele haben die Bedeutung und den tatsächlichen Wert dieser Handlung für sich selbst – und im weiteren Sinn für die ganze Menschheit – nie näher beleuchtet.

Es ist der Begriff der „Selbstbefriedigung", der sich zu alten Zeiten aus den Worten „selbst" und „befrieden" geformt hat.

Der überkommene Begriff „befrieden" kommt aus jener Zeit, in der die Menschen durch die Mauer einer Burg oder einer Stadt Schutz fanden. Nur durch die Zuflucht hinter der schützenden Mauer fühlten sich die Menschen sicher und erlebten Frieden. Aus dieser Wortfamilie stammt der Ausdruck „Befriedigung". Somit bedeutet „Selbstbefriedigung" „sich selbst an einem geschützten Ort inneren Frieden zu geben".

Selbstbefriedigt, also in Frieden mit uns selbst, strahlen wir Ruhe, Sicherheit und zufriedene Gelassenheit aus. In diesem friedfertigen Zustand verfügen wir zugleich über eine erhöhte Sensibilität, die uns die Schwingungen der uns umgebenden Menschen und der Natur gesteigert wahrnehmen lässt. Wenn nötig können wir uns selbst gerade auch dadurch Schutz geben.

Mit Entdeckergeist gegenüber Ihrem eigenen Körper und dem Leben schlechthin, können Sie insbesondere bei Selbstbefriedigungen dem Fließen der Energie in Ihrem Körper auf die Spur kommen und achtsam folgen. Diese Achtsamkeit hat partout nichts mit Anstrengung zu tun, sondern sie ist durch ein vollkommenes Bei-sich-selbst-Sein gegeben, bei dem es keinerlei inneren Dialog gibt.

Fangen Sie dazu – wie schon mehrfach geschildert – damit an, ihre ganze Wahrnehmung darauf zu lenken, was in Ihrem Körper geschieht, wenn Sie lediglich ganz tief atmen. In tiefen Einatmungen – um die Luft zu filtern durch die Nase – dehnen sich Ihre Lungen so stark aus, dass diese Ihr Zwerchfell nach unten drücken, was Ihren Bauchraum mit Energie anfüllt.

➢ Geben Sie sich mit diesem großen Bauch bewusst eine Ruhepause, in der Sie sich mit all Ihrer Aufmerksamkeit feinfühlig in dieses Zentrum Ihres Körpers begeben. Lassen Sie sich dabei Zeit, um jenes zu tun, was altindisches Tantra folgendermaßen beschreibt: „die Türen der äußeren Sinne schließen, damit sich die Türen zu den inneren Sinnen öffnen können." (s. Bhattacharya, S. 322)

Während sacht beginnender und langgezogener Ausatmungen durch den Mund legen Sie nun Ihre Aufmerksamkeit darauf, zu spüren, wie sich Energie vom Bauchraum löst und durch Ihren Körper strömt.

Erlauben Sie sich mit ausreichend Zeit, in wiederholten Ausatmungen diesen feinen Empfindungen in Ihrem Körperinneren zunehmend auf die Spur zu kommen.

➢ Durch die anfängliche Konzentration auf die Atmungsart und das damit verbundene Geschehen im Körper haben Sie Ihren starken Kopf von seiner Haltung, einen ständigen inneren Dialog zu führen, weggeleitet, indem Sie ihm eine andere Aufgabe gaben. Der Kopf formt aber gewohnheitsmäßig, nachdem er Wahrnehmungen gemacht hat, darüber sofort wieder Worte aus und ist dadurch sogleich wieder in einem neubegonnenen inneren Dialog. Um dem entgegenzuwirken weisen Sie an diesem Punkt Ihren Kopf am besten freundlich darauf hin, dass er keinerlei Worte formen muss und er anstelle dessen besser darauf konzentriert ist, was sich während dieser speziellen Atmungsweise mit dem Energiefluss im Körper tut.

Gehen Sie bei Ihren Selbstbefriedigungen auf ähnliche Art und Weise vor, wie in der vorangehenden Übungsanleitung beschrieben ist: Lassen Sie sich in den langen Ausatmungen durch den Mund die äußerst feinen Energieströme in Ihrem gesamten Körperinneren mehr und mehr wahrnehmen. Sie bereiten sich damit vor, eines Tages in der Lage zu sein, fühlen zu können, was in Indien „*ananda*", höchste „Glückseligkeit", „Freude" oder „Wonne", genannt wird. In diesem Bereich können Sie zum einen der Natur Ihres tieferen Wesens, Ihrem wahren Sein, das unweigerlich mit ganzheitlichem Bewusstsein zusammenhängt, begegnen. Zum anderen befähigen Sie sich dadurch für ganz andere gemeinsame Liebeserfahrungen in Ihrer Paarbeziehung.

Wie Sie bereits wissen, beinhalten Orgasmen große Heilkraft. Wenn Menschen mehr zu diesem inneren Frieden fänden – anstelle rasch, mit der Zeit um die Wette zu masturbieren –, dann könnte vielleicht doch auch einmal ein Weltfriede in Aussicht gestellt sein ... ... auch, wenn derzeit die Welt der Menschen mehr mit dem Gegenteiligen beschäftigt ist.

Kommt eines Tages der Energiefluss in Ihrem Körper in den Befindlichkeitszustand, in dem das Nervensystem Ihres ganzen Körpers mit ihm verschmolzen wird, dann geschieht ein grundlegender Wandel dahingehend, dass Sie in Ihrem Leben nur noch aus diesem ganzheitlichen Bewusstsein heraus handeln können. Damit geht eine selbstverständliche Veränderung des Lebens einher.

Bewusstsein hat in diesem Fall für Sie schon längst nichts mehr mit einer auf den Kopf und die Worte eingeschränkte Denkweise oder Wiederholung von Denkweisen oder Redeweisen zu tun!

In Ihrem Körper hat sich nämlich der Kundalini-Kanal geöffnet, der auch als der „Nerv des Bewusstseins" bezeichnet wird. Dies bedeutet, dass die Energie im bedeutsamsten Energiekanal im Inneren der Wirbelsäule – der in Verbindung mit dem Gehirn steht –

ungehindert vom Steißbein bis zum Scheitelpunkt am Kopf nach oben und von dort nach außen schwingt. Zwei wichtige Energiekanäle jeweils seitlich der Wirbelsäule, die über die dort verlaufenden maßgeblichen Blutgefäße in Verbindung mit dem Herzen stehen, sind in den Prozess mit einbezogen.[72]

Sie kamen damit in Ihrem eigenen Prozess an die Erfahrung heran, dass der Mensch ein geistiges Erd-Wesen ist. Dass Erleuchtung im ganzheitlichen Sinne bedeutet, bewusst in jeder Zelle des Körpers zu sein, ist für Sie jetzt eine verstehbare, logische Konsequenz.

Eine freundliche Empfehlung an die Männer:

Wenn Sie mit Ihrem inneren Energiefluss mehr erleben wollen, fixieren Sie sich am besten bei einer Selbstbefriedigung nicht auf den Zielpunkt „Ejakulation“, sondern mehr auf das prozesshafte und wesentlich länger dauernde Geschehen im Körper, was gerne von Männern als „Ganzkörper-Orgasmus“ oder als das „innere Stadium, auf einer hohen Welle zu sein“ bezeichnet wird.

Durch eine Fixierung auf den Ausbruch einer Ejakulation ist kaum die innere Achtsamkeit gegeben, um mit dem inneren Energiefluss mitschwingen zu können. Falls Sie dazu Hilfestellung durch ein Buch wünschen, empfehle ich Ihnen entweder das Buch „Tantra für Menschen von heute“ oder das Buch „Tantrisches Bewusstsein“ (siehe Literaturverzeichnis).

---

[72] Im Ursprungsland dieses Wissens, Indien, werden der Kundalini-Energiekanal in der Wirbelsäule *„Susumna“* und die Energiekanäle seitlich der Wirbelsäule *„Ida“* (links der Wirbelsäule) und *„Pingala“* (rechts der Wirbelsäule) genannt.

Der Körper als „Tempel des Geistes und der Seele"

Je mehr Sie imstande sind, bewusst den Energiefluss in Ihrem Körper wahrnehmen zu können, desto mehr sind Sie unmerklich an die Fähigkeit des Meditierens herangekommen. Es verwundert nicht, dass Meditation ihren Ursprung in der Vereinigung von Mann und Frau hat, in diesem Versinken im wortfreien Raum und im Verweben von Energie im sexuellen Miteinander.

Wenn Sie einen Prozess – ähnlich dem in diesem Kapitel in Kürze geschilderten Verlauf – ganz oder zu Teilen durchlebt haben, konnten Sie die ausschlaggebende Wichtigkeit der Atmung für Ihr Bewusstwerden über den Energiefluss im Körper feststellen, was letztlich entscheidend dafür war bzw. ist, dass sich Ihr gesamtes Bewusstsein verändert (hat). Sie wissen nun aus eigener Erfahrung, wie sehr die altindische Weisheit „Hauch ist Bewusstsein, Bewusstsein ist Hauch!"[73] unwiderlegbar Sinn ergibt.

Legen Sie sich mit gespreizten Beinen und den Armen seitlich in Schulterhöhe von sich gestreckt auf den Rücken. Vertiefen Sie Ihren Atem mehr und mehr.

Nachdem Ruhe in Ihnen eingekehrt ist, malen Sie sich aus, frühmorgens alleine an einem schönen Ort in der Natur zu sein, wo Sie begeistert einen großartigen Sonnenaufgang betrachten. Es ist, als ob Sie unter Ihren Füßen den Kontakt mit Erde fühlen, auf der Sie stehen, während Sie schlichtweg bezaubert der sind.

Wie von selbst atmen Sie sehr lange ein und es kommt Ihnen so vor, als ob Sie das Licht und die Wärme dieser Sonne in sich aufnehmen und Sie sogar Ihr Körperzentrum mit der Energie dieser Morgensonne anfüllen. Nach einer Atempause

[73] Shankayana-Upanishad 5,148

atmen Sie mit offenem Mund langsam aus. Dabei lassen Sie die in Ihrem inneren Zentrum angesammelte Energie der Sonne sich in Ihrem ganzen Körper ausbreiten, so dass sie bis in Ihre Zehen- und Fingerspitzen und selbst zu Ihrem Scheitelpunkt am Kopf (7. Chakra) fließt.

Während jeder der nächsten tiefen Einatmungen stellen Sie sich vor, Ihr Körperzentrum erneut mit der Lichtenergie und der Energie der erträumten, sich langsam erwärmenden, wunderbaren Morgensonne zu füllen. Nach einem Anhalten des Atems atmen Sie dann jedes Mal sehr langsam und ausgedehnt durch den Mund aus. Die dadurch in Ihrem Körper vom Bauchraum verströmte Energie nimmt bei diesen Ausatmungen den Platz jener „alten“ Energie ein, die Sie an Ihren Füßen und Händen und an Ihrem Kopf nach außen abgeben. Machen Sie auf diese Weise einen transformativen Austausch von Energie in Ihrem Körper.

Wenden Sie diesen meditativen Prozess an, um zum einen das Licht der Sonne in Ihrem Körper zu assimilieren. Zum anderen nutzen Sie diese transformierende Atmung, um Altes loszulassen und durch neue, lichtvolle Energie in Ihnen, die einem veränderten Bewusstsein entspricht, zu ersetzen.

Bewusstsein der endlosen Weite durch den Körper

Lassen Sie sich, wenn Sie einen Orgasmus alleine erleben, die Weite in Ihrem Körper wahrnehmen, die Sie durch den Energiefluss über Ihren Körper hinaus erfahren können. Spüren Sie die Vibrationen, die durch Sie schwingen, und schwingen Sie mit ihnen mit. Bei völliger Angstfreiheit wird für Sie die Unendlichkeit jenseits von Raum und Zeit erfahrbar.

Unmittelbar zu Beginn dieses Buches war kurz von der Kosmologie der Maya-Indianer Zentralamerikas, die mit ihrem Bewusstseinszustand und mit ihrem Energiefluss im Körper umfangreiches Wissen über das Universum erreicht haben, die Rede. Ohne schwere materielle Konstruktionen von der Erde in das Weltall zu jagen, haben sie exakte Informationen über die Milchstraße ausfindig gemacht, von denen uns schriftlich nur geringfügige und bruchstückartige Relikte erhalten sind, da der spanische Bischof Diego de Landa im Jahre 1562 alle auffindbaren Schriften der Maya im Ort Mani auf der mexikanischen Halbinsel Yucatán verbrennen ließ, um daraufhin selbst über die Maya zu schreiben (Schriften, die die heutigen Maya-Forscher als Grundlage ihrer Erforschungen benutzen!). Neben den in Stein gehauenen Hieroglyphen an den Bauten der Maya sind nur vier Schriftstücke in Maya-Hieroglyphen, sog. Codice, erhalten.[74] Sie stammen vermutlich alle aus Yucatán und beschreiben akkurate astronomische Tafeln, Eklipsen, Venuszyklen, Mondphasen und Rituale. Vielerlei Informationen wurden von den Maya in Form von mündlichen Überlieferungen selbst noch bis zu der Zeit, zu der ich in Yucatán und Chiapas lebte (Anfang 1984 bis Ende 1990), weitergegeben.

Was mir von Gesprächen von Maya-Indianern in Mexiko und Guatemala[75] glasklar in Erinnerung geblieben ist, war die mehrfach gehörte Aussage von Menschen, die in völlig verschiedenen Regionen lebten und sich untereinander nicht kannten, dass die alten Maya ihren Körper „als Raumschiff" benutzt haben sollen, wobei sie durch ihre fünf Körpersinne in der Lage gewesen wären, im Universum Wahrnehmungen anstellen zu können. Dadurch hätten sie ihr hochentwickeltes Wissen über unser Sternensystem und darüber hinaus gewonnen. Folgender Erfahrungsbericht verdeutlicht

[74] Madrid Codex, Dresden Codex, Paris Codex, Grolier Codex. Die ersten drei Codices in Maya- Hieroglyphen (ein Wort- und Silbensystem) waren im 19. Jahrhundert aufgefunden worden. Sie tragen den Namen vom Ort des Museums, wo sie sich heute befinden. Der letztgenannte fragmentarische Codex, dessen Authentizität nach wie vor fragwürdig ist, wurde erst vor etwa 40 Jahren in einer Höhle entdeckt.

[75] Das Gebiet der Maya erstreckt sich vom Süden und Südosten Mexikos (mexikanische Staaten: Campeche, Yucatán, Quintana Roo, Tabasco, Chiapas) über Belize, Guatemala (40 % der heutigen Gesamtbevölkerung sind Maya-Indiander) und Honduras bis nach El Salvador.

den Grund, warum mir diese mehrfach gehörte Äußerung von Maya-Indianern nie in Vergessenheit geraten kann:

Eine persönliche Erfahrung

In der zweiten Hälfte der 80er Jahre lebte ich in der erwähnten, einst von Maya-Indianern gegründeten und danach von den Spaniern übernommenen Stadt San Cristóbal de las Casas im Süden Mexikos, in der zu diesem Zeitpunkt bereits viele Ausländer lebten. In der Nähe des Marktes der Maya-Indianer hatte ich ein Haus gemietet, dessen Renovierungen, die ich dort monatelang vornahm, nahezu abgeschlossen waren, als meine Türglocke klingelte. Norbert, ein Südtiroler, den ich von verschiedenen sozialen Treffpunkten oder Festen in der Stadt kannte, stand vor der Tür. Er käme gerade vorbei und habe sich erinnert, dass ich hier leben würde, gab er im süddeutschen Dialekt zu verstehen.

Rasch hatte er meine Situation umrissen und ich nahm sein Angebot, mir zu helfen, mehr als bereitwillig an. Als die Arbeit zu zweit schneller als erwartet abgeschlossen war, kochte ich für uns beide ein spätes Abendessen.

Wir aßen in dem Zimmer, in dem ich meine Hausrenovierung begonnen und an dessen Wand ich ein riesiges Mandala[76] *gemalt hatte, das mir bereits für Fernheilungen gedient hatte.*

Gewöhnlich aß ich in meinem Zuhause auf einer großen Matratze. Die Darmkrankheit, die Jahre zuvor mein Leben bedroht hatte, hatte mir nicht nur den Heiler in mir entdecken lassen. Sie hatte mich auch die Wichtigkeit gelöster Verdauung gelehrt, die ich am besten in der von den Römern nachgeahmten Seitenlage während des Essens gefunden hatte.

Auf einer großen Matratze gemeinsam zu essen, lässt andere Menschen auffallend schnell an Sex, Krankheit oder Schlafen denken, dass ich vermied, mit meinen Gästen auf diese Weise zu

[76] „Mandala" kommt aus dem Sanskrit (und somit vom Hinduismus) und bedeutet „Kreis", obgleich ein Mandala auch quadratisch sein kann. Es ist eine bildliche Darstellung, die auf den Mittelpunkt ausgerichtet ist und eine magische oder religiöse Bedeutung hat.

essen. Doch von der aufwendigen Arbeit müde, aß ich nun ausnahmsweise mit Norbert, den ich immer wie einen jüngeren Bruder erlebt hatte, an meinem höchst privaten Essplatz.

Unser gemütliches nächtliches Mahl erweckte in ihm offensichtlich die Sehnsucht nach einer anderen Art von Nähe. Durch seine sensible Art der Annäherung kam in meinem Körper der starke Wunsch auf, seinen Kopf auf meinem Bauch zu fühlen, womit ich allerdings kein sexuelles Verlangen verbunden spürte.

Er legte seinen Kopf bequem auf meinen Bauch. Trotz vollständiger Bekleidung fühlte ich in meiner Klitoris seinen Herzschlag, der mit den Atembewegungen seines Körpers angenehm rhythmisch zusammenschwang. Norberts tiefe Atmung hatte eine subtile Wellenbewegung hervorgerufen, die sich von seiner Brust zu seinem Kopf fortsetzte. Die Schwingungen, die er auf diese Weise an mich abgab, verbanden sich spürbar mit der Energie in meinem „Nerv des Bewusstseins" und führten sich in meiner Wirbelsäule zu meinem Kopf aufsteigend fort. An meinem siebten Chakra schoss mein Bewusstsein wie eine Rakete aus meinem Kopf und verschwand durch den „Tunnel" im Zentrum meines an die Wand gemalten Mandalas in einer unendlichen Weite.

In kürzester Zeit war ich in einer völlig fremden Landschaft, von der ich zweifelsfrei wusste, dass es auf dem Mars war. Mit einem unbekannten Rhythmus, den ich heute noch in meinem Körper nachfühlen kann, setzten sich meine Beine wie von selbst in Bewegung und brachten mich auf eine entdeckungsreiche Wanderung. Der Sand unter meinen Füßen war leicht rötlich und hatte ein mir völlig unbekanntes Schweregefühl. Die wenigen niedrigen Büsche, die manches Mal meinen Weg säumten, erschienen auf den ersten Blick tot, da sie keine Blätter hatten. Doch ging eine fühlbare Lebenskraft von ihnen aus, die ich in Form von Vibrationen, ähnlich jenen wie ich sie von Pflanzen auf der Erde her gewohnt war, wahrnahm. Kleine Felsbrocken, die verstreut auf dem Sand lagen, hoben sich von ihm durch ihre blasse Farbe eigentümlich leblos ab. Ich ging einige Zeit linkerhand an einem See entlang, von dem ich auf sonderbare Weise spürte, dass er überall sehr seicht war. Es prägte sich mir insbesondere der Geruch ein, der maßgeb-

lich von der ‚Atmosphäre' über dem See zu kommen schien. Ich ging für lange Zeit in großer Stille und realisierte, dass diese Art des Gehens für mich eine komplett neue Erfahrung ist, da die Gravität um einiges schwächer als die mir bekannte Schwerkraft zu sein schien.

Auf einmal fühlte ich mich unendlich schwer und unerträglich müde. Ohne bewusst in meinem Körper ein Zurückversetzen auf die Erde empfunden zu haben, hörte ich eine Stimme, die mir völlig fremd war, obwohl sie aus meiner eigenen Kehle zu kommen schien, zu Norbert sagen: „Ich muss ins Bett, aber du kannst hier bleiben und schlafen, wenn du magst."

Am nächsten Morgen fragte ich Norbert während unseres späten Frühstücks: „Was hast du letzte Nacht erlebt?"– „Oh, es war der beste Trip, den ich jemals in meinem Leben erlebt habe!", bekam ich zur Antwort. „Ich kann gar nicht glauben, dass wir nicht „gestoned" waren." Wie in der ganzen Stadt San Cristóbal bekannt war, wusste auch er, dass ich keine Drogen nahm.

Sechs Jahre waren vergangen und ich war nach zehn Jahren zum ersten Mal nach Europa gekommen, wo ich die Sommermonate vorwiegend mit meiner alternden Mutter in München verbrachte. Bald nach meiner Ankunft hatte sie mir von einer „wirklich interessanten Weltraum-Ausstellung" im Deutschen Museum erzählt. Seit Jahren im praktischen Leben in anderen Ländern und deren Kulturen zu Hause, reagierte ich nicht mit besonderem Interesse auf ihren Hinweis auf eine Museumsausstellung. Als sie in wenigen Wochen das fünfte Mal auf eindringlichere Weise davon sprach, stimmte sie mich nachdenklich. Meine Mutter war keine Frau, die sich oft wiederholte! Sie hatte mich überzeugt, dass ich die Ausstellung sehen musste!

Mit einem Bereich der Ausstellung fühlte ich mich eigenartigerweise sehr vertraut. Er zeigte eine Marslandschaft, die entsprechend Bildern und Daten, die von einer amerikanischen Raumsonde zur Erde gesandt worden waren, gestaltet worden war. Doch vermisste ich hier den unvergesslichen See mit seinem Geruch und das Pulsieren der Landschaft, wie ich es auf dem Planeten Mars erlebt hatte. Ich konnte nicht umhin! Ich umging das Verbot des

Museums und bewegte einige der blattlosen Gewächse auf dieselbe Weise, wie ich es auf meiner Mars-Reise getan hatte. Hier, in der Ausstellungshalle des Deutschen Museums, war keinerlei „Lebenssaft“ in diesen Pflanzen. Was für eine enorme Schwingungsintensität hatte doch im Vergleich dazu das damals mir fast als tot erscheinende Leben auf dem Mars, die ich spürte als Norberts Kopf auf mir gelegen war!

Während ich in San Cristóbal das riesige Mandala an die Wand gemalt hatte, hatte ich keine Ahnung davon gehabt, dass es mir drei Monate später als Raum-Zeit-Tunnel und Eingangstor für Entdeckungen auf einem anderen Planeten dienen würde!

Erfahrungen großer menschlicher Nähe machte ich während der sieben Jahre, in denen ich in der mexikanischen Region der Maya-Indianer lebte, fast ausschließlich mit ihnen. Während dieser Zeit waren auch mehr als die Hälfte meines Klientenkreises Maya-Indianer. Manche von ihnen lebten beständig im Urwald. Die Verständigung mit ihnen, die kein Spanisch sprachen, ging über die Augen, durch Mimik und Gestik oder mit einem Übersetzer.

Zu Beginn dieser Jahre hatte ich bald auf der Halbinsel Yucatán eine bemerkenswerte Beziehung mit einem Maya-Indianer, mit dem ich zusammenlebte. Sie ließ mich eine unendliche Weite erleben und mich in meinem Körper völlig undenkbare Erfahrungen machen. In den späteren Jahren dieser Zeit hatte ich mit mehreren Maya-Indianern von Mexiko und Guatemala kurzzeitige Beziehungen, von denen mir viele einzigartige Erlebnisse von Öffnung und vervollkommneter Weite in mir selbst und weit über mich selbst hinaus in Erinnerung sind. Es waren Vereinigungen in einer „Größenordnung“ als seien sie mit dem Universum selbst gewesen ...

Auffällig ist, dass ich hauptsächlich mit solchen Maya-Indianern in Kontakt war, die noch nicht von ihrer alten Kultur abgewandt waren, sondern ihr Leben in der herkömmlichen Weise mehr in der

Art von Zen lebten.[77] Sie lieferten mit kargem Wortgebrauch Erklärungen für meine geschilderten Visionen und Reisen außergewöhnlicher Art, die für sie völlig normaler Bestandteil von Leben zu sein schienen. In diesen Gesprächen, während denen ich gewöhnlich eine unzertrennbare Einheit mit meinen indianischen Gesprächspartnern, mit der uns umgebenden Natur und mit dem Universum fühlte, schien jeder der Anwesenden auf vielerlei einschlägige Erfahrungen im eigenen Leben zurückgreifen zu können.

Der Austausch im Miteinander geschah in einer Atmosphäre großer Klarheit. Die damit einhergehende Transparenz verursachte, dass wir in der Tat nur wenige Worte brauchten, um uns gegenseitig zu verstehen. Nur wenn ich mich für einen Moment innerlich abgewandt hatte und in meinen „konditionierten Kopf" gegangen war und dort Erklärungen suchen wollte, hatte ich plötzlich Verständnisschwierigkeiten. Ohne selbst von meinem inneren Vorgang mitzuteilen, machte einer der Leute um mich eine kleine gutherzige Bemerkung darüber, was sie alle freundlich lachen ließ, ein Umstand, der mir deutlich Einsicht darüber verlieh, dass ich mich wieder irgendwie von der Großen Einheit abgesondert hatte, was ich eigenartigerweise sogar als körperlichen Schmerz empfinden konnte.

Auch gab es für mich während der Gespräche oder Liebesvereinigungen mit Maya-Indianern häufig kurzzeitige Reisen ins Universum, wodurch ich immer wieder den Zustand schwebender Schwerelosigkeit erlebte. Ich ließ einfach geschehen, da ich einerseits bereits bei meiner allerersten maßgeblichen Erfahrung einer Astralreise spürbar erkannt hatte, dass ich keinesfalls die Kraft hätte, dagegen anzugehen, andererseits aber auch von Neugier und Lust, das Leben in seinen vielfältigen Facetten kennenzulernen, angetrieben war.

[77] Sie waren auch noch nicht vom zentralamerikanischen „traditionellen Indigena-Boom", der vor der Jahrtausendwende begann und der es mit Wissen und Weisheit nicht so sehr genau nimmt, berührt.

Von meinen Erfahrungen dieser Zeit in der Region der Maya meine ich eindeutig zu wissen – nicht im Sinne eines katalogisierbaren oder gar messbaren Kopfwissens, sondern als ganzheitliches Wissen, das lebendiges Körperwissen (*Jnana*) zusammenwirkend mit Logik und Kopfwissen ist –, dass es eine nicht ungewöhnliche Praxis der Maya war, das Universum auf die Art und Weise meiner geschilderten Erfahrung zu entdecken.

Den Gebrauch der fünf Körpersinne der Maya bei ihren Bewusstseinsreisen im offenen Raum schilderten ebenso die Tantriker des alten Indiens, die davon sprachen, dass das Nichtkörperliche durch die Körpersinne wahrgenommen werden kann. Diese Fähigkeit der Körpersinne einmal ausentwickelt, sei es umgekehrt auch möglich, sich des Empfindungsmäßigen auch ohne die Körpersinne, nämlich nur durch das Bewusstsein gewahr zu werden.[78]

In vielen Meditationen haben sich die ungeplanten und unvorhersehbaren Ereignisse meines Lebens, wovon ich 32 Jahre außerhalb Deutschlands gelebt habe, zu einem Gesamtüberblick zusammengefügt. Daraus habe ich folgenden Schluss gezogen: Wir Europäer haben durch den Kolonialismus und seine Folgen die Fähigkeit des ganzen Menschen, sein unmittelbarstes Zuhause – seinen Körper – reichhaltig und geistreich zu leben, fast völlig zerstört, indem wir die Naturvölker und die uns fremden Kulturen überrannt und bis zum Tod ausgebeutet haben.

Derzeit sieht die Entwicklung so aus, als reiche es nicht, dass wir den Planeten Erde bereits mit unserem Wahnsinns-Materialismus fast ganz der Zerstörung durch uns ausgeliefert haben. Wir haben überdies auf der Hut zu sein, unsere materialistisch-zerstörerische und unfriedliche Haltung nicht auch noch in das Weltall zu tragen! Schon wird von Reichsten der Welt der Zeitplan angesetzt, dass

[78] „Success in this means to feel the ‚bodily' without the body; the sensitive without the senses." Bhattacharya, B.: The World of Tantra, S. 333

möglicherweise bereits in fünf Jahren Urlaub in einem „Hotel“ im Weltall verbracht werden könne.[79]

Ich habe gerade eine kurze Schreibpause eingelegt und bin aufgestanden, um von der großen Terrasse, auf der ich umgeben von den außergewöhnlichen Bergen Tepoztláns im Zentrum von Mexiko schreibe, einen Blick auf die nächtliche Kleinstadt hinunter zu werfen. Die weißen und gelben Lichter, die die engen Straßen, die Häuser und ihre Patios erhellen, stimmen mich nachdenklich und zugleich optimistisch! Wir Menschen haben gelernt, uns Energie von starker Wasserbewegung, vom Wind und von der Sonne als Licht, das heißt als Energie in Form von Ausdehnung, nutzbar zu machen. Warum sollten wir nicht auch dazu fähig und daran interessiert sein, unsere eigene, mit unserem Körper unmittelbar verbundene nichtmaterielle Energie, die uns Teil vom Universum sein lässt, zusammen mit unserem Bewusstsein in ihrer Ausdehnung anzuwenden, um das Leben, den Planeten Erde und das Universum umfangreicher zu entdecken?

Angesichts der Tatsache, dass dem menschlichen Körper die derzeitige Raumforschung nicht nur nicht zuträglich, sondern die Raumfahrt für ihn sogar gesundheitsschädlich ist[80], lässt vielleicht die Form der alten Maya, Bewusstseinsreisen ins Universum zu unternehmen, die Art der Weltraumforschung der Zukunft werden. Dann könnten die für die derzeitige Raumfahrt eingesetzten hohen Geldmittel der Lösung längst anstehender Probleme in der menschlichen Welt zur Verfügung gestellt werden, um etwa weit verbreiteten Hunger und Bildungsnotstand zu beenden. Weitreichende Folgen

---

[79] Richard Branson, der englische Geschäftsmann und Gründer der Fluglinie Virgin, spricht davon in manchen seiner Videos auf YouTube.

[80] Schwerelosigkeit über einen bereits relativ kleinen Zeitraum hinweg verursacht im menschlichen Körper „medizinische Probleme“ wie Verlust von Knochenmasse, Muskelschwund, Herz- und Kreislaufprobleme, Schwierigkeiten im Immunsystem und mit den Gleichgewichtskristallen in den Ohren und Schlafstörungen. Siehe zum Beispiel
http://www.pharmazeutische-zeitung.de/index.php?id=30031
http://www.pharmazeutische-zeitung.de/index.php?id=53569

dessen wären zugleich, dass die arme Weltbevölkerung sich nicht mehr den tröstlichen Lebenssinn von Kinderzeugung geben müsste und uns nicht weiterhin Märchen von der Notwendigkeit genveränderter Nahrung erzählt werden könnten.

Unsere Fixierung auf die Materialität – bei gleichzeitigem Mangel an Materialität im Leben des größten Teils der Erdbevölkerung wegen ungerechter Verteilung – ist im Grunde genommen doch oft nur Ausdruck von Absicherung und Todesangst, welche wiederum im Umkehrschluss nur dort zu finden ist, wo der Mensch sein Leben nicht mehr in der Weite seiner ganzheitlichen Existenz empfindet.

Frei und begeistert

Lebendiger Energiefluss in unserem Körper führt durch sein Freiheitsgefühl zu einem allgemein positiven Lebensgefühl. Die Fähigkeit, sich zu begeistern, ist dann die natürlichste Sache der Welt. Selbst wenn die Welt der Menschen in totalem Aufruhr ist, kann dadurch ein Mensch in seinem Inneren eine anhaltende Begeisterung am Leben und an seiner ursprünglichen Kraft und Schönheit verspüren.

Eine persönliche Erfahrung
Feuer und Flamme war ich, als ich nach einem Jahr auf den griechischen Inseln Paros und Kreta im Herbst 1980 durch den Englischen Garten in München ging. Eine große, im Sonnenlicht golden strahlende Baumkrone ließ mein Herz vor Freude hüpfen und schneller schlagen. Von diesem Baum eigentümlich magnetisch angezogen raste mein Körper auf ihn zu und wollte in sein Blattwerk fliegen, um in ihm zu versinken. Erst jetzt wurde mir bewusst, wie sehr mir in meinem Leben in Griechenland in der Umgebung von beständig gleich bleibenden silbrigen Olivenhainen der farbenfrohe Herbst gefehlt hatte.

Kraftpotenzial von Begeisterung

Im Zustand der Begeisterung empfinden wir intensive Lust am Leben und fühlen uns auf natürliche Art jung, lebhaft und liebenswert.

Sich so sehr zu freuen, dass die Freude den ganzen Körper bewegt und zum Beweggrund dafür wird, dass Sie etwas aus „Esprit" – aus Herz und Seele – heraus tun, lässt nicht nur Ihre Intuition frei werden. Wenn Sie dieser Begeisterung instinktiv folgen, dann handeln Sie schwungvoll wie von selbst aus Ihrem Bauch heraus und Ihre Kräfte gehen ins Unendliche. Plötzlich brauchen Sie viel weniger Schlaf, stehen viel lieber auf und haben den ganzen Tag über großen Elan.

Begeisterung und ihre Ganzheitlichkeit

Der Begriff „Begeisterung" kommt eindeutig vom Wort „Geist". So ist seine Bedeutung genau genommen, dass ein begeisterter Mensch von Geist erfüllt ist. Dabei ist das Herz voller Freude und Frohsinn. Zugleich wird eine vollständige Sinnhaftigkeit für das betreffende Tun oder Sein empfunden. In der Lebhaftigkeit, die in jeder Begeisterung steckt, wird Ausdauer und Unermüdlichkeit so stark erfahren, weil Leidenschaft und Hingabe geweckt sind.

Wie bereits angeführt, bedeutet „Erleuchtung" in ganzheitlichem Sinne, dass Spirit/Geist in jeder Körperzelle ist. Im begeisterten Zustand eines Menschen ist sein Geist geweckt und voller Leben (in jeder Zelle?) und versetzt den Körper aus Freude in Bewegung. Somit birgt Begeisterung eine beachtenswert psychische und körperliche Heilkraft in sich.

Da Begeisterungszustände uns in unserer ungeteilten Gesamtheit erfassen und unseren Körper, unsere Seele und unseren Geist berühren, lösen sie unweigerlich in uns Entwicklungsschritte zu ganzheitlichem Leben aus oder führen diese weiter.

Von der Begeisterung des kleinen Kindes lernen

Von der Neugier des kleinen Kindes, die Welt zu entdecken, können wir die Fähigkeit zur Begeisterung lernen.

Zu Beginn des Lebens ist für das Kind neben der Mutter zuerst einmal nur der eigene Körper die ganze Welt. Kurze Zeit später fällt das Kind auf seinem Weg, die Welt zu entdecken, 1000 oder noch mehrere Male hin, so oft zumindest, dass keiner auf die Idee kommt, das Hinfallen seines Kindes zu zählen. All diese „Misserfolge", den ungewohnten Körper auf seinen zwei relativ schwachen Beinen zu balancieren, nimmt das Kind gelassen hin, weil seine Begeisterung – zu allem, was in seinem Interesse liegt, gehen zu können, um es kennen zu lernen – ausnahmslos alles übertrifft.

Die Begeisterung, sich Zugang zur Welt zu schaffen und ständig Neues herauszubekommen, lässt das kleine Kind alles ausprobieren. Dadurch führt sich das Kind von Anfang an in gewisser Weise selbst durch maßgebliche Lern- und Erkenntnisprozesse.

Lassen Sie sich mit der Begeisterung des kleinen Kindes all Ihre Fähigkeiten ausfindig machen und Ihr ganzes Selbst erkennen. So können Sie der gewaltigen Lebenskraft in sich selbst am intensivsten begegnen und sich diese in Ihrem Leben am meisten zunutze machen.

Schaffen und erhalten Sie sich in Ihrem Gehirn für die Fähigkeit der Begeisterung eine Ecke, in der nichts geschrieben steht und von der kein einziges Wort zu hören ist. Aus diesem „Tabula-Rasa-Gehirnwinkel" geben Sie sich immer wieder die Erlaubnis, alles erleben und tun zu dürfen, was nicht zerstörerisch ist.

Kreativität und Begeisterung

"Kreation ist der Freude entsprungen"[81], zitiert die Yogini, die nur unter dem Namen „Lady in Safron" bekannt ist, die Vedas. Gleichzeitig warnt sie, dass es keine Abkürzung zur Freude gibt. „Freude, sowie der Himmel, müssen verdient werden, und, wenn einmal erreicht, mit Behutsamkeit gehegt werden."[82]

Sie spricht darüber in doppeltem Sinne:
- Die Kreation unseres menschlichen Körpers kam durch die Freude des Liebesausdrucks unserer biologischen Eltern zustande, wodurch wir im Ursprung eine „Materialisation von Liebe" sind. Dies ist der Urgrund der Wesenheit menschlichen Lebens; alles andere sind Verformungen.
- Jeglicher Kreativität und jedem kreativen Werk liegen im Ursprung Begeisterung und Freude zugrunde.

Begeisterung und Trance

Begeisterung hängt auf irgendeine Weise immer mit Liebe und Hingabe zusammen. Je mehr Hingabe in die Begeisterung mit einfließt, desto intensiver ist die Begeisterung.

Eine graduell verstärkte Begeisterung während eines Gesangs, eines Tanzes, einer Betrachtung etc. kann in einen Trance-Zustand oder in eine Ekstase übergehen. Je mehr Sie fähig sind, sich hinzugeben und innerlich angstfrei loszulassen, desto mehr sind Sie imstande, Begeisterung, Trance oder Ekstase zu erleben. Begeisterung hat mit freiem inneren Energiefluss zu tun.

---

[81] „Creation sprang out of joy", in Battacharya, B.: The World of Tantra, S. 181
[82] „Joy like heaven, has to be earned; and once earned, has to be preserved with care", ebd. S. 259

Begeisterung durch Sinneswahrnehmung und Gefühle

Vielleicht ist Ihnen schon einmal passiert, dass Sie beim Hören einer Musik in einen „Begeisterungsrausch“ gefallen sind. Ähnliches kann Ihnen beim Erleben eines Naturschauspiels, wie etwa einem Sonnenaufgang, oder vielleicht auch bei der Betrachtung einer Kunstmalerei passieren, wo Sie einfach nur innehalten und sich versunken hingeben. In jedem dieser Fälle hat die jeweilige Sinneswahrnehmung in Ihrem Inneren tiefgehende psychische Emotionen aktiviert, wodurch Ihr Energiefluss stimuliert wird.

Viele Menschen begeistern sich mehr durch den Sinn ihrer Augen, wenn sie Dinge aufnehmen, die sie gefühlsmäßig stimulieren. Pornographische Bilder und Szenen haben mit Sicherheit diesen Effekt. Sie können in manchen Fällen bei Frauen, die Kindsgeburten hinter sich haben und kein Interesse an sexuellem Liebesausdruck verspüren, eine Hilfestellung zu einer neuen Öffnung für ganzheitlichen Liebesausdruck sein. Lediglich jede ausschließliche Fixierung ist unerfreulich und verdrießlich.

Schauen Sie sich eine ausgewählte Baumkrone oder die zahlreichen Baumkronen eines Waldes an. Vertiefen Sie – wie schon einmal im vorangehenden Kapitel angeregt – Ihren Blick, indem Sie die unterschiedlichen Grüntöne (im Herbst: Farbtöne) wahrnehmen, die durch die vielfältigen Schatten im Blattwerk des Baumes und durch die Tiefen seiner Drei-Dimensionalität entstehen.

Lassen Sie sich nach einiger Betrachtung der Baumkrone/n in eine dieser Tiefen „schlüpfen“... Spüren Sie nach einer kleinen Weile dem nach, was Ihr Körper dabei empfindet. Wenn Sie sich der Erfahrung hingeben, können Sie einen Anflug von Begeisterung, Freude und Weite fühlen.

Beim Singen eines Liedes können wir Menschen uns in eine Begeisterung hineinsingen. Wir können dabei zum Beispiel durch die verschiedenartigen Tonlagen in unserer Kehle Schwingungsbewegungen verspüren und erleben, wie dort die Luft die Töne formt während sich die Lungen langsam entleeren. Während wir die Tonfolge eines Liedes singen, ist es möglich zu spüren, wie in der Tiefe unseres Bauches eine Schwingung in Gang gesetzt wird.

Inzwischen haben gesungene Mantras (kurze, vielfach wiederholte Lieder mit bedeutungsvollem Text) weit über ihr Ursprungsland Indien hinaus an Bedeutung gewonnen. Die vielen Wiederholungen eines mit lauter Stimme gesungenen Mantras, das selbstverständlich eine Eigenkomposition sein kann, versetzen den Singenden in eine graduell verstärkte „Begeisterung", die in einen meditativen Zustand und/oder in eine Trance führen kann. Der Singende kann dabei in ein hochgeistiges Befinden kommen, während sein Körper innerlich von einer stark fühlbaren Schwingung aus der Körpermitte heraus in Bewegung gesetzt wird.

In diesem Zusammenhang komme ich noch einmal auf das weltweit gesungene Mantra „OM" und seine Originalform „AUM" (siehe auch S. 163) zurück: Bei der für Mantras üblicherweise angewandten Bauchatmung stimuliert das Singen des „O" oder „A" unser Körperzentrum und bringt dort die Energie zum Schwingen. Beim Singen des Mantras „OM" wird unmittelbar danach durch das Singen des „M" das Gehirn in ein stark fühlbares Schwingen versetzt. Wenn Sie jedoch die wenig angewandte ursprüngliche Form des Mantras „AUM" singen, dann kommt zuerst beim Singen des „U" auch das Herz zum Schwingen und erst danach werden mit dem gesungenen „M" Schwingungen im Gehirn in Gang gesetzt. Das Singen des Mantras „AUM" führt somit zu einem ganz anderen Begeisterungsgrad durch die im Körper erlebten, ganzheitlich viel mehr ausgewogenen Schwingungen, die auch in der Lage sind, den Kundalini-Kanal in der Wirbelsäule mit einzubeziehen.

Mancher begeisternde Geschmack kann für den Genießer wie ein „Poem für den Gaumen“ sein. Nicht ohne Grund ist bekannt, dass in einer Runde um den Esstisch das Gespräch nachlässt, je besser das Essen schmeckt. Auch ist es auffallend leise in Restaurants, deren servierte Gerichte sehr gut sind. Es liegt in der Natur der Sache, dass Begeisterung über den Geschmack nicht lautstark ausbrechen kann.

Begeisterung, Freigeist und Zeitgeist

Begeisterung ohne jegliche innere Freiheit gibt es nicht. Begeisterung hat es auch an sich, Neugierde am Leben und eine Verstärkung der Fähigkeit, sich im Leben auf Neues einzulassen, mit sich zu bringen. Infolgedessen resultiert aus Begeisterung eine noch größere Freiheit, die gewöhnlich nach außen durchdringt.

Von einem Erwachsenen, der diese Neugierde lebt und sich wie ein Kind begeistern kann, sprechen wir von einem „Freigeist“.

In Albert Einstein haben wir ein gutes Beispiel: Wegen seiner langsamen Entwicklung als Kind – er begann seine Muttersprache erst im Alter von 9 Jahren fließend zu sprechen – befürchteten seine Eltern, dass er nicht normal sei. Seine Lehrer waren überzeugt, dass aus dem jungen Albert nie etwas werden würde, weil er mehr träumte als etwas anderes zu tun. In hohem Alter darauf angesprochen, erklärte er, dass er „als Erwachsener über Zeit und Raum auf jene Weise, wie normalerweise Kinder nachzudenken pflegen, Überlegungen in der Natur der Sache tiefschürfender anstellen konnte“.[83]Als ihm 1952 angetragen wurde, Präsident von Israel zu werden, war ihm wichtiger, weiterhin als Freigeist leben zu können, und er lehnte rundum ab.[84]

---

[83] Ronald W. Clark: Einstein – The Life and Times, S. 8f.
[84] ebd. S. 443

Die Begeisterung eines Erwachsenen hat oft auch mit dem Zeitgeist zu tun, wenn bezüglich einer sozialen oder gesellschaftlichen Situation auf kollektiver Ebene Begeisterung als eine Zustimmung erlebt wird, die aus einer freudigen Erregung kommt. Sie kann zu einer momentanen kollektiven Hochstimmung werden. Das traf in den 60er Jahren des letzten Jahrhunderts mehrfach intensiv zu: zuerst 1961 mit den Beatles, kurze Zeit später, 1964, in der Hippie-Bewegung und letztlich 1968 in der Studentenbewegung, wo der Begeisterung junger Menschen in Aussicht auf eine freiere Welt mit einem Angstmachen und einer Einengung (und Ermordung in Mexiko-City[85]) durch die politischen Staatsmächte der verschiedenen Teile der Welt begegnet wurde.

Der gegenwärtige Zeitgeist hat viel mit dem World Wide Web zu tun. Nach wie vor liegt für viele eine Begeisterung darin, mit einem kleinen Gerät von überall auf der Welt mit jemandem am anderen Ende der Welt in Kommunikation sein zu können. Selbstverständlich ist es reizvoll, zusammen mit einem anderen Menschen über Tausende von Kilometern hinweg – ohne sich jemals tatsächlich getroffen zu haben – Musik zu komponieren oder gemeinsam ein Projekt auf die Beine zu stellen.

Es ist bewegend, sich mit Gleichgesinnten auf der ganzen Welt zusammenzuschließen, um gemeinsam tätig zu werden, menschliche Missstände in lebenswertere Situationen zu verändern. Es entwickelt sich eine gesteigerte Begeisterung, wenn sich auf diesem Weg Tausende und Abertausende zugunsten einer menschlicheren Welt in weltweiten Organisationen und zu Demonstrationen zusammenfinden. Dieser Zeitgeist gibt unserer menschlichen Welt neue Chancen, nicht zuletzt auch dadurch, dass einzelne Menschen sogar durch international verbreitete Videos auf ihr unbewusst unmenschliches Verhalten hingewiesen und gestoppt werden, wie das Beispiel von einer ungarischen Kamerafrau zeigt, die syrischen

[85] siehe Antonio Velazco Piña: Regina – Dos de Octubre No se Olvida

Kriegsflüchtlingen das Bein stellte, als diese vor der Polizei davonliefen.[86]

[86] siehe The Guardian vom 11. September 2015: "Hungarian camera operator apologizes for kicking refugees"

Frei als Selbst verwirklicht

Leben Sie Ihren Traum?
Dann fühlen Sie sich selbstverwirklicht! Doch sicherlich kennen auch Sie so manche Alltagsschwierigkeiten. Was würden wir Menschen denn tun, wenn wir keinerlei Herausforderungen hätten! Ein Mensch, der seinen Traum verwirklicht lebt, braucht nach wie vor manch fordernde Situationen, die er als Chance nutzen kann, um weiterhin zu wachsen. Schließlich kommt unser Selbst keinesfalls vor dem Tod am Ende der Entwicklung an.

Leben Sie Ihren Traum „nur" in *einem* maßgeblichen Teilbereich Ihres Lebens, zum Beispiel in einer Beziehung oder in Ihrer beruflichen Tätigkeit oder während Ihrer Urlaubszeiten, in denen Sie besonderen Wert darauf legen, wenigstens in diesen begrenzten Zeiten Ihren Traum leben zu können? Vielleicht gehören Sie dann jener Gruppe Menschen an, die die teilweise gelebte Selbstverwirklichung am liebsten auf das ganze Leben ausdehnen möchten.

Wenn Sie weit davon entfernt sind, einen Traum für dieses Leben zu haben (Sie die Frage nach einem Traum für Ihr Leben vielleicht sogar – aus gutem Grund – aggressiv macht) und es für Sie keine Begrenztheiten durch soziale Umstände, familiäre Verpflichtungen oder einen Mangel an finanziellen Mitteln gäbe: Was würden Sie am liebsten tun? Wie würden Sie Ihre Energie zugunsten eines Lebens in großer Zufriedenheit nutzen?

Untersuchen Sie die Gegebenheiten, die Ihnen nicht erlauben, Ihren Traum (voll) zu leben oder ihn überhaupt klar zu erkennen, vom Standpunkt eines Beobachters, der in Distanz zu Ihrem Lebensgeschehen steht. Mit großer Wahrscheinlichkeit können Sie dann feststellen, dass Angst dabei im Spiel ist, die sich oft hinter äußeren Sachzwängen verbirgt.

Um von einem völlig unbekannten Blickwinkel eine klare Sichtweise hinsichtlich dieser Zwänge zu ermöglichen, die Sie zugleich in die Lage versetzt, mehr über Ihr ureigenes Selbst und eine diesem angemessene Ausrichtung Ihres Lebens zu erkennen, ist Ihnen womöglich folgende Meditation eine große Hilfestellung:

Legen Sie sich hin, schließen Sie die Augen und stellen Sie sich vor, am Ende Ihres Lebens angekommen zu sein und sich im Bett oder an jenem Ort zu befinden, wo Sie unmittelbar später sterben werden.

In diesem, dem Tod nahen Moment betrachten Sie in aufrichtiger Besinnlichkeit rückblickend Ihr ganzes Leben. Was müssen Sie getan und wie müssen Sie gelebt haben, um mit voller Zufriedenheit von diesem Leben lassen zu können?

Die Erfahrung, ein reichhaltiges Leben glücklich hinter sich zu haben, wo es kein Bedauern gibt, dieses oder jenes vermisst oder nicht getan zu haben, ein Leben also, wo nichts mehr aussteht, gibt Ihnen die Freiheit, eines Tages – zum rechten Zeitpunkt für Sie – von dieser Welt mit Wohlgefühl Abschied nehmen zu können.

Selbstverwirklichung im beruflichen Handlungsfeld

Reale Umstände und Eigeninitiative

Die berufliche Betätigung nimmt gewöhnlich die meiste Zeit des Lebens in Anspruch. Wie bedauernswert wäre es, wenn Sie dauerhaft während diesem großen Zeitraum Ihres Lebens von Ihrem eigenen Selbst weitgehend oder sogar ganz entfernt wären, indem Sie eine Arbeit verrichten, bei der Sie sich nicht verwirklichen können!?

Besehen Sie sich die Umstände unserer heutigen Arbeitswelt und Kulturszene und befragen Sie sich, ob Sie nicht vielleicht doch so manche Ihrer Ängste überwinden wollen, die Sie bislang davon abhielten, jenes notwendige Risiko einzugehen, um beruflich *das* tun zu können, was Sie liebend gerne tun würden, wenn ...

Vielleicht haben Sie bei sich selbst eine ganz spezielle Fähigkeit oder ein ungewöhnliches Talent entdeckt, womit Sie sich mit Begeisterung beschäftigen. Wenn eine Beschäftigung in diesem Bereich immer wieder Ihr Herz öffnet und Sie durch dieses Tun große Zufriedenheit finden, dann wird vermutlich auch Ihr Ideenreichtum in diesem Tätigkeitsfeld stark in Gang gesetzt sein. Vernachlässigen Sie dieses Können und die damit verbundene große Kreativität nicht! Besser suchen Sie nach Einsatzfeldern, in denen Sie Ihr Talent anwenden können, und bringen Sie in Erfahrung, was benötigt wird, Ihr Können anderen wirksam anzubieten! Keine Angst vor dem noch Unbekannten, wenn Ihrem Herzen beim Einsatz Ihres Talents wohl ist!

Der Arbeitsmarkt hat sich in den letzten 30 Jahren – weltweit – völlig verändert. Arbeitsstellen sind im Vergleich zur Zahl der Arbeitssuchenden in vielen Tätigkeitsfeldern knapp geworden und stellen heute völlig andere Anforderungen. Die Welt der Menschen hat ganz andere Bedürfnisse und Notwendigkeiten als jemals zuvor. Neue, früher unbekannte Marktlücken haben sich geformt, und für bislang ungeahnte gesellschaftliche Problemlagen müssen – in der Tat in allen Ländern – Lösungen mit neuen und noch zu entwickelnden Technologien gefunden werden.

Selbst wenn die Gesetzeslage hierzulande hinsichtlich einer Eigeninitiative im Arbeitsleben oft Stolpersteine in den Weg zu legen scheint und viele deshalb den Schritt in die berufliche Selbständigkeit trotz großem Talent nicht gehen: Auch das öffentliche System und seine Richtlinien haben sich diesem Wandel anzupassen und letztlich Neuentwicklungen zuzulassen und zu unterstützen. Auf allen Ebenen braucht es Innovatoren, das heißt konkret, einzelne Menschen, die ihre Kapazitäten einsetzen und auch das Risiko eingehen, an die Grenzen bestehender Bestimmungen zu stoßen. Andernfalls werden vorwiegend immigrierte Menschen aus anderen Ländern, die oft viel mehr an eine Eigenständigkeit im Überleben gewohnt sind, mit der von ihnen mitgebrachten, oft auch etwas „exotischen Weise" beruflichen Lebens und Überlebens selbständig tätig sein. Es ist denkbar, dass das Feld der Innovationen dann überwiegend von ihnen bevölkert sein wird, denn diese Menschen leben einen Wagemut oft weitgehend natürlicher und häufig sogar spielerisch, weil sie vielfach durch ihre früheren Lebenssituationen damit vertraut sind, nicht wirklich (noch) etwas verlieren zu können.

Überlegen Sie sich, was Sie denn wirklich verlieren können, wenn Sie tatkräftig das Risiko eingehen, Ihren Mitmenschen Ihr spezielles Können zur Verfügung zu stellen! Was könnte denn im schlimmsten Fall geschehen?

„Arth"

Für den Zusammenhang von Eigeninitiative und Überleben gibt es – wie bereits erwähnt – in der altindischen Sprache des Sanskrits das bemerkenswert zutreffende Wort „*Arth*". Das Zusammenfügen der beiden Bedeutungen zu diesem einzigen Wort veranschaulicht mit Eindeutigkeit, wie sehr diese zwei Bedeutungsbereiche Hand in

Hand gehen. „*Arth*" bedeutet gleichermaßen „*Geld*" sowie „*Sinn einer Handlung*". Das besagt, dass die von einem Menschen geleistete(n) – sinnvolle(n) – Tätigkeit(en) einen Geldbetrag einbringt(en), der für den Erhalt seiner Existenz sorgt.

Eigenes Talent und authentisches Selbst

Es versteht sich von selbst, dass jenes, woran Sie sehr interessiert sind und was Sie liebend gerne oder sogar begeistert tun, in Einklang mit Ihrem authentischen Selbst steht. Bei oftmaliger Anwendung Ihres Talents und zunehmender Anerkennung von außen verbessern Sie diese Fähigkeit noch weiterhin. Durch diese Verfeinerung Ihres Könnens werden Sie noch mehr beflügelt und letztlich wird aus Ihnen ein meisterhafter Experte.

Dabei geht es aber zuallererst um die Freude an diesem Tun. Am ganz kleinen Anfang gibt vielleicht gerade der Umstand, dass Ihnen keine oder nur minimale Geldmittel zur Verfügung stehen, am besten die Chance, im Bereich Ihres begeisterten Tuns endlos einfallsreich zu werden. Es ist bekannt, dass oft auf sehr ausgefallene Art und Weise Patente und neue Systeme – von individuellen Menschen geschaffen – entstehen, die dann beeinflussend zur Weiterentwicklung der Menschheit beitragen.

Es erklärt sich von selbst, dass generell lebensförderndes Tun, um sich selbst zu erhalten, Ihnen eine ganz andere Energie für Ihr Leben verleiht als ein Arbeitseinsatz, der mithilft, Leben auf die eine oder andere Weise zu zerstören ...

Eine persönliche Erfahrung

Bei einem kurzen Halt an einem entlegenen Bahnhof war mir im Zug von Mexiko-City nach Mérida, der Hauptstadt der Halbinsel Yucatáns, meine kleine Tasche mit all meinem Geld und meinen Papieren, worauf ich schlafend und zugedeckt lag, entwendet worden. Ich hatte keine Ahnung, was auf dieser heute längst stillgelegten Bahnstrecke, auf der damals Züge in beide Richtungen nur nachts passierten, alles los sein konnte!

Die Diebstahlmeldung am Zugschalter in Mérida brachte mir damals auf unerklärliche Weise das „Geschenk" von 100 Pesos. Weitere 50 Pesos, der Preis für eine Tasse Kaffee, hatte ich mir zu erbetteln. Diese komplett ungewohnte Erfahrung, so schwor ich mir, wird die einzige dieserart in meinem Leben bleiben! Ich brauchte sie, um weiter nach Tulum an der Karibik reisen zu können, wo sich mein Freund, ein Maya-Indianer, freute, dass ich wieder von den USA zurückkam.

Gualberto war Fischer und somit war ich essensmäßig erst einmal versorgt. Glücklicherweise hatte ich zwei Tage später an meiner Fischerleine einen riesengroßen Barakuda, der mich fast ins Meer zog und den zwei versierte Fischer nur unter äußerstem Kraftaufwand ins Boot brachten. Dieser erste und enorme Fischfang in meinem Leben zeigte mir, dass ich immer – egal in welch misslicher Situation – in der Lage sein werde, zu überleben. Die einzige Notwendigkeit ist, dass ich etwas unternehme.

Geld von der deutschen Botschaft auszuleihen, um nach Deutschland zurückzukehren, war für mich keine Option. Schließlich hatte ich Deutschland etwas mehr als ein Jahr zuvor verlassen, um jenes Wissen und jene Lebensweisheiten kennen zu lernen, wofür ich dort kein Feld gefunden hatte. Vorübergehend privaten Sprachunterricht zu geben, wie ich es Jahre zuvor in Griechenland getan hatte, kam auch nicht in Frage, da mir ein Basiswissen der spanischen Sprache notwendig schien, um nötigenfalls Erklärungshilfen in der mexikanischen Landessprache einbauen zu können.

Ich hatte bereits zuvor positive Rückmeldungen bekommen, dass die wenigen Massagen, die ich Freunden an verschiedenen Orten gegeben hatte, ganz speziell gewesen wären. So kaufte ich vom reichhaltigen Geld des Barakuda-Fischfangs Papier und Stifte und heftete ein paar einladende handgezeichnete und handgeschriebene Anzeigen an die weichen Stämme von Kokospalmen in der Umgebung einfacher Strandrestaurants.

Leute begannen, mich für Massagen aufzusuchen, und reisten dafür nach kurzer Zeit sogar aus der 250 km entfernten Stadt Mérida an. Bald legte ich den 7 km langen Fußmarsch ins Dorf von Tulum zurück, um dort eine meiner ersten erfolgreichen Heilbehandlungen zu machen, deren werbende Wirkung Wellen schlug. Während meine Hände den Körper der Maya-Frau berührten, die durch einen Unfall 4 Jahre zuvor dermaßen verletzt worden war, dass der Schiefstand ihres Oberkörpers eine Schulter viel höher stehen ließ als die andere, hatte ich eine bedeutungsvolle Vision über das Leben der antiken Maya und ihrer Verbindung mit dem Universum.

Es setzt heute noch ein Lächeln in mein Gesicht, wenn ich mich an das im Haus der Maya-Indianerin lebende Schwein erinnere, das mich während der Behandlung am Boden mit seiner Schnauze freundlich an meinem Oberarm anstupste. Ich war mit meinem Tun und meiner Vision so sehr beschäftigt, dass „die Deutsche in mir" keine Zeit und Energie hatte, Anstoß an dieser eigenartigen Zärtlichkeit des Schweines mit seiner schmutzigen Schweineschnauze, die meiner gleichzeitig erlebten hochgeistigen Vision völlig entgegenstand, zu finden.

Aus diesen ersten Behandlungen und der Erfahrung meiner Selbstheilung im Münchner Universitätskrankenhaus – fünf Jahre vor diesem Zeitpunkt – bildete sich ein paar Monate später im Oktober 1984 die Behandlungsmethode der Bio-Kosmo-Energie aus. Ich entwickelte sie während ich einen Mann aus San Francisco behandelte, dessen deutsche Freundin die ganze Zeit zugegen war. Selbstverständlich hat sich diese Behandlungsmethode über die Jahrzehnte hinweg weiterentwickelt, nicht zuletzt dadurch, weil unterschiedliche körperliche Beschwerden und energetisches Ungleichgewicht im Körper der Klienten dies erforderten.

Der Name „Bio-Kosmo-Energie" für diese Behandlungsart wurde mir jedoch erst im Dezember 1988 gegeben, nachdem ich von einer 7-monatigen Reise zum Machu Picchu in Peru in mein Zuhause in San Cristóbal de las Casas in Mexiko zurückgekehrt war. Ich stand an der Kasse von einem der beiden kleinen Supermärkte der Stadt, in dem ich eine dringend notwendige und nur dort zu beschaffende

Ware erstand. Der Mann, der vor mir wartete, drehte sich unerwartet um und sagte auf Spanisch: „Du arbeitest offenbar mit Bio-Kosmo-Energie!“ Ich war über das treffende Gespür von vielen Mexikanern schon so manches Mal äußerst verwundert gewesen, aber es war mir schon längst nicht mehr neu. Verblüfft und erfreut zugleich erwiderte ich: „Das stimmt genau! Ich werde diesen Namen anwenden. Vielen Dank!“ Wir lächelten uns freundlich an und sahen uns nie mehr wieder.

Und so kommt es, dass ich in verschiedenen Ländern bereits weit mehr als drei Jahrzehnte Behandlungen der Bio-Kosmo-Energie und seit geraumer Zeit auch Ausbildungskurse hierzu anbiete. Dieses Tun erhält seit 1984 meine Existenz.

Immer wieder einmal kommt mir der Satz in den Sinn, den mir der Mitreisende im Zug nach Mérida gesagt hatte, als ich feststellte, dass mir meine kleine Tasche entwendet worden war: „Dein Freund war hier“. Die unmittelbare Reaktion in mir war damals nichts anderes als hilfloser Ärger und eine Anklagehaltung gegenüber diesem Mann gewesen, dass er diesen für mein Leben folgenreichen Diebstahl nicht verhindert hat, als er ihn aus unmittelbar nächster Nähe mitbekam. Weder konnte ich damals Spanisch sprechen, noch war ich in der Lage einschätzen zu können, dass sein Eingriff für ihn und die Menschen um ihn hätte lebensgefährlich werden können.

In der Tat stellte sich der Mann, der mir meine Tasche mit Hilfe des ihn informierenden Schaffners unter meinem Körper herausgezogen und den Nachtzug vor dessen Abfahrt am abgelegenen Bahnhof in Sekundenschnelle damit verlassen hatte, als ein Freund für mich heraus. Er ermöglichte mir, meine Fähigkeiten „gezwungenermaßen“ an einem solchen Ort zu erkennen und auszuentwickeln, der durch seine Energie – die Karibische See – dazu beitrug, vertieft an unbekannte Kapazitäten in mir und an viel mehr Lebensweisheit heranzukommen, als ich jemals zuvor erahnen konnte.

Die Befriedigung, sich durch das entfaltete eigene Talent gut erhalten und gleichermaßen anderen das geben zu können, was sie brauchen, trägt nicht in unerheblichem Maß dazu bei, sich selbst, andere und das Leben zu lieben.

Selbstverwirklichung in der Liebesbeziehung

Ein durch seine Tätigkeit zufriedener Mensch verbindet sich mit anderen Menschen, insbesondere mit dem geliebten Partner, auf ganz andere Weise als ein von der Arbeit verstimmter und von sich selbst entfremdeter Mensch, der sich von seiner eigenen Kreativität weit entfernt fühlt.

Je mehr jeder der Partner ein „Ich" im Sinne von „Selbst" ist, desto mehr sind beide für einander interessant. Entscheidend ist dabei die Kommunikation, die weit über die sprachlichen Worte hinaus in den gemeinsamen Bereich der Schwingungen beim ganzheitlichen Liebesaustausch geht. (siehe Kapitel „Frei zu lieben", S. 243)

In einer Liebesbeziehung kann das Selbst beider Partner eine Bestärkung, möglicherweise eine erstaunliche Erweiterung oder sogar eine Vervollständigung erfahren.

In den verschiedenen Altersstufen eines Menschen kann und wird das Ausmaß der Entwicklung zum selbstverwirklichten Menschen in einer Liebesbeziehung unterschiedlich sein. Auch nehmen die einzelnen Lebensbereiche, in denen sich das Selbst zu unterschiedlichen Zeiten weiterentwickelt, durch die dabei stattfindenden Veränderungen verschieden geartete Formen an. Aus diesem Grund können im Lauf des Lebens für den Entwicklungsweg hin zu einer vollständigen Realisierung des eigenen Selbst mehrfache Beziehungen äußerst notwendig sein.

Die Idee der lebenslangen Einehe ist ein altes Konzept, das zum Beispiel in Mitteleuropa im Jahr 1835 angesichts der damals dort durchschnittlichen Lebenserwartung von 35 Jahren und der in dieser Epoche durchgängig üblichen Elternschaft sinnvoll war.

Ganz und gar andere Grundvoraussetzungen bestehen für Beziehungen in unserer heutigen schnelllebigen Zeit mit einer durchschnittlichen Lebenserwartung von etwa 80 Jahren. Die Welt mit ihren vielfältigen Kulturen und unterschiedlich gestalteten menschlichen Lebensweisen ist für uns viel kleiner geworden, und wir suchen nach mehr und umfassenderen Lebenserfahrungen. Unter diesen Umständen lebenslang in *einer* Beziehung zu leben, in der zwei Partner oft mit völlig anderen Hintergründen zusammenkommen, erfordert allergrößte Toleranz und Offenheit und eine Freiheit von Eifersucht und Besitzhaltung, damit sich jeder der beiden Partner entsprechend des jeweils individuellen Selbst weiterentwickeln und verwirklichen kann.

Willenskraft aus dem ganzen Sein

Der Weg zur ganzheitlichen Selbstverwirklichung – einerseits durch eine Existenzerhaltung im Sinne von *„Arth"* und andererseits durch das persönliche Leben in der Beziehung – bedarf entschiedener Willenskraft.

Es gibt allerdings zwei Arten von Willenskraft in uns Menschen! Zum einen verfügen wir über jene Willenskraft, mit der wir gut vertraut sind und die mit unserer Konditionierung zusammenhängt. Einst angelernt ist sie im Kopf und scheint meist eindeutig zu wissen, was sie will! Durch ihre Charakteristik, sich während des Heranwachsens im sozialen Umfeld ausentwickelt zu haben, ist sie mit allen angelernten oder antrainierten („adoptierten") Ängsten in Verbindung, solange diese nicht bewusst sind und überwunden wurden. Diese Willenskraft lässt zum Beispiel die meisten Menschen bei der Berufs- und Arbeitswahl zuallererst die Priorität darauf legen, wie viel sie verdienen werden.

Wenn Sie alleinig auf diese Willenskraft hören, unterliegen Sie der großen Gefahr, die ursprüngliche Willenskraft zu übergehen oder deren Existenz vielleicht sogar völlig zu ignorieren. Möglicherweise kennen Sie die Kraft Ihres ursprünglichen Willens sogar überhaupt noch nicht!

Diese tatsächlich oft unbekannte Willenskraft ist der Wille Ihres Spirits, die Erfahrung dieses Lebens als Mensch zu machen. Deshalb finden Sie in dieser Willenskraft einen völlig anderen Tiefgang als in der konditioniert-angelernten Willenskraft. Die Tiefe dieser ursprünglichen Willenskraft überrascht nicht angesichts der Tatsache, dass sie aus Ihrem ganzen Selbst und Sein kommt. Es kommt nicht von ungefähr, dass sich von hier das Feld Ihrer besonderen Begabungen auftut und hier der Urgrund ist, aus dem *der* oder *ein* Traum für das Leben entsteht.

Diese, aus der Tiefe des ganzen Selbst kommende Willenskraft verschreckt häufig, weil sie fordert, sich auf andere Weise auf das Leben einzulassen, als der konditionierte Kopf gelernt hat. Dies passiert vorwiegend deshalb, weil sie keinen Lösungsvorschlag mitliefert, wie der Weg zu diesem angestrebten Ziel geformt und sicher gegangen werden kann. Solange wir noch nicht verstanden haben, dass gerade der Weg das Ziel ist, und wir der Kraft des Lebens in uns nur bedingt vertrauen, übernimmt gerne die angelernte, vertraute Willenskraft das Kommando und beginnt – absichernd – zu rationalisieren. Dieses Rationalisieren der kopfmäßigen Willenskraft ist oft dermaßen wuchtig und wird vom sozialen Umfeld so nachhaltig unterstützt, so dass die Ideen, die aus der ganzheitlich ursprünglichen Willenskraft kommen, schnell als vage Illusionen schattenartig verschwinden.

Wenn zwischen diesen beiden Willenskräften „ganze Welten liegen", dann gewinnen gewöhnlich die rationalen Entscheidungen der kopfmäßigen Willenskraft – sprich: Angst – die Oberhand. Das Ergebnis ist herkömmlicherweise eine jahrzehntelange Berufstätigkeit mit der Aussicht, im ersehnten Rentenalter an die Freiheit des Seins und der Selbstverwirklichung heranzukommen. Im persönlichen Leben wird, wenn diese Willenskraft des Kopfes die Oberhand gewann, selbst dann eine Beziehung beibehalten, wenn nur noch eine gleichgültige oder gar negative Haltung dem Partner oder der Partnerin gegenüber vorhanden ist.

Derjenige, der sich umfassend in jungen Jahren auf den Weg der Selbstverwirklichung gemacht hat, hatte hingegen vielleicht zu Beginn seiner beruflichen Eigeninitiative häufig erst einmal damit hart gekämpft, sich erhalten zu können. Oft musste er – basierend auf großem Grundvertrauen – die Ausdauer entwickeln, eine schwierige Lebensphase durchzustehen bis er den Durchbruch geschafft hatte. Sobald er mit seiner Betätigung und seinem daraus resultierenden Angebot an die Menschen Anerkennung findet, ist er beflügelt und gestaltet meist sein Können noch um einiges besser aus. Er lebt mit einem anderen Selbstwert, mit einem anderen Wissen um sich selbst und mit einer weitaus tieferen Befriedigung durch seine Lebensform in der menschlichen Welt. Selbstverständlich hat er auch eine andere Haltung in einer Liebesbeziehung und wird auf Dauer nur in einer *solchen* Beziehung sein, in der auch der Partner das eigene Selbst verwirklicht hat oder auf dem Weg dazu ist.

Authentizität und wahre Autorität

Ein Mensch, der bewusst entsprechend der Doppelbedeutung von „*Arth*“ leben will, findet seinen Weg besser, wenn er weiß oder zumindest ahnt, weshalb er existiert. Einsicht und Hilfestellung dazu gibt ihm seine Verbindung mit der Energie des Universums, die die Indianer einfach „All That Is“ (= „Alles, was ist“) nennen.

Lassen Sie sich für diese Verbindung mit der Energie des Universums mit Achtsamkeit in Ihrer Körpermitte sein, wo sich, wie bereits geschildert, im Nabel – dem kosmischen Zentrum Ihres Körpers – die direkten Nachkommen Ihrer allerersten Körperzelle befinden. In dieser Körperzelle haben Sie einst im Bauch Ihrer Mutter Ihren Lebensweg begonnen, wozu Sie in dieser Zelle all Ihre ursprüngliche Willenskraft, dieses Leben zu leben, mitbrachten. Verweilen Sie deshalb immer wieder einmal in Ihrer Körpermitte.

Dazu legen Sie – am besten in Rückenlage – die Handinnenflächen beider Hände so um Ihren Nabel, dass sich Ihre beiden Zeigefinger und Ihre beiden Daumen so berühren, dass sie einen Dreieck um Ihren Nabel bilden. Atmen Sie dabei ruhig und tief ohne inneren Dialog. Über ein anfängliches Erahnen können Sie so energetisch mehr und mehr an Ihre ursprüngliche Willenskraft und Ihre damit verbundene Authentizität herankommen, selbst, wenn Sie sich gar nicht in der Lage fühlen, dies in Worte zu fassen.

Der ursprünglich eigenen Willenskraft zu folgen ist nicht möglich, wenn Sie einer beeindruckenden Autoritätsperson Folge leisten. Sie sind, wie jeder Mensch, einzigartig, und die tatsächlichen Gefühle Ihres eigenen Selbst – nicht solche, die bewusst oder unbewusst von der Außenwelt, einer Autoritätsperson oder dem eigenen konditionierten Gehirn manipuliert worden sind – sind die wahre und ehrliche Autorität. Entsprechend dieser Autorität zu leben, ist der Weg des befreiten Selbst.

Wird dieser Zusammenhang erkannt, so wird sehr bald unmissverständlich klar, dass der Weg des ureigenen Selbst nichts mit dem Leben eines Menschen, der durch sein Ego geleitet wird, zu tun hat. Das heißt allerdings nicht, dass ein selbstverwirklichter freier Mensch auf seinem Lebensweg nie sein Ego benutzt. Er weiß um sein Ego, das er einst in seiner Sozialisation erlernt hat, und setzt es – wie bereits erwähnt – in Momenten und Situationen ein, in denen er Schutz oder Abgrenzung braucht.

Freiheit von materieller Last

Auf dem Weg zur Selbstverwirklichung kommt gerne auch erst einmal der Wunsch auf, sich von vielem der materiellen Welt zu befreien, umso mehr, wenn dies alles wie ein schwerer „Schuttberg" mit allem möglichen Gefühls-Wirrwarr massiv auf einem lastet. Für eine Zeitspanne als Minimalist zu leben, der nicht mehr hat, als er zum Überleben braucht, gibt nicht nur sehr große Freiheit, sondern auch den Raum, ausfindig zu machen, was denn das eigentlich Wichtige im eigenen Leben ist.

In diesem befreiten Raum kann mit ein paar ausgewählten Dingen neu Bezug aufgenommen werden und treten eigene Fähigkeiten auffälliger zutage. Wenn Sie dabei die Erfahrung von Eingeweihten in die Lebensweise zentral- und südamerikanischer Indianern anwenden, dann lassen Sie sich in Ihrem Leben am besten wie die Maya in Ihrem Tun kreativ „spielen" und setzen, wie die Angehörigen des Inka-Stammes in Peru und die Deutschen, gleichzeitig mitwirkend Ihren strukturierend-logischen Kopf ein.

Gelebte Demokratie durch selbstverwirklichte, authentische Menschen

Menschliches Zusammenleben in Form einer wirklichen Demokratie lässt sich im Grunde genommen nur mit selbstverwirklichten Menschen realisieren. Die Zeit einer Demokratie, die nur auf dem Papier steht und deren tatsächliche Geschehnisse diktatorische Züge aufweist, ist zu jenem Zeitpunkt vorbei, in dem die Mehrheit der Menschen selbstverwirklicht lebt. Auf dem Weg dorthin braucht es zuerst mehr Menschen, die wagen „gegen den Strom zu schwimmen".

Fatalster Irrtum ist, wenn Menschen davon überzeugt sind und demnach handeln, als habe Selbstverwirklichung mit einer Ansammlung von materiellen Gütern zu tun, und ein „demokratisches Staatssystem" habe Freiheit unumschränkt – selbst in der Ermöglichung unbegrenzten Ansammelns von materiellen Gütern auf Kosten anderer und deren Freiheit – zuzulassen.

Vielmehr hält eine Ansammlung von Gütern in den allermeisten Fällen faktisch von einer Selbstverwirklichung ab. Selbstverwirklichung hat mit Begeisterung zu tun, seine Energie für sinnvolles Handeln einzusetzen, bei dem Bauch, Herz und Kopf zusammenstimmen.

Und es ist nicht verwunderlich, dass selbstverwirklichte Menschen gewöhnlich den nicht verbalisierten Wunsch haben, dass sich auch andere in ihrem Leben selbstverwirklichen. Schließlich liegt es in der Natur der Sache, dass selbstverwirklichte Menschen mit ihrem Bewusstsein dazu beitragen, eine lebenswertere Welt zu schaffen.

Frei zu lieben

Eine persönliche Erfahrung

Lieben, lieben, lieben ... ... und dann sterben!

Dies war als 27-Jährige mein unermesslicher Lebenswunsch geworden. Ich war schon fast wieder ein ganzes Jahr von einem einjährigen Griechenland-Aufenthalt in Deutschland zurück und hatte noch immer das Gefühl, dass die Erfahrungsintensität, die mein Leben in diesem Auslandsjahr angenommen hatte, bei einem normalen Lebensstil in Deutschland vergleichsweise einen Zeitraum von 40 Jahren einnehmen würde.

Auf Kreta hatte ich mit einem Holländer die erste Beziehung erlebt, in der ich uneingeschränkt und bedingungslos geliebt hatte. Es war eine Beziehung ohne Abhängigkeit voneinander gewesen, in der es nur eine einzige Sicherheit gab: das eigene Liebesgefühl! Darin war der endlose Reichtum dieser für mein Leben bahnbrechenden, tiefen Verbindung gelegen. Die äußeren Lebensumstände veränderten sich, als die passende berufliche Tätigkeit für jeden von uns beiden sich nur in zwei verschiedenen Ländern finden ließ und die große Distanz uns langsam voneinander entfremdete.

Nach einer Weile begann ich in Deutschland eine neue Liebesbeziehung. Die künstlerischen Fähigkeiten und die meditative, stark vom Buddhismus angehauchte Lebensweise dieses Mannes faszinierten mich. Allerdings, so stellte sich bald heraus, war er vom Jugendalter an immer wieder stark drogensüchtig gewesen. Er war von einem ausgedehnten Drogenleben in Holland nach Deutschland zurückgekehrt, hatte gerade einen langen Entzug hinter sich und war auf dem Weg, sich neu in die Gesellschaft einzugliedern.

In dieser Beziehung, in der mein Bewusstsein über den Energiefluss im Körper nicht nur aufgerüttelt, sondern gleichzeitig auch beschleunigt wurde, war nun der Wunsch entstanden, mein ganzes Leben bis zu seinem Ende einfach nur lieben zu wollen.

Eines Tages wurde ich mir durch die Entdeckung seiner erneut begonnenen kurzen Sucht-Episoden, die er nun mit von Ärzten verschriebenen Medikamenten und gleichzeitigem Trinken von zwei Flaschen Bier geschickt verborgen lebte, bewusst, dass es mir mit diesem Mann passieren könnte, dass ich sogar sehr bald sterbe! Er wollte mich als Ersatz für seine Drogen, er sei „dummerweise jung in die Abhängigkeit des chemischen Glücks“ geraten, wolle „aber wirkliches Glück“, war seine Erklärung mir gegenüber. Ich wollte aber niemals wieder in meinem Leben in einer Beziehung mit einem Mann oder mit irgendeinem Menschen sein, in der eine Form von Abhängigkeit mit im Spiel war. Er unternahm auf kreativste Art und Weise alles Erdenkliche, mich in eine Abhängigkeit zu ihm zu bringen, und der dabei geformte Sog hatte eine ungeheuere Kraft, die mir zusammen mit seinen Rückfällen, Ersatz für harte Drogen einzunehmen, unheimlich wurde. Ich wollte mein ganzes Leben über lieben! Ich wollte allerdings nicht bald sterben!

Die Realisierung dessen öffnete mir schlagartig die Augen – und befähigte mich, mein Liebesgefühl, das ich bisher auf einen Menschen fokussiert hatte, auf alle Menschen und auf das Leben schlechthin auszuweiten.

Seit diesem Zeitpunkt habe ich ein äußerst feines Gespür dafür, wenn mich ein Mensch für sich und/oder als Mitspieler für das Psychodrama seiner Kindheit, das er weiterzuspielen pflegt, haben will – anstelle einfach „nur“ zu lieben.

Das Wertvolle an der Liebe ist, das Gefühl des Liebens in sich selbst zu empfinden. Die Suche, geliebt zu werden, hat nichts mit Liebe – sondern mehr mit dem Versuch, in sich selbst ein „Loch“ aufzufüllen – zu tun. Das Gefühl der Liebe mit einem anderen, der ebenso in sich selbst das Liebesgefühl kennt, teilen zu können, ist das bewegend Tiefgreifende und zugleich das Höchste an der Liebe.

Sich selbst zu lieben und in einer Paarbeziehung dieses Gefühl auf den anderen auszuweiten, der oder die dies ebenso tut, wobei dann im Sexualkontakt im gemeinsamen „Verweben“[87] der Liebesenergie keiner der beiden mehr weiß, wo das eigene Selbst und die eigene Haut aufhört und das andere Selbst und die Haut des anderen anfängt: das ist das Erhebende, das die Liebe ausweitet und letztlich auf die ganze Welt ausdehnen lässt.

In einem derartigen Befinden wird dann erlebt, dass die Aussage „Ich liebe dich“ das tatsächliche Erleben nicht adäquat ausdrückt, weil diese Worte im Gegensatz zur empfundenen Tiefe an Liebesgefühl völlig dürftig und einfallslos klingen.

Ein solches Stadium von Sein und Lieben ist nur möglich, wenn das Gehirn frei von jeglichem inneren Dialog ist. Ein gleichzeitiger Dialog im eigenen Gehirn verweist auf eine Spaltung im Seins-Zustand: zum einen im Sein mit dem Partner und zum anderen im Sein mit den Personen der Stimmen im Gehirn. Mit dem geliebten Partner sind Sie im gegenwärtigen Moment, mit den Personen der Stimmen in Ihrem Gehirn sind Sie dagegen in der Vergangenheit. Somit sind Sie also nicht nur in Ihrer Aufmerksamkeit, sondern zugleich auch noch zeitlich aufgespalten.

Die Liebesenergie im konkreten Sein im Hier und Jetzt versetzt Sie bei Freiheit von jeglichem inneren Dialog in die Lage, sich mit Ihrer/m Geliebten, die/der ebenso Liebe im völligen Hier und Jetzt empfindet, grenzenlos zu verbinden. Dadurch weiten Sie sich beide im intimen Zusammensein durch das Sein des anderen.

Der Satz des Christentums „Liebe deinen Nächsten wie dich selbst!“ stimmt mit der Weisheit überein, die besagt, dass Liebe bei sich selbst anfängt. Abweichend wurde dieser Grundsatz über viele Jahrhunderte hinweg so gelebt, als bestünde der zweite Teil dieses Satzes nicht. Dadurch ins Gegenteil gewendet wurde vieles dem

[87] „Tantra“ bedeutet „verweben“, worunter im ursprünglichen Hindu-Tantra von Indien ein kosmisches Verweben der Energie gemeint war. Dabei kommt der Begriff „Kosmos“ dem Sinn des ursprünglich griechischen Wortes gleich, was „Universum“ und „alle Menschen“ (im Sinne von „Weltordnung“) bedeutet.

oder den anderen „zuliebe“ getan oder gelassen. Dies hat jedoch viel mehr mit einer Angst, nicht geliebt oder gar abgelehnt zu werden, zu tun als mit Liebe. Das Verhängnisvolle daran war (und ist zum Teil auch heute noch), dass Liebe dadurch mit Pflichterfüllung gleichgesetzt wurde und sich in Paaren oft irrtümliche Verhaltensweisen eingespielt hatten, die davon ausgingen als „erlaube“ die Liebe, Bedingungen zu stellen.

Von Liebenden, die im konkreten Sein sind, strahlt die Liebe ebenso wie eine Blüte energetisch nach außen. Sitzt zum Beispiel ein liebendes Paar in einer U-Bahn, so können andere U-Bahn-Fahrgäste das Strahlen der freien Liebesenergie der beiden spüren.

Es kann nicht ausgeschlossen werden, dass die sich Liebenden manchmal auch mehrere Personen als nur zwei sein können; allerdings bedarf dies einer enormen menschlichen Liebesgröße, Akzeptanz und Freiheit von Ego aller Beteiligten.

Wir sind eine „Materialisation von Liebe“

Einst sind wir durch eine Liebeskommunikation zweier Menschen in unserem Körper entstanden. Dies geschah selbst dann, wenn diese beiden „Schöpfer unseres Daseins" im Moment dieses Geschehens vielleicht sogar sehr weit von dem Zustand entfernt waren, bewusst durch ihren gemeinsamen Liebesausdruck einen neuen Menschen zu zeugen.

Als eine solche „Materialisation von Liebe“ haben wir uns in unserer Kindheit und Jugendzeit von diesen beiden Eltern manchmal oder sogar oft nicht *so* geliebt gefühlt, wie wir es gerne gehabt hätten. Auf Grund dessen erleben wir, manche oder gar viele „Löcher“ in uns zu haben, die wir in einer sog. Liebesbeziehung „aufzufüllen“ wünschen.

In diesem Fall gibt es bald in einer Beziehung ein Ziehen am anderen, der diesen Zug leicht als Druck, der wiederum gerne Gegendruck formen lässt, erleben kann. Damit sich an diesem Punkt die Liebesbeziehung nicht in ein „Kampffeld“ von Zug und Druck, Gegendruck und Aggressivität ausbildet, sondern beidseitiges Verständnis entwickelt werden kann, wenn einer der beiden in ein „Loch“ bei sich fällt, ist hinsichtlich solcher Situationen eine besondere Wachsamkeit ratsam. Wenn, wie es oft eintritt, das Fallen in ein „Loch“ beim einen das Herankommen an ein „Loch“ beim anderen der beiden bewirkt, dann geben Sie sich am besten erst einmal beide im Allein-Sein ausreichend Zeit, das eigene „Loch“ unter die Lupe zu nehmen. Dadurch geben Sie sich beide die Chance, die ineinander verwickelten Psychodramen aus der Kindheit beider durchschauen und auflösen zu können.

Wenn wir in den ersten 10 bis 20 Jahren unseres Lebens alles von unseren Eltern uns „zuliebe“ getan bekommen haben, dann haben wir vielleicht sogar die Rolle als der „Star“ unserer Eltern eingenommen, die dabei möglicherweise auch versuchten, eigene Schuldgefühle durch ihr Handeln uns gegenüber abzubauen. Wenn wir deshalb – oder aus anderen Gründen – in unserer Herkunftsfamilie nicht das Gleichgewicht zwischen Ich und Du gelernt haben, kann es sein, dass wir großen Schaden erlitten haben, was uns tatsächliches Lieben erst einmal sehr fern sein lässt, weil wir meinen, dass sich die Liebe aller anderen ausschließlich auf uns zu konzentrieren habe (siehe auch S. 90).

Wenn wir – wie viele vielleicht empfinden – mehr ein „Resultat eines Sex-Unfalls“ oder gar das Resultat einer Vergewaltigung sind, dann haben wir noch um ein Vielfaches mehr die herausfordernde Chance, uns selbst bewusst zu einer „Materialisation von Liebe“ zu entwickeln.

Generell ist es als „normal“ zu bezeichnen, dass jeder junge Erwachsene in seiner/n ersten Liebesbeziehung/en primär erst einmal eine Zeitspanne durchlebt, die mit einem Sammeln neuer Erfahrungen bei gleichzeitigem Reflektieren des eigenen Aufwachsens ausgefüllt ist. Das Sein des geliebten Anderen, der eine völlig andere persönliche Geschichte mitbringt, hat erst einmal diese wertvolle „Nebenwirkung“ bei uns. Wenn dieser Rückblick nicht aus einem Grundverständnis kommt, dass unsere Eltern *so* waren und uns *so* geliebt haben, wie es – aufgrund ihres „psychischen Inventars“, das sicherlich nicht leichter zu handhaben war als unser eigenes – in ihrem Vermögen stand, dann kann zuerst einmal die – von Freiheit noch weit entfernte – Phase von Anschuldigungen ihnen gegenüber durchlaufen werden.

Je mehr wir also unsere „Löcher“ als eine Entwicklungschance – im krassen Gegensatz zu einer Mangelerscheinung, die im Regelfall in die Opferrolle schlüpfen lässt – begreifen und ergreifen, desto mehr können wir zum Meister unseres eigenen Lebens werden.

Der Lebensabschnitt als junger Erwachsener ist deshalb besonders bedeutungsvoll, weil er durch die Erfahrungen in den ersten Beziehungen viele Gelegenheiten bietet, sein Leben bewusst als „Materialisation von Liebe“ zu formen, um dann im weiteren Verlauf des Lebens Liebe reichhaltiger und weitreichender erleben zu können.

Biologische Anziehungskraft und Homosexualität

Vom biologischen Ursprung her sind die Chakras von Mann und Frau energetisch gegensätzlich gepolt. Dadurch ist die biologische Anziehungskraft zwischen den Geschlechtern gegeben.

Wenn eine Person in sich selbst das Gleichgewicht zwischen Yin (die weibliche Komponente, das innere Gefühl) und Yang (die männliche Komponente, das Handeln in der Außenwelt) erreicht hat, besteht diese Polung der Chakras nicht mehr auf diese starre Weise, wodurch die biologische Anziehungskraft durch die negative und positive Polung der Chakras nicht mehr wirkt. Die Anziehungskraft ist in diesem Fall der „ganze Mensch“ im anderen. Daraus erklärt sich teilweise die heute zunehmende Homosexualität.

Allerdings kann in diesem Zusammenhang nicht unerwähnt bleiben, dass auch Unaufgearbeitetes mit den Eltern oder deren Ersatzpersonen, und/oder – meist völlig unbewusste – Erfahrungen aus Prä-Existenzen (frühere Lebenszeiten) [88] ebenso zur Folge haben können, gleichgeschlechtlicher Sexualität den Vorzug zu geben.

Selbstakzeptanz als Basis von Liebe

Wenn Sie sich selbst an einem, an manchen oder gar an vielen Punkten nicht so akzeptieren, wie Sie sind: Wie möchten Sie denn an diesen Punkten sein und wie können Sie erreichen, so zu sein, wie Sie sein möchten?

In der Beantwortung dieser Fragen entdecken Sie möglicherweise, dass viele Aspekte, an denen Sie sich nicht so akzeptieren, wie Sie sind, eigentlich in *einem* Hauptpunkt zusammenzufassen sind, an dem Sie sich nicht akzeptieren. Es kann gut sein, dass Sie sogar feststellen, dass dieser für Sie so wichtige Punkt für andere völlig unwichtig, ja vielleicht sogar lächerlich ist. Sie können viel über sich selbst entdecken, wenn Sie sich mit Akzeptanz den Grund, warum dieser Punkt gerade für *Sie* eine so große Bedeutung hat, ausfindig machen.

---

[88] Alle Lebenszeiten des gesamten Verlaufs aller Lebenszeiten („*Samsara*“) sind energetisch jeweils nur Anteile früherer Leben. Wenn ein Mensch stirbt, geht sein Energiefeld oder Spirit nicht in Form einer „geschlossenen Kapsel“ irgendwo und irgendwie durch das Universum und kommt dann zu einer anderen Zeit wieder in einem Menschen auf die Erde. Das Energiefeld eines gestorbenen Menschen verwebt und vermischt sich mit der Einheit der gesamten nichtmateriellen Energie. Daraus sondert sich ein Teil ab und kommt in einem „neuen Menschen“ auf die Erde. Der Verlauf aller Lebenszeiten kann deshalb nie linear als eine Fortsetzung derselben Energie verstanden werden.

Verlieren Sie in diesem Prozess Ihre Energie und Zeit nicht erst lange damit, andere – wie zum Beispiel Ihre Eltern – für Ihr Verhalten und dessen Grundlage verantwortlich zu machen. Nehmen Sie anstelle dessen die Angelegenheit ganz in Ihre eigene Hand. Schließlich hat nur *ein* Mensch die Möglichkeit, konkret in Ihrem Leben etwas verändern zu können – und das sind *Sie*!

Womöglich kann Ihnen dabei eine Liste mit 3 Spalten behilflich sein:
- links die Spalte des maßgeblichen Punktes oder der Verhaltensweise von Ihnen, mit der Sie Schwierigkeiten bezüglich Selbstakzeptanz haben,
- die mittlere Spalte listet auf, mit welcher Verhaltensweise Sie diese ungewollte Verhaltensweise ersetzen möchten,
- die rechte Spalte befasst sich mit den Methoden und dem Weg, wie Sie zu der neuen Verhaltensweise kommen möchten.

Begeben Sie sich in Ihrem Alltag auf den Weg, den die rechte Spalte vorzeigt.

Checken Sie Ihre Liste regelmäßig. Es geht dabei nicht um eine rigid-strikte Form einer Verhaltensänderung, sondern um eine von Ihnen selbst geformte Hilfestellung zur Veränderung, so dass Sie sich besser akzeptieren können. Schließlich ist Akzeptanz von sich selbst die entscheidende Grundlage der Liebesfähigkeit und für ein Leben als bewusste „Materialisation von Liebe".

Liebe als positivstes Lebensgrundgefühl

Eine auf Sicherheit aufgebaute Ehe hat erst einmal nichts mit Liebe zu tun. Dabei kann selbstverständlich die Situation entstehen, dass der Ernährer oder der fürsorgliche Muttерersatz nach einer gewissen Zeitspanne schon sehr gemocht oder „geliebt" wird, weil frau bzw.

man sehr gut weiß, dass ohne diese Person ein wesentlich schwierigeres – oder im Extremfall kein – Überleben von sich selbst gegeben wäre.

Liebe ist im großen Gegensatz dazu das positivste Lebensgrundgefühl. Diese Emotion macht uns so frei, dass es die Lebensenergie im Körper voll im Fluss sein lässt, was der gesündeste körperliche Zustand ist.

Liebe als freie Energieschwingung

Wenn Sie sich in Ihrem Körper zu Hause fühlen und Sie die Energie, die durch Sie fließt, spüren können, dann haben Sie – vielleicht schon längst – bemerkt, dass diese freie Energieschwingung mit *Liebe* zusammenhängt. So ließ Sie womöglich Ihre Feinfühligkeit wahrnehmen, dass Sie beim gefühlsmäßigen Einlassen auf den freien Energiefluss Liebe empfinden und umgekehrt dieses emotionale Liebesgefühl das freie Schwingen der Lebensenergie im Körper zur Folge hat (siehe auch S. 194).

Unterstützung freier Energieschwingung durch bewusste Atmung

Beginnen Sie, wenn Sie noch nicht so recht in ein derartiges Tiefen- und Höhenerlebnis mit einem Partner kommen konnten, erst einmal damit, gut zu lernen, selbst ohne inneren Dialog sein zu können. Die Stimmen dieses Dialogs würden Sie ja nur in einer oder mehreren Situationen der Vergangenheit halten und ein vollkommen lebendiges Sein in der Gegenwart mit Ihrer/m Geliebten beeinträchtigen.

Wie Sie in diesem Buch schon mehrfach lesen konnten, fängt es bei der Wahrnehmung des Energieflusses in unserem Körper zuallererst mit der Ausrichtung der Aufmerksamkeit auf das tiefe

Atmen an, was uns vom inneren Dialog wegleitet. Nur wenn wir unser Bewusstsein auf die Atmung und insbesondere auf jenes, was diese Atmung in unserem Körper bewirkt, lenken und weiterhin in dieser Aufmerksamkeit verbleiben, werden unserer Wahrnehmung die Energieschwingungen in unserem Körper zugänglich.

Von der Unmöglichkeit, freie Energieschwingung festzuhalten

Es liegt in der Natur der Sache, dass, sobald eine Schwingung festgehalten wird, es mit der Schwingung vorbei ist. Die freieste Schwingung der Lebensenergie in unserem Körper – das Liebesgefühl – ist somit nicht im Geringsten eine statische oder fixierte Angelegenheit. Liebe lässt sich also nicht festhalten. Sie lässt sich nur in Form von Schwingung – mit anderen Worten: körperinnerer Energiebewegung – fühlen.

Auch kann an einer Liebesbegegnung nicht festgehalten werden, denn sie ist die Schöpfung von zwei Menschen, die Liebesschwingungen empfinden. Der Versuch von einem oder beiden der Partner, die Liebesbeziehung künstlich aufrechtzuerhalten, kann somit nur erfolglos sein. Liebe und ihr Ausdruck können nur gefühlt und die aus ihr entstandenen Begegnungen im Augenblick ihres Bestehens geschätzt und aufrichtig gelebt werden.

Desgleichen kann eine Liebessituation auch nicht wiederholt werden. Sobald im intimen Zusammensein der Gedanke „dies war so schön, ich möchte es wieder so haben“ auftaucht, erlaubt diese Fixierung an ein Erleben in der Vergangenheit der aktuellen Gefühlsebene keinen freien Lauf und schränkt das Liebesgefühl der Gegenwart ein – und macht es fad und schal. Jede wirkliche Liebesbegegnung ist ein neues Sich-dem-Sein-Hingeben und somit eine Schöpfung dieses Moments. Es ist ein einmaliges Erlebnis. Wiederholungsakte sind im Grunde genommen nur zwanghaft an Vergangenem orientiert.

Liebe kann nur immer wieder neu empfunden werden und kann nur frei sein. Somit lässt Liebe immer wieder neue Erfahrungen machen. Sobald sich Abhängigkeit einschleicht, wird die Liebe durch diese Festmachung zum Statut – das heißt, es ist keine Liebe mehr.

In einer dauerhaften Liebesbeziehung wachsen

Liebe ist bedingungslos und kennt deshalb auch kein Fällen von Urteilen und keine Erwartungshaltungen. Alles, was in der Liebe von ihrer/m Geliebten kommt, ist ein Geschenk. Am meisten ist ihre oder seine Existenz ein Geschenk.

In einer dauerhaften Beziehung kann sich ein „Lernfeld der Liebe" formen, um eines Tages zu uneingeschränkter Liebe fähig zu sein.

Beobachtungen der Liebenden von Begrenztheiten oder „Löchern" (siehe S. 246) bei sich selbst oder beim anderen liefern also am besten keine Beurteilungen oder gar Verurteilungen mit sich. Wenn bei Ihnen in einem solchen Fall Beurteilungen oder Verurteilungen des anderen auftauchen, dann wissen Sie, dass bei Ihnen etwas nicht wirklich stimmt, denn „Löcher" beim anderen sind ja nicht vorhanden, damit Sie sie persönlich nehmen!

Solche Beobachtungen sind Teil der – oft gerade in der Beziehung – gewachsenen Fähigkeit subtiler Wahrnehmung. Sie lassen über Zeitspannen hinweg zugleich erkennen, wie sehr sich diese Schwachpunkte innerhalb der Beziehung verändern und sogar auflösen lassen. Auf dem Weg dorthin führen sie neben einer zunehmenden Offenheit der Partner untereinander auch zu der Einsicht, dass alles im Leben – auch das eigene Sein – in einem sich ständig vollziehenden Wandel ist, denn alles Leben ist fortwährende Bewegung.

Findet in der Paarbeziehung das Ansprechen solcher Punkte auf der Ebene, Mitteilung vom eigenen Gefühl zu machen, her statt, dann wird gewöhnlich beim Gegenüber kein Angriff oder Kritisieren erlebt. Dies gibt ihr/ihm die Möglichkeit, mit Offenheit zu reagieren. Zum Beispiel: „Ich fühle mich nicht gut, wenn ich von dir dies ... oder jenes ... höre ...", „Ich fühle mich am Punkt ... von dir irgendwie missverstanden – und meine, es liegt vielleicht an ...", „Ich hätte gerne, dass ich bezüglich ... mich mit dir freier fühlen kann" usw. usf.

Durch Ihr eigenes Wachstum und Ihr Glücksempfinden haben Sie vermutlich bald realisiert, dass Sie nicht im Geringsten für das Glücksgefühl Ihrer/s Geliebten Verantwortung tragen können. Tief in Ihrem Inneren wissen Sie nur allzu gut, dass jeder von Ihnen das Gefühl der Glückseligkeit nur in sich selbst erreichen kann – und dass dies im Zuge der Befreiung des eigenen Selbst geschieht.

Das doppelseitige Beitragen zu diesem Höchsten und Tiefsten, was wir Menschen in Verbundenheit miteinander erleben können, geht jedoch mit einem selbstverständlichen Interesse an beiderseitigem Wohlergehen einher.

Frei zu lieben und frei, Liebe anzunehmen

Es wird dann ganz natürlich verstehbar, dass die Fähigkeit, Liebe annehmen zu können, genauso wichtig ist, wie selbst lieben zu können. Nur dadurch wird zwischen den Liebenden ein freies Schwingen und „Verweben" von Energie möglich.

Als ein „Nebeneffekt" dieses Verstehens kommt es häufig eines Tages zu der Erkenntnis, dass in der Vergangenheit der Liebesausdruck, der von verschiedenen Personen, insbesondere von den Eltern, auf uns zukam, beizeiten von uns weder verstanden noch wertgeschätzt werden konnte, weil damals in uns selbst die grundsätzlichen Liebeserfahrungen für dieses Verständnis schlichtweg noch gefehlt hatten. Somit haben wir höchstwahrscheinlich die in der Kindheit stattgefundene Formung von den spezifischen „Löchern" in uns auf indirekte Weise sogar selbst mitentwickelt!

Der Doppelfähigkeit – lieben zu können und Liebe annehmen zu können – liegen nicht nur in geringem Ausmaß die Fähigkeit und die Erfahrung zugrunde, sich selbst inneren Frieden geben zu können (siehe S. 201). Innerer Friede führt zu äußerem Frieden, und die Vereinigung in Liebe führt zum Wissen über die Einheit allen Lebens. An diesem Punkt des Verstehens von Leben angelangt, hat das Ego keine Chance mehr, das eigene Leben zu diktieren, sondern wird nur dann bewusst eingesetzt, wenn ernsthaft Schutz benötigt wird.

Das „Eintauchen" in die Weisheit Ihres Körpers lässt Sie ein noch viel umfassenderes Verstehen erlangen. Durch das am tiefsten gehende Erfühlen von Leben und seiner Einheit werden Ihnen die Ursachen aller menschlichen Missverständnisse und ihrer verheerenden Auswirkungen in unserer humanen Welt erkennbar (siehe S. 281).

Transformation durch ganzheitlich gelebte Liebe

Wer jemals bewusst diese ganzheitliche Erfahrung der Freiheit kosmischer Energie und der vereinigenden Energieschwingung von Liebe gemacht hat, der ist zu umfassendem Vergeben imstande, einem Vergeben, das im eigenen Körper im wahrsten Sinn des Wortes „erschütternd" erlebt wird. Damit geht vielfach das Erlebnis einer endlosen Traurigkeit darüber einher, wie sehr wir Menschen unseren Ursprung als „Materialisation von Liebe" verformt haben.

Diese, durch eigene Glückseligkeit aufgetauchte traurige und gleichzeitig doch auch befreiende Einsicht ist komplett jenseits von konventionellem Wissen. Sie führt zu einer grundlegenden Transformation und bewirkt einen Wandel des gesamten Bewusstseins von sich selbst und vom eigenen Leben.

Die „Gen-zu-Gen"-Kommunikation, die in einer intimen Beziehung unbeabsichtigt geschieht, bleibt für unsere bewusste Wahrnehmung undurchschaubar. Wir spüren nur ihre Auswirkungen, die uns gewöhnlich aus unserem Erleben heraus von „Ahnungen", die sich uns aufgetan haben, sprechen lassen. Wenn wir in einer bedeutenden Liebesverbindung mit solchen Ahnungen achtsam umgehen, dann kann von dieser Tiefenkommunikation eine klarere Information in unser Bewusstsein gelangen. Auf dieser Entwicklungsstufe können Erfahrungen aus dominierenden früheren Leben mit anschaulicher Deutlichkeit ins Bewusstsein rücken. Die durch Liebesausdruck verstärkte Ausentwicklung der Körperweisheit kann – durch die Erfahrung von der Einheit von Leben, die die Grenzen der Dimensionen von Zeit und Raum überschreiten lässt – zu Astralreisen im Universum und ebenso in Zeiträume der Vergangenheit und der Zukunft führen.

Liebesmagie und Ekstase

In einer Liebesbegegnung, die freie – ungehinderte – Energieschwingung zulässt, schwingen die Liebenden „synergetisch" miteinander in aufeinander abgestimmten Wellenlängen. Dies hält Sie lebendig!

Selbst in einer langjährigen Paarverbindung kann ein derartiges Liebeserleben immer wieder nur einmalig sein. Es kann nicht wiederholt werden, sondern es ist immer wieder ein neues Erleben, das – neben großem Vertrauen ineinander – das Interesse am anderen und das Verlangen nach einem gemeinsamen Schwingen von Energie erneut nährt. Andernfalls, in der Suche nach Wiederholungen einer einstmals gemeinsamen schönen Situation, würde die Beziehung mit Ihrem/er Partner/in auf derselben Stelle stehen bleiben und sich auf Dauer irgendwann einmal, vielleicht sogar schon sehr bald, „todlaufen".

Sind beide von Ihnen an jenem Erfahrungshintergrund angelangt, dass Sie durch Ihren Körper „wissen", dass „Hauch Bewusstsein und Bewusstsein Hauch ist" (siehe S. 205), dann sind Sie gar nicht mehr in der Lage, nach Wiederholungen zu suchen. Dann kultivieren Sie auf selbstverständliche Art und Weise Ihre Beziehung und geben ihr immer wieder den erforderlichen zeitlichen Raum. Dies kann für das reale Alltagsleben bedeuten, dass Sie sich vorweg im Kalender diesen Freiraum eintragen müssen, damit er Ihnen zur Verfügung steht. Nehmen Sie dies nicht als Einengung Ihrer Spontanität, sondern vielmehr als Chance!

Mit zeitlichem Freiraum kann sich die enorme Lebenskraft, die sich im gemeinsamen orgasmischen Schwingen entfaltet, zu ihrer vollen Magie ausentwickeln. Wie schon beschrieben, besteht nichts im Leben, was zu einem tieferen Verständnis des Seins führt und was mehr als ein Höhepunkt seelischer und spiritueller Natur erfahren werden kann, als die in unserem Körper empfindbare Ekstase.

Mit Sicherheit ist Ihnen nicht unbekannt, dass alles am rechten Ort und zur rechten Zeit geschieht. Jegliche Art von Hast, das Niveau eines derartigen Liebesausdrucks zu erreichen, wirkt der Verwirklichung dieses Wunsches stark entgegen.

In körperlicher Ekstase sind Liebende spürbar als Geistseelen vereint. Dabei erweitern sie ihr Bewusstsein durch ihre Sinneswahrnehmung über die Grenzen der Erde hinaus. Die freie Liebesschwingung befähigt uns Menschen zu einer intensiven Verbindung mit dem Universum und der universellen Schwingung von Energie. Sie versetzt uns in die Lage, ein in der Tiefe unseres Seins-Erlebens empfundenes Grundwissen darüber zu erhalten, dass wir Teil der gesamten Existenz von Sein sind. Die Indianer Nordamerikas nennen dies, Teil des „Großen Geistes“[89] zu sein. In dieser Tiefenempfindung und der daraus resultierenden Weisheit erlangen wir Menschen zugleich die Fähigkeit, unseren Lebensweg bewusst in die erwünschte Form zu bringen und so zum Mitgestalter aller Schöpfung zu werden.

Im ganzheitlichen Liebesausdruck eines Paares ist ihre Verbindung von Geist und Psyche im körperlichen Liebesausdruck ein spontanes und beständig sich weiterentwickelndes Geschehen. Das Paar, das nicht mehr weiß, wo das eigene Selbst endet und das Selbst des anderen beginnt, verlässt Raum und Zeit und kommt durch das Erleben einer absolut uneingeschränkten Weite in die Dimension der Endlosigkeit. Diese Vereinigung der beiden geht mittels der von ihnen gemeinsam stark erzeugten Schwingungen über sie hinaus und verbindet sich mit den Vibrationen des Universums. Dies ist, was ursprüngliches Tantra das „Verweben von Energie“ nennt.

Abstimmung der Wellenlängen

Solch tiefsinnig universelle Erfahrung wird einem Paar zusammen nur zuteil, wenn beide Partner auf derselben oder sehr ähnlichen Wellenlänge schwingen. Wir leben heute mehr denn je in einem sozialen Umfeld multikultureller Art, wo Menschen komplett unterschiedlichen ethnischen Ursprungs aufeinander treffen. Die Energieeinflüsse, die auf sie in Kindheit und Jugendzeit einströmten, lassen sie jeweils auf verschiedenartigsten Wellenlängen leben. Die Zeit homogener Gesellschaften und generell aufeinander abgestimmter Wellenlängen durch ähnliche Gedankenformen und Gedankenfolgen im Leben innerhalb eines Kulturkreises ist längst vorbei.

---

[89] „Wakan Tanka“ = „Großer Geist“

Paare finden sich am besten über die Wellenlängen ihrer Energieschwingungen. Hier „stimmt“ die Grundlage für einen gemeinsamen Liebesaustausch, bei dem es um ein energetisches Schwingen miteinander geht.

Eine persönliche Erfahrung

An meiner ersten Arbeitsstelle nach Abschluss meines Studiums im Jahr 1975 hatte ich des Öfteren an Tagungen teilzunehmen, und wieder einmal war ich auf einer Konferenz. Eines Morgens traf mich beim Betreten des Frühstücksraums des Tagungshauses aus einer Ecke ein stark „elektrischer Impuls“. Trotz der schlaflosen Nacht, die ich im Gespräch mit Kollegen aus anderen Teilen Deutschlands und mit einem langen Spaziergang am Bodensee verbracht hatte, reagierte ich darauf und schwang „Energie“ an den Ausgangspunkt des elektrischen Schlags zurück: ein in der Ecke sitzender Mann, der der Referent unserer nun beginnenden zweitägigen Fortbildung sein musste.

Nicht lange nachdem die Fortbildung begonnen hatte, fühlte ich guten Grund, Energie zum Zentrum dieses Mannes zu schwingen, um ihn „energetisch“ in der Darstellung seines Themenkreises zu unterstützen. Ich hatte keinerlei Vorwissen für das, was ich tat; ich wusste nur, dass ich dies zu tun hatte. In den vorangehenden Konferenzen hatte ich die starre Haltung manch langjährig angestellter Kollegen kennengelernt, und dieser Mann schien die Fähigkeit zu haben, daran etwas zu verändern.

In der Mittagspause saßen wir an einem Tisch und schwangen nicht nur übereinstimmend im Gespräch, sondern auch auf einer Schwingungsebene, die sich auf der gleichen Wellenlänge von Körper zu Körper zu bewegen schien. Dies wurde in der übernächsten Nacht zu einer gemeinsamen unvergesslichen Liebesbegegnung, der weitere tiefgreifende Erfahrungen der Vereinigung folgten.

So bin ich im Frühjahr 1976 völlig unbedarft das erste Mal bewusst mit Energie und ihren Schwingungen in Berührung gekom-

men, was nicht zuletzt für meine spätere Entwicklung als Energieheilerin von Bedeutung sein sollte.

Im Rückblick stelle ich fest, dass jede der von mir gelebten Beziehungen eine komplett einzigartige Weise des Schwingens der Energie hatte, mit der sie begann.

Wellenlängen können von Kopf zu Kopf (Kronen-Chakra zu Kronen-Chakra), Stirn zu Stirn, Herz zu Herz, Bauch zu Bauch und Sexualorgan zu Sexualorgan schwingen. Sobald ein Mensch seine Chakras befreit und sein Yin und sein Yang ausbalanciert hat, schwingt er als ganzer Mensch (siehe S. 248).

Wenn Sie als Paar gemeinsam jenes Stadium zu erlangen wünschen, das sich eines Tages zum Erleben von Ekstase ausweiten kann, so ist es wichtig, dass Ihre Wellenlängen von vorneherein ziemlich ähnlich sind. Dadurch ist in Aussicht gestellt, dass sich die Schwingungen ganz angleichen können, was Sie dann in „Synergie" aufeinander abgestimmt sein lässt. Wenn sich einer der Partner auf einer hohen, der andere im Vergleich dazu jedoch auf einer niedrigen Wellenlänge befindet, ist diese gemeinsame Erfahrung nicht erreichbar. Sind die Wellenlängen auffallend unterschiedlich, dann ist oft gerade auch die Situation gegeben, dass einer der Partner in der Rolle eines Elternteils, eines Lehrers oder eines Gurus des anderen fungiert.[90]

Je mehr bewusst erfahren wird, dass Geist im Körper lebt, was bedeutet, dass wir den Fluss der Lebensenergie tatsächlich durch uns strömen fühlen, desto stärker schwingen Energiewellen aus dem Körper. In einem gemeinsamen Liebeserleben schwingt zuerst die Energie der Liebenden zusammen, was daraufhin in ein wesentlich verstärktes gemeinsames Schwingen übergehen kann, das darauffolgend ermöglicht, sich als Paar mit der Energie des Univer-

---

[90] Bei extrem unterschiedlichen Wellenlängen kann auf Dauer einer der Partner krank werden.

sums zu „verweben“. Dies lässt jeden der Partner einen großen Bewusstseinssprung, einen sog. Quantensprung machen.

In einer Liebesverbindung dieser Art wird Energie verstärkt und angehäuft. Diese Energie, die durch ihr Schwingen immer nach außen strebt, kann von den Liebenden bewusst dorthin gelenkt werden, wohin sie diese leiten wollen. Energie begibt sich bekanntlich dorthin, wo die Aufmerksamkeit hingelenkt wird. Mit unserem derzeitigen Bewusstseinsniveau sind wir Menschen in diesem Bereich jedoch noch ähnlich unbeholfen wie „Analphabeten“, wenn sie ein Buch aufschlagen. Wir sind noch gar nicht in der Lage zu erkennen, welches Ausmaß an Kraft und welche vielfältigen Möglichkeiten in unserem ehrlich empfundenen und ganzheitlich ausgedrückten Liebesgefühl liegen. Selbstverständlich ist dieser Bereich von Leben unweigerlich und restlos mit unserer Authentizität verbunden.

Empfängnis

Während eines gemeinsamen Energieschwingens von Mann und Frau kann sich auch ein neuer Mensch materialisieren. Wenn sich eine Frau energetisch so weit und offen wie das Universum erlebt, wird sie zu einem natürlichen Kanal kosmischer Liebesschwingung[91] und kann dadurch zum Empfänger und Träger dieser letztlich materialisierten Liebesenergie und somit zur Mutter werden. Die Entwicklungsstufe werdender Eltern, die Liebe auf diese Weise „materialisieren“ lässt, gibt dem daraus geborenen Kind auch einen völlig anderen Raum für sein Wachsen. Das in diesem Fall natürlicherweise vorhandene Vertrauen in die unerschütterliche Kraft des Lebens ist eine völlig andere Basis für ein Familienleben, als die

[91] In Indien gibt es *„Sadhus“*, die ihr ganzes Leben in Achtung dessen ausschließlich das Wort „Mutter“ sprechen oder ausrufen.

nach wie vor stark verbreitete Angst darüber, ob denn alles gut gehen wird.

Schmerz transformiert in orgasmische Empfindung

Mittlerweile haben Sie manches gelesen, das dazu beiträgt, jenes besser verständlich zu machen, wovon im Kapitel über die Befreiung von Schmerz die Rede war: Schmerz kann in orgasmisches Gefühl verändert werden. Sobald Sie Zugang zu freier Liebesschwingung in sich selbst gefunden haben, sind Sie in der Lage, beim Auftreten von Schmerz in Ihrem Körper folgende Praxis anzuwenden. (Selbstverständlich fällt Ihnen diese Übung leichter und hat sie schneller einschlagenden Effekt, wenn Sie sich auf manche der im Buch beschriebenen Achtsamkeits-Übungen eingelassen haben):

Begeben Sie sich in Rückenlage oder sitzend mit gerader Wirbelsäule in eine angenehme Körperstellung und lassen Sie all Ihre Gelenke zur Unterstützung des Energieflusses frei sein, indem sie NICHT angewinkelt, sondern ausgestreckt sind.

Beginnen Sie – gegebenenfalls trotz Schmerz – ruhig und tief zu atmen; am besten lenken Sie Ihre ganze Aufmerksamkeit auf Ihre Atmung – gerade auch dann, wenn beständig ein nagender Schmerz im Hintergrund Ihrer Wahrnehmung „lungert".

Holen Sie in aller Ruhe tief Luft und mit ihr neue Lebensenergie in Ihren Körper. Die Ausdehnung der Lungen bewegt Ihr Zwerchfell nach unten und bewirkt bei dieser Bauchatmung, dass sich in Ihrem sich vergrößernden Bauch Energie ansammelt. Halten Sie so Ihren Atem für eine Weile an.

Nun beginnen Sie sachte mit einer ganz langen Ausatmung durch den Mund. Lassen Sie dabei die Energie von Ihrem Bauch durch Ihren Körper und insbesondere mit Achtsamkeit durch den oder die schmerzhaften Körperteile fließen.

Geben Sie sich ganz diesem Atem ohne jeglichen inneren Dialog hin. Tun Sie dies selbst dann, wenn Sie erst einmal durch den Stoß des inneren Energieflusses an die Blockaden, die für Ihr Schmerzgefühl in Ihrem Körper verantwortlich sind, diesen Schmerz vielleicht sogar noch verstärkt spüren. Lassen Sie sich davon nicht im Geringsten in Angst versetzen oder beirren, denn bereits nach einer Serie an Atemzügen können Sie feststellen, dass sich der Schmerz etwas verringert und/oder in Richtung „Energieausgänge" an den Händen und Füßen und am Scheitelpunkt des Kopfes wandert. Je nach Intensität der Energieblockade und des Schmerzes kann am betreffenden Körperteil und vielleicht sogar im ganzen Körper eine Schwere und Müdigkeit gefühlt werden.

Auch wenn der Schmerz zuerst einmal stärker geworden ist, wagen Sie, für lange Zeit auf diese Weise zu atmen. Machen Sie notfalls dazwischen eine kleine Pause, gegebenenfalls mehrmals.

Schließen Sie mehr und mehr Ihr psychisches Liebesgefühl mit ein, indem Sie an eine Person oder an eine Situation denken, die Sie Ihr Herz öffnen lässt. Geben Sie sich beidem hin: dem Liebesgefühl und dem nachspürenden Gefühl des Energieflusses in Ihrem Körper, den ich oben den „körperinneren Tastsinn" genannt habe.

Brechen Sie diesen Prozess nicht eilig ab und lassen Sie sich immer wieder neu auf ihn in Wiederholungen ein – möglicherweise über Tage oder Wochen, je nach der Schwere des Schmerzes, ein-, zwei- oder gar dreimal täglich für 10 bis 15 Minuten.

Mit mehr Erfahrung und zeitlichem Freiraum können Sie in diesem Prozess die Energie von Ihrem Körper weit über Ihre Haut hinaus ausatmen und sie – fühlbar als enorme Weite – mit der Energie des Universums „verweben". Es kann dabei geschehen, dass Ihr ganzer Körper zu Vibrationen kommt, die ihn bewegen. Dies ist in der Tat ein gutes und hilfreiches Zeichen, weil diese Körperbewegungen ihrerseits wiederum den Energiefluss stimulieren.

So sind Sie durch Ihren Schmerz zuerst bei einer inneren Freiheit durch frei fließenden Energiefluss angekommen, der Sie im weiteren Verlauf bei einer orgasmischen Empfindung landen lässt – und Sie werden mit allergrößter Wahrscheinlichkeit keinen oder nur noch einen völlig veränderten, wesentlich geringeren Schmerz empfinden.

Erfahrungsgemäß gibt es keine Begrenzungen der Wirksamkeit dieser Achtsamkeits-Übung auf bestimmte Schmerz- oder Krankheitsmuster. Bei starken Krebswucherungen lässt vielfach wiederholtes Anwenden dieser Praxis neben dem Vorhanden-Sein echter Liebesempfindung – keineswegs zu verwechseln mit Liebes-Verpflichtungen – das Auflösen dieser krebsartigen Blockaden gelingen.

Sobald Sie die freie Liebesschwingung in sich selbst – mit oder ohne Liebespartner – kultivieren, sind Sie gegen Krankheit gefeit oder können bei bereits vorhandener Krankheit diese über einen gewissen Zeitraum hinweg auflösen. Bekommt allerdings Ihr „Energie-System“ einen unerwarteten Schock, so dass schlagartig – etwa durch einen Unfall oder durch den unerwarteten Tod eines geliebten Menschen – Energieblockaden geformt werden, dann bedarf es wieder ganz bewusst einer erneuten Befreiung dieser neu geformten energetischen Blockierung.

Lebenswichtiges Kultivieren der Liebesfähigkeit

Das Lesen dieses Kapitels mag für einen Mann, der gelernt hat, dass der Höhepunkt des sexuellen Liebesausdrucks mit Ejakulation zu tun haben würde, erst einmal völlig unverständlich sein. Wie soll denn jemals sein Körper in der Lage sein, „in Liebesempfindung

Energie schwingen zu fühlen“ und diese noch dazu mit der Energie eines geliebten Menschen zu *„verweben“*!?

In der Tat zieht sich die Energie im Körper des Mannes zusammen und konzentriert sich in seinem Lingam (Penis und dessen Eichel) je mehr er sich einer Ejakulation nähert. In der Ejakulation oder einem „Stressorgasmus“ [92] strömt all diese Energie nach außen, was Wilhelm Reich als „elektro-physiologische Entladung“ bezeichnet hat. Ein körperinneres Schwingen von Energie war weder während des inneren Aufbaus hin zur Ejakulation oder zum „Stressorgasmus“ noch während der Entladung selbst möglich.

Betrachten Sie Ihr Leben und Ihr Wohlbefinden bezüglich Ihres Liebeslebens in aller Ruhe und ohne jegliche Wertung, dann kann es Ihnen sehr gut passieren, dass Sie feststellen, dass Sie sich mit Ihrem Liebesleben nicht wirklich ganz befriedigt fühlen. Irgendetwas scheint Ihnen abzugehen.

Fangen wir deshalb beim kleinen Kind an, das Sie und ich einmal gewesen sind. Wir waren damals im Seins-Zustand einer kompletten Einheit von Körper, Seele und Geist, und der ungehinderte innere Energiefluss bewegte uns intuitiv unmittelbar dorthin, wo sich unser Interesse festgemacht hatte.

Bald nach unseren ersten Jahren lernten wir unseren Intellekt zu benutzen und zu kanalisieren. Sobald sich die intellektuelle Schulung zu intensivieren begann, fingen wir an, unsere Einheit von Körper, Seele und Geist aufzuspalten, worüber wir heute im Leben von Erwachsenen kurz und bündig von „gegensätzlichen Charakteristiken“ von „Kopf“ und von „Bauch“ und ansonsten von „psychischen Problemen“ reden.

---

[92] Ein Orgasmus der Frau, bei dem es im Körper ein Zusammenziehen der Energie gibt, um dann zu einen explosiven Ausbruch zu kommen, bezeichne ich als „Stressorgasmus“. Dieser Orgasmus findet meist unter einer Art innerem Zeitdruck statt, oder die Energie war über lange Zeit in Verbindung mit psychischem Druck oder Druck infolge von Arbeitsüberlastung etc. angestaut.

Auf soziales Verhaltenslernen wurde in der Kindergarten- und Vorschulzeit noch Wert gelegt, doch alsbald wir die Schule besuchten, ging es im Grunde genommen nur noch um die Schulung unseres Intellekts. Unser Körper bekam selbstverständlich Nahrung und Bekleidung und darüber hinaus kurzen Sportunterricht, um stundenlanger Sitzhaltung minimalen Ausgleich zu geben. Nur bei sozialer Auffälligkeit wurde versucht, auf unser Sozialverhalten einzuwirken; ansonsten aber haben wir Gleichaltrigen gegenüber häufig Konkurrenzverhalten eingelernt. Mit dem früheren ganzheitlichen Lebensempfinden und Sein war es längst vorbei. Psychische und körperliche Gefühle wurden dann oft nur noch als Störenfriede des intellektuellen Lernprozesses dargestellt und nicht selten sogar von uns selbst als solche erlebt.

Der Körper wurde mehr und mehr vom Kopf diktiert und es geschah und geschieht nach wie vor, dass die Jungen im Alter zwischen 11 bis 15 Jahren ihren ersten automatischen Samenerguss erleben. Das biologische Stadium sexueller Reife erreicht und von vielerlei Eindrücken von außen beeinflusst, übernimmt der sehr junge Mann üblicherweise die gewöhnliche Auffassung, dass die Ejakulation der Höhepunkt der männlichen Sexualität sei. Er ist davon umso mehr überzeugt, je weniger er in den Schuljahren bis zu diesem Zeitpunkt masturbiert hat und somit seine ganzheitliche Fähigkeit für das Fühlen des inneren Energieflusses – sprich Orgasmus – zumindest zu Teilen beibehielt.

Hierin liegt der Grund, warum in der Lebensweise des ursprünglichen Tantras in Indien weise Frauen (Yoginis) mittleren Lebensalters die Lehrer von kleinen Jungen waren, damit diese trotz intellektueller Schulung und Vorbereitung auf das Leben ihre „kindliche" Einheit von Körper, Seele und Geist nicht aufgaben.[93]

[93] Davon schrieb B. Bhattacharya in seinem Buch: The World of Tantra. Im Jahr 1910 geboren hatte er selbst von junger Kindheit an diese zu diesem Zeitpunkt selten gewordenen Lehren einer Yogini erhalten.

Es ist einleuchtend, dass der Mann durch die Biologie seines Körpers mit seinen Genitalien wesentlich entspannter umgeht als eine Frau mit ihrem weitgehend im Körper verborgenen Sexualorgan. Der vom Körper nach außen ragende Penis wird vom Mann beim Urinieren mehrmals täglich gewohnheitsmäßig in die Hand genommen. Das heißt jedoch keineswegs, dass er dabei diesem feinfühligsten all seiner Körperteile auch mit der dementsprechend psychischen Sensibilität begegnet. Und gerade in der Haltung der Männer gegenüber diesem sensibelsten Organ ihres Körpers und in ihren Erfahrungen mit diesem Körperteil liegt die größte Auswirkung auf die gesamte Menschheit!

Ein Mann, der nicht in der Selbstbefriedigung das freie Fließen der Energie oder – wie es manche Männer ausdrücken – die „innere hohe Welle der Energie" fühlen kann, dem bleibt die Weisheit anderer, die besagt, dass „das Universum mit der Vibration von Liebe schwingt", völlig unbegreiflich. Solange auch das Fließen von Energie im eigenen Körper von der Stimulation anderer abhängig ist, kann nicht wirklich verstanden werden, was es bedeutet, mit der „inneren hohen Energiewelle'" zu schwingen. Wenn ein Mann einen Orgasmus – was Männer selbst oft auch als einen „Ganzkörper-Orgasmus" bezeichnen – kennt, ist er zum „Verweben von Energie" mit einer Frau in der Lage.

Den Frauen ist es im Vergleich zu den Männern von der Biologie ihres Körpers her grundlegend leichter möglich, durch ihn Universalität zu empfinden, da sie einen anderen Menschen zu einer Vereinigung in ihr Körperinneres einladen und sich mit ihm „körperinnerlich" verbinden können. Darüber hinaus haben sie die biologische Anlage, mit einem sich in ihrem Körper neu formenden Menschen sogar ganz vereint sein zu können. Aus diesem Grund scheint dem weiblichen Körper das Erleben von Ekstase und Trance einfacher möglich zu sein als dem Mann.

Das männliche Ego und sein Aggressionspotenzial waren einst für den Mann höchst notwendig, um die Natur penetrieren und aus ihr jenes zu beschaffen zu können, was für das Überleben der Familie notwendig war. In unserer heutigen Zeit ist dieses Potenzial beim Mann, das er nicht mehr in wilder Natur verausgabt, nach wie vor vorhanden. Wenn er mit seinem Penis unbefriedigt ist, kann dieses Potenzial umso stärker vorhanden sein. Wir Männer und Frauen sollten uns das beide „dick hinter die Ohren schreiben", denn dieses männliche Kraftreservoir bricht heute in Gewalttätigkeit und Krieg aus!

Die Art und Intensität, wie von Mann und Frau die Energie ineinander „verwoben" wird, liegt ausschlaggebend auch an der Frau. Sie ist nicht zuletzt durch den ihr körperlich näherliegenden Kontakt mit universeller Energie und durch ihre Befähigung zur Ekstase nicht unwesentlich daran beteiligt, ob und wie der Mann sein Ego fallen lassen und sein Seins-Erleben und seine Liebesfähigkeit erweitern kann. Deshalb verleiht die Frau nicht nur der Menschenschöpfung ihre tatsächliche Gestalt. Sie ist auch maßgebliche Mitgestalterin von Krieg und Frieden in der menschlichen Welt.

Männer, die Orgasmen, also den Fluss der Lebensenergie in ihrem eigenen Körper kennen, sind nicht imstande, Kriege zu führen. Nur ein Mann mit einem unbefriedigten Penis, der nicht über die limitierte Fähigkeit des „Spermien-Schießens" hinauskommt, ist in der Lage, an eine Waffe zu greifen, um menschliches Leben zu töten. Somit ist weltweiter Frieden unmissverständlich eine Angelegenheit des Kultivierens der Liebesfähigkeit von Mann und Frau.

Liebesvereinigung als „kosmisches Fest"

Als jeweils ganzheitliches Selbst können beide Partner im gemeinsam gestalteten Liebesausdruck durch das Achten und Ausleben ihrer authentischen Wünsche und durch völliges Zulassen ihrer natürlich vorhandenen Körperweisheit die offene Weite des

Kosmos erfahren. Durch ihre Ekstase wird dann ihre Vereinigung zu einem „kosmischen Fest!“[94]

[94] siehe auch Uhlig, Helmut: Das Leben als kosmisches Fest – Magische Welt des Tantrismus

Legen Sie sich in einer warmen Nacht an einem Strand oder auf einer Wiese unter den Sternenhimmel. Lassen Sie sich tief atmen und senden Sie jeglichen inneren Dialog aus Ihrem Kopf hinaus. Geben Sie sich völlig Ihrer Atmung und jenem hin, was Sie dadurch in Ihrem Körper verspüren.

➢ Lenken Sie Ihren Blick auf die blinkenden Sterne. Nach einer Weile können Sie möglicherweise dieses Blinken der Sterne als Schwingungen auf Ihrer Haut und sogar durch Ihren Körper hindurch wahrnehmen.

➢ Planeten blinken nicht. Lassen Sie sich jedoch trotzdem auch auf eine Erfahrung in der Beobachtung eines Planeten ein. Es kann sein, dass Sie jetzt Ihre Augen zum Beispiel Bahnen der Monde um Jupiter oder Saturn erkennen lassen oder Sie eindeutig und intensiv die unterschiedlichen Farben von einigen Planeten sehen. Diese Wahrnehmungen – ob Mondbahnen oder Farbtöne – von Planeten können Sie auch unterschiedliche Schwingungen, die sich durch Ihren Körper bewegen, fühlen lassen.

Wenn Sie starkes Energie-Vibrieren Ihres ganzen Körpers fühlen können – in Liebesbegegnungen werden dadurch Schwingungen auf die geliebte Person übertragen, miteinander verwoben und gemeinsam akkumuliert[95] – dann ist Ihnen das hier Geschriebene vermutlich schon längst irgendwie geläufig.

[95] siehe auch Müller, Monika: Tantrisches Bewusstsein – Sexualität als Weg zu Heilung, Ganzheit und Transformation

Möglicherweise sind Sie bei einem Über-sich-selbst-hinaus-Atmen spontan und mit aller Selbstverständlichkeit dort angekommen, wo Sie sich selbst als „eine Zelle des Universums" erleben. Vielleicht fühlen Sie sich in diesem Zustand sogar schon so sehr zuhause, dass Sie sich Ihr Leben ohne diese natürlich erlebte Verwobenheit mit der universellen Energie überhaupt nicht mehr vorstellen können.

Verwobenheit von Leben

Weltweit ist eine solche Art der Verwobenheit schon seit langen Zeiten in der Fußreflexzonen-Massage bekannt, bei der indirekt am Fuß – als Mikro-Organismus des gesamten Körpers – alle einzelnen Körperteile behandelt werden. Mittlerweile sind uns auch auf der westlichen Hälfte der Erde die Reflexzonen von den Händen und Ohren, der Yoni und dem Lingam (Bezeichnungen für Vagina[96] und Penis aus dem ursprünglichen Tantra) bekannt geworden, die alle ebenso wie die Fußreflexzonen-Massage eine indirekte Ganzkörpermassage erlauben, was aber in den wenigsten Fällen bewusst praktiziert wird. Allerdings ist bei einer sexuellen Vereinigung von Mann und Frau eine solche indirekte Ganzkörpermassage durch Yoni und Lingam – zumindest zu Teilen – natürlicherweise gegeben.

So wie alles im menschlichen Körper miteinander verknüpft ist, ist auch im biologischen Leben der Erde, wovon wir mit unserem Körper Teil sind, alles miteinander verbunden. Die Energie unseres menschlichen Körpers ist verdichtete Energie der Erde, Materie. Leben wir unseren Körper und seine Sinne mit Bewusstheit, dann ist uns unsere physische Zusammengehörigkeit mit der zur Materie verdichteten Energie der Erde offenkundig.

---

[96] Ich benutze das Wort „Scheide" äußerst ungern, da ein und derselbe Begriff für die Hülle eines Schwertes und mein höchst sensibles Organ in diesem äußerst großes Unbehagen auslöst.

Folgender Spruch macht uns die besondere Charakteristik dieser Verbundenheit von Leben leicht verständlich: "You are not a drop of water in the ocean; you are the entire ocean in a drop" („Du bist nicht ein Tropfen Wasser im Ozean; du bist der ganze Ozean in einem Tropfen Wasser.“).

Auf dieselbe Art und Weise verhält es sich mit uns und dem Universum: Die Energie, die durch unseren Körper fließt – oder blockiert ist –, ist Teil der materielosen Energie des Universums. So sind wir jeweils ein Mikro-Kosmos im Makro-Kosmos, weshalb ich uns Menschen als „energetische Zellen des Universums“ bezeichne.

Jener energetische Seins-Zustand von uns Menschen, der nicht verdichtete materielle Energie der Erde in Form unseres physischen Körpers, sondern Teil der Energie des Universums ist, wird uns durch bewusstes Atmen am verständlichsten zugänglich. Wenn wir dafür offen sind, kann uns der achtsame Umgang mit unserer Körperweisheit in die Lage versetzen, durch unsere fünf Körpersinne Teile des Universums kennenzulernen.

Maya-Indianer Mexikos sprechen im Zusammenhang der Verwobenheit von uns Menschen mit dem Universum sogar davon, dass die Welt der Menschen in ihrer Gesamtheit einen „Spiegel der Energie des Universums“ darstellen würde. Dies trifft eigenartig mit der Bedeutung des Wortes „Kosmos“ in seiner griechischen Ursprungssprache zusammen: „Kosmos“ steht für „Universum“ und gleichermaßen für die “Gesamtheit aller Menschen” im Sinne von „menschlicher Welt-Ordnung“.

Wenn wir uns zu reinen „Beobachtern und Vermessern des Universums“ gemacht haben, unterliegen wir der Gefahr, unsere Kapazitäten unvollständig einzusetzen und uns künstlich von dieser Einheit abgesondert zu haben. Dies geschieht unter alleiniger oder überwiegender Benutzung unseres Augensinns mit erklärender Kopf-Intelligenz unter weitgehendem oder totalem Ausschluss der vier anderen Körpersinne und der Körper-Intelligenz. Es entspricht der Haltung, mit der sich selbst noch in der zweiten Hälfte des letzten Jahrhunderts Anthropologen und Ethnologen von ihrem „Forschungsgegenstand Naturvölker“ abgehoben haben und es zu Teilen auch heute noch tun. Die weitere Gefahr, die in einer solchen begrenzt-menschlichen Wahrnehmung des Universums liegt, ist, dass wir uns dann im Universum mit beherrschender Haltung aufspielen und wie „Invasoren von außen dort eindringen“ – obgleich wir Menschen und die Erde selbst jeweils Teil inmitten des Universums sind.

Es kommt nicht von ungefähr, dass wir mit *fünf* verschiedenen Sinnen und dem Gehirn und nicht nur mit *einem* Sinn und dem Gehirn ausgestattet sind!

So wie wir durch unsere fünf Sinne und unseren „körperinneren Tastsinn“ sensibel unseren ganzen Körper und alle Körperteile spüren können, so können wir als „energetische Zelle des Universums“ auch das Weltall auf sensible Weise wahrnehmen! Einzige Voraussetzung dafür ist, dass wir uns auf die Wahrnehmung unserer Körpersinne und auf unseren Energiefluss einlassen. Für (echte) Schamanen mit ihrem nie in Frage gestellten, selbstverständlich gelebten universellen Einheitsbewusstsein mit allem, was existiert, bildet dieser unendliche Lebensbereich der Verwobenheit mit der gesamten Existenz des Universums die Grundlage für all ihr Tun.

Bei ernsthaftem Interesse können Sie beginnen, sich auf folgenden Erfahrungsbereich, der ursprünglichen Schamanen vertraut ist, einzulassen:

Am besten legen Sie sich in freier Natur auf den Boden. Beenden Sie zuerst Ihren inneren Dialog, indem Sie sich mit Aufmerksamkeit ausnahmslos jenem zuwenden, was in Ihrem Körper durch bewusst tiefes Atmen geschieht.

- Stellen Sie sich jetzt vor, dass Sie mit jeder neuen tiefen Einatmung zunehmend die Energie der Erde unter Ihnen durch Ihr Erdzentrum im Körper (*Hara*), das etwa 3 cm unterhalb Ihres Nabels liegt und ebenso auf der Rückseite Ihres Körpers wirkt, in sich aufnehmen, bis Sie sich selbst letztlich so groß wie die ganze Erde fühlen ...

Sie können nun – mit ausreichend Zeit und Aufmerksamkeit – wie ein ursprünglicher Schamane die Probleme und Kraftorte der Erde in Ihrem Körper erfühlen.

Sie haben jetzt nichts anderes getan, als Ihr Bewusstsein darauf zu lenken, was wir Menschen völlig unbewusst immer zu spüren bekommen. Daher die Grundweisheit, dass kein Mensch auf der Erde vollkommen gesund sein kann, solange nicht alle Menschen und der Planet Erde gesund sind.

- Stellen Sie sich jetzt vor, dass Sie mit jeder neuen Einatmung zunehmend energetisch das ganze Universum durch Ihren Nabel, dem „kosmischen Zentrum" Ihres Körpers, in sich aufnehmen, bis Sie sich so groß, weit und offen fühlen, als wären Sie selbst das ganze Universum. (Schließlich verhält es sich mit uns und dem Universum genauso wie mit „Du bist nicht ein Tropfen Wasser im Ozean; du bist der ganze Ozean in einem Tropfen Wasser.").

Wenn Sie für eine Weile in diesem sich leicht und groß anfühlenden Stadium verharren, dann sind Sie vielleicht imstande, in Ihrem Körper totale Einheit mit dem Universum zu verspüren. Möglicherweise kommen Sie in diesem Zustand an Empfindungen heran, aus denen heraus in ihrem dialogfreien Gehirn plötzlich ein klares Wissen über Vorgänge im Universum in Worten auftaucht, wovon Sie wissen, dass Sie sie nicht erdacht haben.

Mit dem universellen Fluss des Lebens mitfließen

Sie leben viel freier, wenn Sie sich ganzheitlich bewusst als das empfinden, was Sie – neben der materiellen Erd-Energie Ihres Körpers – energetisch sind: ein Teil des Universums!

Sie können dann erleben, wie Lebensenergie durch Sie hindurchgeht und dass Sie diese am besten gewinnbringend für sich selbst und andere benutzen. Alte Energie, die Ihnen nicht mehr dient, lassen Sie gehen. Somit sind Sie ein Kanal für einen Teil der stofflosen universellen Energie des Universums. Das heißt keineswegs, dass Sie sich wie ein Fähnchen im Wind drehen und nichts anderes als ein Opportunist sind. Im Gegenteil! Sie haben Ihre ureigene Substanz, die sich maßgeblich aus zwei Tatsachen geformt hat: dem Urgrund Ihrer ursprünglichen Willenskraft, die Sie in dieses Leben mitgebracht haben und die mit Bewusstsein zusammenhängt, und dem, was Sie vom Fundament Ihrer Kindheit ausgewählt haben.

Dieser Substanz entsprechend nehmen Sie eine bestimmte Auswahl der universellen Energie und ihrer Wellenlängen auf, die Sie anwenden und, wenn für Sie unwesentlich geworden, wieder loslassen, um frei zu sein, andere Anteile universeller Energie aufzunehmen. Dieser Wandel geschieht gewöhnlich, wenn Sie sich durch eine neubegonnene Phase der Entwicklung Ihres Selbst in eine andere Schwingungsfrequenz begeben.

Ich will mich berichtigen: Sie *haben* nicht Ihre Substanz, Sie *sind* Ihre Substanz. Wenn Sie Ihre Substanz *haben,* dann sitzen Sie fest, sind unflexibel und unfrei. Leben ist fortwährende Bewegung, und wenn Sie Teil der gesamten Existenz von Energie sind, dann „gehen Sie mit dem Fluss des Lebens und lassen sich vom Fluss des Lebens finden“. Und das ist Liebe.

Dem Fließen von Energie im Körper nachspüren

Ein dementsprechendes Leben als bewusster Mikro-Kosmos gewinnt ganz andere Dimensionen. Empfehlenswert ist deshalb für Sie als Mann, sich an Ihre Orgasmus-Fähigkeit heranzuwagen und sie zunehmend zu kultivieren. Männer benutzen in diesem Zusammenhang immer wieder gerne den Begriff „Ganzkörper-Orgasmus“, auch, wenn genau genommen ein Orgasmus *immer* den ganzen Körper erfasst. Lassen Sie sich auf dem Weg dorthin den Energiefluss in Ihrem Körper immer wieder neu entdecken.

Nutzen Sie als Mann oder Frau – wie im letzten Kapitel angeführt – gerade auch Schmerzempfindungen (siehe S. 262) als Chance, der Energie und ihrem Fließen in Ihrem Körper nachzuspüren. Das erforschbare Feld in sich selbst scheint – wie das Universum selbst – endlos zu sein, und der jeweils eigene Energiefluss, wenn er über den Körper hinausgeht, verweist uns Menschen in diese Unendlichkeit des Seins.

Eigene Willenskraft und kosmischer Plan

Hier angelangt wissen Sie zutiefst, dass Ihre eigene Authentizität weit über den Bereich des Denkens und ein erdachtes Selbstverständnis hinausgeht, und mit einem enorm erweiterten, ganzheitlichen und universellen Bewusstsein durch Ihren Körper und seiner Weisheit zu tun hat.

Auf dieser Stufe der Entwicklung angelangt, taucht eine Ahnung von einem kosmischen Plan auf, wovon Sie wissen, dass Sie sich ihm nicht entziehen können. Es ist Ihnen auch gar nicht danach, denn irgendwie spüren Sie, dass Sie mit der Willenskraft Ihres authentischen Selbst unmittelbar in verwobener Einheit mit diesem universellen Willen sind. Vielmehr ist Ihnen dann eine Neugier zu eigen, die

Sie antreibt, mehr von dieser Einheit und Ihrem individuellen Anteil davon zu entdecken.

Achtsamkeit im Alltag

Immer wieder gibt es in unserem Alltagsleben etwas, was nicht so klappt, wie wir es uns vorgestellt haben. Begegnen Sie solchen Situationen mit Achtsamkeit, denn der Plan des universellen Ganzen verlangt von uns im persönlichen Leben immer wieder einmal kleine Anpassungen, die uns manchmal erst einmal zuwider sind und deren Sinn wir wirklich erst zu einem späteren Zeitpunkt voll verstehen können.

Wenn unsere konditionierte Willenskraft (siehe S. 236) uns durch Alltagssituationen wieder einmal verengt hat und wir uns in einer aktuellen Angelegenheit dem Fluss des Lebens widersetzen wollen, dann machen wir uns die momentane Wegstrecke unseres Lebens um einiges steiniger.

Weichen Sie nicht davon ab, im Alltag auf Ihre authentischen Gefühle zu hören und sie zu achten. Formen Sie Ihre Gedanken bewusst aus diesen authentischen Gefühlen heraus und richten Sie Ihre Handlungen ausdrücklich danach aus. Jegliche Verantwortung aus dem authentischen Selbst heraus geschieht mit einer Selbstverständlichkeit und ist keine Last. Eine Verwechslung zwischen „Selbst“ und „Ego“ findet nicht mehr leicht statt, da Ihnen mittlerweile klar geworden ist, dass das Selbst im Gegensatz zum Ego nicht nach einem bald eintreffenden Ergebnis mit einer Begründung dafür Ausschau hält, sondern immer wieder mit dem „Flow“ des Lebens mitgeht.[97]

---

[97] Die Klarheit dieser Worte zur Unterscheidung von „Selbst“ und „Ego“ formte sich im Gespräch mit dem Esoteriker und Astrologen Josef Peidelstein am 2.11.2015 in Toronto, Kanada, heraus.

Andererseits kann Sie manchmal eine alltägliche Situation realisieren lassen, dass Sie es wirklich leid sind, sich häufig auf eine ganz andere Stufe von Kommunikation versetzen zu müssen, als Sie selbst die Tiefen und Höhen des Lebens erleben und verstehen, um mit Mitmenschen sprechen zu können. So kann immer wieder einmal in Ihnen Ungeduld bezüglich des als langsam erlebten Entwicklungsprozesses der Menschheit aufsteigen.

Die Erinnerung über den eigenen Weg, auf dem auch wir selbst manchmal lange gebraucht haben zu verstehen, gibt uns die beste Möglichkeit, erneut Empathie und Geduld gegenüber anderen auf ihrem Weg empfinden zu können. Interessanterweise gibt es just bei einem menschlichen Kontakt, der mit dieser wiedergewonnenen inneren Haltung stattfindet, auffällig oft die Erfahrung, dass sich andere in ihrer Entwicklung weiterwagen können!

Sichtweise der zyklischen Entwicklungsphasen der Menschheit

Wenn Sie am Punkt angekommen sind, sich selbst als Mikro-Kosmos im Makro-Kosmos zu empfinden, nimmt Begeisterung generell ein anderes Ausmaß an. Ihre Begeisterung für das Leben schlechthin hält Sie – trotz vielfältiger Fragwürdigkeiten in der menschlichen Welt – auf einem beständig hohen Level an Kraft und in einem Zustand ausgeglichener Harmonie. Das Befinden dieses Energieniveaus und dieses Gleichgewichts können nur noch selten gestört werden.

Sie sind sich mittlerweile dessen, was Sie in der Welt tun, sehr bewusst und sehen, nicht zuletzt durch die gewonnenen Erfahrungen aus dem von Ihnen selbst durchlebten Prozess, alles auf dem Gesamthintergrund einer Entwicklungsphase der Menschheit, die sich in Zyklen bewegt. Ihre Begeisterung liegt besonders auch darin, zu erkennen, selbst am Wirken dieses großen Ganzen – lediglich durch Ihr Sein und das aus ihm erwachsende Tun – beteiligt zu sein.

Größte Freiheit und am meisten erwünschte Selbstverwirklichung

Sich selbst in diesem Sinne als „Zelle des Universums“ zu erfahren, ist die größte Freiheit, die wir Menschen in unserem Da-Sein leben können. Mit der „ahnend-wissenden“ Einsicht in den kosmischen Gesamtplan kommen Sie an den Punkt, dass Sie auf natürliche Weise bereit sind, sich diesem kosmischen Willen hinzugeben, da Sie erkennen, dass dies mit dem besten Leben für Sie übereinstimmt und Sie sogar am liebsten genau so leben. Bewusst unseren ureigenen Willen zu leben, der mit dem kosmischen Willen unweigerlich in Übereinstimmung ist, erweist sich als die von uns am meisten erwünschte Selbstverwirklichung.

Und so sind wir dann gewissermaßen zu Hause in uns selbst, der Welt und dem Universum.

Netzwerk energetischer Schwingungen und Telepathie

Die Erfahrung auftauchender telepathischer Verbindungen mit Menschen, die in diesem Sinne ihren ureigenen Willen in Einklang mit dem Willen des „Großen Ganzen“ leben, erfolgt dann völlig von selbst.

Ein Netzwerk energetischer Verflechtungen von Schwingungen aus der Energie der Gedanken hat es zwar immer gegeben, doch waren sich darüber nur äußerst wenige Menschen bewusst. In unserem Zeitalter verdichtet sich dieses telepathische Netzwerk auf auffällige Weise, da sich mehr und mehr Menschen auf ihrem aktuellen Entwicklungsweg hin zu ihrer Authentizität darüber bewusst werden, wenn die Schwingungen ihrer Gedanken dort einbezogen werden. Als ein „World Wide Web" ähnlich dem des Internets, können sich Menschen aller Länder letztlich über dieses telepathische Netzwerk gegenseitig auf ihrem jeweils individuell-authentischen Weg unterstützen. Dies geht über das heute vielfach bekannte telepathische Netz, auf dem sich zum Beispiel an einem Tag zwei entfernt lebende Freunde unbewusst über Schwingungen darüber „absprechen", sich nach langer Zeit am nächsten Tag anzurufen, weit hinaus.

Selbstverständlich geschieht eine telepathische Kommunikation von zwei Liebenden in Distanz besonders leicht, da sie ihre Energie körperlich und psychisch-geistig am intensivsten miteinander verwoben haben und deshalb ihre Schwingungen auch über Distanz und Zeit hinweg auf erleichterte Weise zusammenschwingen.

Liebesbeziehung als Mikro-Kosmos

Eine Liebesbeziehung oder Liebesbegegnung von zwei Menschen, die jeweils bewusst als Mikro-Kosmos leben, nimmt ganz andere Formen an, als den allermeisten von uns bislang bekannt ist. In ihrer Vereinigung können sich beide jenseits von Zeit und Raum „verlieren" und dadurch eine höchst intensive Entfaltung und Erweiterung des jeweiligen Selbst finden.

Wenn die Frau dabei eine *Amrita*-Ausschüttung[98] hat, kann sie bei der ersten Erfahrung in ihrem Körperzentrum eine Befreiung fühlen,

[98] *„Amrita"*, eine milchig-transparente, rasch verdunstende Flüssigkeit, wird von den Bartholindrüsen (fälschlich „weibliche Prostatadrüse" genannt) der Frau, die seitlich am unteren Teil der Vagina nahe ihrer Öffnung liegen, ausgeschüttet. Dieser Ausschüttung, deren Menge bis zu einer vollen Tasse sein kann, liegt eine außergewöhnliche Kraft zugrunde: Ist die Frau nicht penetriert, kann diese Ausschüttung

die alles andere weitaus übertrifft. Das gewöhnlich bei dieser Ersterfahrung einhergehende Heilen von selbst bislang noch verborgenen kleinsten Resten einstmals selbst erlebter psychischer Verletzungen bringt sie durch ihr augenblickliches Glücksempfinden in der endlosen Weite zum tiefsten Verstehen all der Verletzungen, denen das weibliche Geschlecht nach wie vor in unserer menschlichen Welt ausgesetzt ist. Dies geht in ihr in ein umfassendes Verständnis von der Situation der Welt der Menschen über und gibt ihr eine vollständige Transparenz vom Leben in seiner Gesamtheit, wie es anders – ohne den Körper und seinen kraftvollen *Amrita*-Ausfluss – nicht erreichbar zu sein scheint. Dabei mag ihr Gesicht in einem Tränenmeer gebadet sein. In nachfolgenden *Amrita*-Erfahrungen kann sie erleben, wie sehr sie – und ihr Geliebter – bewusst beim universellen Verweben von Energie mitwirken, was letztlich weit über das eigene Sein hinausgeht.

Ähnlich kann es dem Mann ergehen, wenn er in seinem Körper die ersten Male einen weiten Orgasmus – nicht zu verwechseln mit Ejakulation, bei der die Energie im Penis für den Samenerguss konzentriert wird – erlebt. Dabei kommt er natürlicherweise zu dem ganzheitlichen Verstehen darüber, was jene Männer, die diese Lebens- und Liebes-Weite mit ihrem „Zepter"[99] nie erleben konnten, am stärksten vermissen. Er bekommt ein Feingefühl dafür, was in Männern abläuft, die in ihrem Leben ihren Penis nur als abgelehnt,

---

eine Fontäne von einer Höhe bis zu zwei Metern formen. Ursprünglich tantrischen Texten zufolge ist diese Flüssigkeit physisch wie psychisch höchst nahrhaft.
Diese Ausschüttung findet statt, wenn sich die Frau ekstatisch mit der Weite und Offenheit des freien Raumes vollkommen in Einklang fühlt und sich diesem Empfinden hingibt. Irrtümlich oft als „weibliche Ejakulation" bezeichnet – „irrtümlich", weil die Ejakulation vor ihrem Ausbruch die Energie im Penis des männlichen Körpers konzentriert, während für die *Amrita*-Fontäne sich die Energie im Körper der Frau komplett durch den ganzen Körper und darüber hinaus ausweitet – kommt sie durch die Verschmelzung mit der Energie des Universums zustande. In der unbeschreiblichen Öffnung des *Amrita*-Orgasmus ist Spiritualität und Sexualität in vollständigem Einklang.
Selbstverständlich kann eine Frau den *Amrita*-Ausfluss auch ohne Mann erleben, wenn Sie sich mit dem Universum eins und die Weite des Universums in sich selbst empfindet; etwa unter dem Sternenhimmel liegend, das Pulsieren der Sterne an ihrem Körper spürend etc. etc.

[99] ein Begriff für Penis im ursprünglichen Tantra Indiens

übel geduldet oder grob penetrierend erfahren haben. So bekommt er Klarheit darüber, wie sich die psychische Basis ausformt, die Männer an Kriegsspielen teilnehmen lässt. Er mag durch die erlebte Weichheit in seinem Körper – die nur irrtümlich mit Schwachheit verwechselt werden kann, da sie gerade trotz starker Erektion und Penetration erfahrbar wird – und durch das Gefühl der Einheit mit allem zu einem erschütternden Tränenausbruch kommen.

Die durch ihre Vereinigung erfahrene Tiefenerkenntnis von sich selbst und gleichermaßen von der Welt der Menschen füllt die beiden mit Empathie und einem Vergeben, was ich an anderer Stelle ein Vergeben genannt habe, das im Körper und seinen Zellen gefühlt wird. Diese größte Fähigkeit des Vergebens geht mit den sich zugleich durch ihre Körper bewegenden Energieschwingungen, die in den offenen Raum übergehen, einher. Dies ist eine Erfahrung, an die derzeit – weltweit betrachtet – nur äußerst wenige Menschen herankommen.

In darauffolgenden Tiefen- und Höhenerfahrungen können die Liebenden zusammen von ihrer gemeinsam angehäuften Energie bewusst im Sinne von Rotem Tantra[100] Schwingungen aussenden. Wie bekannt, strömt Energie dorthin, wohin sie mit Aufmerksamkeit gelenkt wird. In einer Liebesbegegnung, die durch das beidseitige Erleben energetischer Einheit mit dem Universum zu einem ganzheitlichen Weitblick von der menschlichen Welt kommen ließ, vollzieht sich eine „Absprache" der beiden darüber, wohin die in der Liebesbegegnung angehäufte Lebensenergie fließen soll, ohne Worte in einer schwingungsmäßigen Übereinkunft.

Zwei Menschen, die durch ganzheitliche Bewusstheit als Mikro-Kosmen in ihrem gemeinsamen Erleben ein solches Stadium an Liebesintensität erreicht haben, ist es mit allergrößter Wahrscheinlichkeit möglich, gemeinsam Energie-Reisen ins All (siehe S. 208) zu unternehmen. An diesem Punkt ist mein persönlicher Erfahrungs-

---

[100] „*Rotes Tantra*" strahlt mit Bewusstheit Schwingungen der intensiv kreativen Energie der sexuellen Vereinigung eines Paares aus.

bereich derzeit noch an einer Grenze angekommen, wo ich nur Ansätze dessen kennengelernt habe, weshalb ich diesbezüglich nicht weiterschreibe. Ich wünsche Ihnen, liebe Leserin und lieber Leser, bei Ankunft im Bereich dieser umfassenden, schwer beschreibbaren Lebensweisheit und Liebesweisheit ein sich Ihnen noch weiter öffnendes Erfahrungsfeld, jenes, das offenbar den Maya-Indianern Meso-Amerikas zugänglich war.

Und – eines Tages frei zu sterben

Ist die Fülle dieser Existenz gelebt ... ... gibt es ein neues Sich-Aufmachen nach einer völlig unbekannten Erfahrung, von der wir – wenn, dann nur vage und für uns unüberprüfbare – Schilderungen haben. Solange wir nicht selbst dort angekommen sind, den Übergang in diese Phase des Seins durchlebt haben und folglich nicht mehr in diesem Körper weiterleben, können wir an diesem Punkt nicht von eigenen Erfahrungen sprechen.

Ist die Aufgabe auf Erden erfüllt und das bewusste Sein als „Zelle des kosmischen Ganzen“ entdeckt, dann wird eines Tages der Loslösung des eigenen universellen Seins-Zustands vom physischen Körper als einer ganz selbstverständlich logischen Konsequenz vielleicht sogar mit einer gewissen Neugier entgegengesehen.

Einer gesunden, erfüllenden Lebensweise folgt eine vollendende Art, wie sie abgeschlossen wird und wie in einen neuen, uns unbekannten Zustand des Bewusstseins in anderen Dimensionen übergegangen wird.

Eine – indirekt – persönliche Erfahrung

Das mehr als 15-jährige Leben in meiner „Energie-Universität Mexiko“ lehrte mich auf vielerlei Arten, wie sehr Leben und Tod ineinander verwoben sind und dass der Tod nichts anderes als ein Teil von Leben ist.

So erzählte mir zum Beispiel ein Arzt, der als Mediziner interessehalber als Beobachter in einem meiner Grundlagen-Kurse der Bio-Kosmo-Energie-Behandlung teilnahm, von einer Erfahrung als er zu einem seiner Patienten gerufen worden war: In dem Moment, in dem er in den Raum gekommen sei, in dem der Schwerkranke lag, habe er eine sehr langgezogene Exhalation von seinem Patienten gehört. Vom Moment des Betretens des Raumes, seine ganze Aufmerksamkeit auf diesen Menschen gerichtet, habe er unmittelbar darauf eine eigenartige „durchsichtige Wolke“ aus dessen Nabelbereich austreten und sich zerstäuben sehen. Diese Ausatmung sei die letzte des Mannes gewesen, und sie habe angenehm befreiend geklungen.

Haben Sie durch ganzheitlichen Liebesausdruck und durch die damit verbundene Erfahrung des freien Energieflusses die Weisheit Ihres Körpers und Ihr authentisches Selbst als Mensch erkannt und gelebt, dann sind Sie vielleicht irgendwann in Ihrem Leben – etwa wie ein 40-jähriger Adler – durch eine starke Transformation gegangen und fühlten sich danach mit frischer Lebenskraft ausgestattet, als wären Sie neu geboren.

Einerseits stark wie ein Baum, andererseits frei wie ein Vogel und strahlend wie eine Blüte, lebten Sie dann vielleicht energetisch wie eine „Zelle des Universums“, der im Entdecken des Energieflusses im Körper das Fließen und Loslassen von Energie vertraut wurde.

So bringt für Sie der Tod und das totale Loslassen keinerlei Schwierigkeit mit sich. Dank dieser Fähigkeit kann Ihre substantielle Energie zum für Sie rechten Zeitpunkt so sehr über Ihren Erd-Körper hinausgehen, dass sie sich völlig von ihm ablöst und ganz und gar mit der Energie des „Großen Einen“ verschmilzt. Dies ist der größte Orgasmus, den wir Menschen erleben können, von dem es keine „Rückkehr“ gibt. Somit haben die Franzosen mit Ihrer Bezeichnung für den Orgasmus als „der kleine Tod“ („la petite morte“) einen erstaunlich treffenden Begriff geformt.

Besehen wir uns den „kleinen Tod“, den Orgasmus, im Hinblick auf den uns eines Tages alle treffenden Tod noch einmal etwas näher: Durch ihn kennen wir – wenn wir uns wirklich auf ihn eingelassen haben – empfindungsmäßig das energetische Sein der Schwerelosigkeit in der endlosen Weite des Universums, dort, wo es vollauf die Freiheit von Zeit, Raum und Schwerkraft gibt.

Die Zeit kennen wir als solche grundsätzlich nur aus dem Fakt, dass uns für unser Menschenleben von der Geburt bis zum Tod eine gewisse Zeitspanne zur Verfügung steht. Diese Tatsache, die für unser Menschenleben von grundlegender Bedeutung ist, hat bei den meisten von uns durch die unweigerliche Ausrichtung auf das „Ziel Tod“ bewirkt, dass alles im bestehenden Leben schlechthin als ein linearer Vorgang – anstelle eines sich in Zyklen vollziehenden Geschehens – verstanden wird.

Raum erleben wir als eine begrenzte dreidimensionale Angelegenheit, weil wir uns in einem materiell räumlichen Körper befinden. Für die dreidimensionale Räumlichkeit unseres Körpers haben wir die Sensibilität entwickelt, sobald wir ein paar Monate nach unserer Geburt begonnen hatten, uns aufzusetzen.

Der Schwerkraft der Erde unterliegen wir durch die Masse unseres Körpers, der verdichtete Energie der Erde ist.

Somit ist unser Verstehen und Erleben von Raum, Zeit und Schwerkraft nur durch unsere Körperlichkeit gegeben.

Im genussreichsten Fließen der Lebensenergie im eigenen Körper und über ihn hinaus in die Weite – im erfüllenden Orgasmus – haben wir trotz unserer Begrenzung auf die Dimensionen von Zeit und Raum und der Bindung unseres Körpers an die Schwerkraft der Erde die Möglichkeit, einen Schimmer von dem zu bekommen, in welchen Schwebezustand wir nach Aufgabe unseres Körpers übergehen werden. In diesem Zusammenhang möchte ich noch einmal darauf hinweisen, dass Meditation, die uns ebenso Erfahrungen jenseits von Zeit, Raum und Schwerelosigkeit vermitteln kann, ihren Ursprung in Liebesbegegnungen hat.

Mit der Aufgabe unseres Körpers und seiner sich abgrenzenden Haut geben wir im Moment unseres Sterbens zugleich unwiderruflich das Gefühl der Vereinzelung auf und verbinden uns mit der gesamten nichtmateriellen Energie des Universums. Die Erfahrung des „kleinen Todes“ lässt uns durch den in unserem Organismus empfundenen Energiefluss erkennen, dass wir Teil der großen Einheit sind, in die wir letztlich zum Zeitpunkt unseres körperlichen Todes ganz übergehen.

Somit ist das Leben ohne diesen Körper nur ein anderer bewusstseinsmäßiger Seins-Zustand, der uns in seiner Totalität bislang noch unbekannt ist. Das Sterben ist die Phase des Übergangs in diesen anderen, neuen Zustand.

Angst vor dem Zeitpunkt dieser Transformation kann nur dann vorhanden sein, wenn die umfassende Erfahrung des Lebens in und mit diesem Körper nicht gelebt worden ist und der Zeitraum nicht mehr vorhanden zu sein scheint, dies noch erleben zu können.

Suchen Sie sich für diese Achtsamkeits-Übung einen ruhigen Ort und lassen Sie sich dafür ausreichend Zeit.

Atmen Sie in Rückenlage mit ausgestreckten Armen und Beinen und dialogfreiem Kopf tief ein. Füllen Sie – wie schon häufig beschrieben – Ihre Lungen so stark mit aufgenommener Luft, dass das dadurch in Ihrem Körper nach unten bewegte Zwerchfell Ihr Körperzentrum mit Energie anfüllt. Bleiben Sie eine kleine Weile mit diesem „vollem Bauch“ ohne zu atmen und begeben Sie sich währenddessen mit Ihrer Aufmerksamkeit in diesen Körpermittelpunkt, wo im Nabel in den direkten Abkömmlingen Ihrer allerersten Körperzelle Ihre ursprüngliche Willenskraft verdichtet ist.

Beginnen Sie dann auf sachte Weise langsam auszuatmen.

Wiederholen Sie diese Ausatmungen mehrmals, indem Sie jeden nächsten Atemzug ein klein wenig mehr vertiefen und verlangsamen.

Selbst wenn Sie sich jetzt erst das erste Mal auf diese Atmungserfahrung einlassen, können Sie nach einer Weile – wenn Sie ausreichend Flüssigkeit zu sich nehmen und nicht vorwiegender Fleischesser sind – empfinden, wie sich vom Inneren Ihres Körperzentrums etwas Undefinierbares wegbewegt und sich in Ihrem Körper ausbreitet.

Je mehr Sie graduell Ihre Ausatmung in die Länge ziehen, desto mehr können Sie zu dem Gefühl kommen, wie sich dabei die Energie von Ihrem Körperzentrum in Richtung Ihrer fünf Körperenden – Scheitelpunkt am Kopf, Hände bzw. Fingerspitzen und Fußsohlen und Zehenspitzen – bewegt und darüber hinausfließt.

Bei mehr Übungspraxis können Sie in einen Schwebe-Zustand kommen, bei dem Sie sich größer als Ihr Körper und um vieles leichter fühlen. Geben Sie sich dem Schweben hin.

Die bereits erwähnte Yogini „Lady in Safron“ war die weiseste Frau, die mir jemals begegnet ist. Sie begegnete mir allerdings nur indirekt, nämlich im Buch „The World of Tantra“ als die Lehrerin des Autoren, der von ihr auf altindische Weise zum Tantriker geschult wurde. In sehr hohem Alter hat sie ihrem Tantra-Schüler, den sie seit seiner jungen Kindheit gelehrt hatte, die letzte Lehre vermittelt, als er ein Mann mittleren Alters war. Sie befähigte ihn dadurch, sie total loszulassen und in die Weite des anderen Seins-Zustands übergehen zu lassen, während sie beide in einer körperlichen Liebesvereinigung waren. Ihm, B. Bhattacharya, der englische Literatur studiert hatte und der dieser Sprache – in indisch-metaphorischer Weise – ausgezeichnet mächtig war, fehlten dann plötzlich die Worte, als er versuchte, jenes zu beschreiben, was er in der körperlichen Vereinigung mit ihr während ihres allergrößten Orgasmus, ihres Sterbens, erfahren hat.

Nachwort

Mit Ihrer eigenen Intuition und Kreativität können Sie um vieles mehr auf dem Entdeckungsweg, frei in die Zukunft zu gehen, ausfindig machen, als in diesem Buch beschrieben ist. Bereits bei allen Phasen des Übergangs zu einem authentischen Leben wirken Sie unwillkürlich mit, diese Welt der Menschen zugunsten einer freieren Zukunft zu verändern. Ein Leben aus dem befreiten Selbst heraus bringt Freude und zugleich die Vision, dass eines fernen Tages die nachfolgenden Generationen der Menschheit gemeinsam die Wogen des Lebens – ähnlich wie ein Feld blühender Sonnenblumen im Wind – in Harmonie leben können.

Nennen Sie mich einen Utopist oder Träumer!

In der Tat war ich eine Träumerin, die ihren Traum junger Jahre verwirklicht hat und seit langer Zeit lebt. Die Verwirklichung meines Traumes, der mich zuerst über Jahre sehr vereinzelt gegen den Strom schwimmen ließ, während meine Generation sich Ende der 70er Jahre mit Arbeit und Wohlstand materiell absicherte und mich vielerorts für verrückt erklärte, hat sich voll und ganz gelohnt. Demnach bin ich also eindeutig ein Realist!

Und ich gebe den Traum nicht auf, dass auch andere ihren Traum realisieren wollen und werden, so dass eines Tages die Wirklichkeit der menschlichen Welt eine andere, eine generell menschenwürdige ist, in der wir Menschen individuelle und kollektive Angst, die uns heute Andersartigkeit noch bekämpfen und unsere Gesellschaftssysteme auf aggressiv-zerstörerische Art und Weise „verteidigen“ lassen, überwunden haben.

Die maßgebliche Frage hinsichtlich der naheliegenden Zukunft unserer Menschheit bleibt: Können wir weltweit mit einer Ökonomie leben, die *ohne* Waffenproduktion, *ohne* kriegerische Zerstörung und *ohne* den darauffolgend notwendigen und wiederum wirtschaftlich gewinnbringenden Wiederaufbau der zerstörten Städte und Gebiete existiert?

Es ist eigenartig, dass wir uns für unsere menschliche Existenz immer noch diese Sisyphusarbeit der Zerstörung und des Wiederaufbaus auferlegen, obwohl wir viel weitreichendere Fähigkeiten haben! Was wollen wir denn eigentlich? Sind wir denn eigentlich – bei all unserem verfeinerten Gebrauch von anspruchsvoll kultivierten, ja exquisiten Denk- und Redeweisen – nichts anderes als dumm und einfältig?

Wir haben ein wunderbares Zuhause, unseren Planeten Erde, und wir Menschen nutzen dieses Zuhause, um es und uns zu zerstören?

Es ist also an der Zeit, dass viele von uns anfangen, bewusst ihren Traum vom Leben zu realisieren, um dadurch zur Formung einer anderen Welt beizutragen.

Angst?
Sie haben viel mehr Angst vor der Zerstörung von Leben durch uns Menschen zu haben als eine Angst davor, Ihren ureigenen Lebensweg zu formen, denn dieses Vorhaben – einmal in Gang gesetzt – gibt Ihnen nicht nur eine Kraft, die unermesslich ist. Sie begegnen dann plötzlich immer wieder solchen Lebensumständen, die Ihnen den Weg öffnen.

Dies sind keine bloßen Worte, dies ist die Erfahrung meines Lebens. Bereits vor 37 Jahren sollte ich – entsprechend den Spezialisten des Universitätskrankenhauses Großhadern in München – tot sein, da von meinem Dickdarm nur noch eine dünne, dem Perforieren nahe Außenhaut existierte. Das einzig Lebendige, was ich nach dem Aufwachen aus der Narkose sah, waren die tanzenden Schneeflocken vor dem Fenster gewesen. Ansonsten waren überall nur Metallfassaden mit dunklen Fensterlöchern zu sehen, die mir eigenartigerweise wie Schießscharten erschienen. So war das nächstliegend Lebendige mein eigener Körper gewesen, der mich seither Unendliches seiner Weisheit lehrte.

Es war dann kein Zufall gewesen, dass mich wenige Jahre später mein Weg zu den zentralamerikanischen Maya führte, die – einst hochentwickelt – ihren Körper und seine Weisheit zur Entdeckung des Universums benutzten. Alleinig bei diesen Menschen fand ich kein Werten, Bewerten, Urteilen und Richten. Durch sie kam ich an das „Wissen" heran, dass wir Menschen in unserer Ganzheitlichkeit als jeweils „individuelle Zellen des Universums" mit weitreichenden und von uns weitaus noch nicht entdeckten Kapazitäten ausgestattet sind. Im Prozess des Auffindens und der Ausentwicklung dieser Kapazitäten lernen wir, sie zu gebrauchen und sie für eine gemeinsame Zukunft einzusetzen, in der wir uns gegenseitig auf einem *daraus* resultierenden, völlig anderen Bewusstseinsniveau respektvoll begegnen.

Literatur und Quellenverzeichnis

Bechinger, Burkhard	Elektrostatische Wechselwirkungen molekularer Dipole mit Membranen Inauguraldissertation Basel, 1989
Bhambi, Ajai	Planetary Meditation – A Cosmic Approach Bennett, Coleman and Co. Ltd., Bombay, 2012
Bhattacharya, B.	The World of Tantra Munshiram Manoharlal PublishersPvt. Ltd., New Delhi, first published 1988
Clark, Ronald W.	Einstein – The Life and Times Avon Books, an Imprint of HarperCollins Publishers, 1972, 1999
De Beauvoir, Simone	Alle Menschen sind sterblich Rowohlt, Hamburg 2004 (dt. Erstausgabe 1970, franz. Erstausgabe 1946)
Deutsches Institut für Ernährungsforschung (DIfE)	Pressemitteilung vom 25.8.2011, Potsdam Rehbrücke
Hume, R. E. (Übersetzer)	The Thirteen Principal Upanishads University Press, 2nd ed. rev., London, 1931
Müller, Monika	Tantrisches Bewusstsein – Sexualität als Weg zu Heilung, Ganzheit und Transformation Trinity Verlag, München, 2011 als Taschenbuch-Ausgabe: Heilung durch Tantra – Sexualität als Weg zu Ganzheit und Transformation, Trinity Verlag, München, 2013

Schmidbauer, Wolfgang	Hilflose Helfer – Über die seelische Problematik der helfenden Berufe Rowohlt Verlag, 1977, 1992
Uhlig, Helmut	Das Leben als kosmisches Fest – Magische Welt des Tantrismus, Gustav Lübbe Verlag, Bergisch Gladbach, 1998
Uyldert, Mellie	Verborgene Kräfte der Metalle Irisiana im Heinrich Hugendubel Verlag, 1994
van Lysebeth, André	Tantra für Menschen von heute – Geistige und körperliche Entfaltung durch Erotik und Sexualität Mosaik Verlag, gebundene Ausgabe, 1990
Velasco Piña, Antonio	Regina – Dos de Octubre No se Olvida (Spanisch), Editorial EDAF, Madrid, 2000